全国医药类高职高专规划教材

供中医学专业用

中医妇科学

主　　编　于兴娟　于菲菲
副主编　纪新兰　张香玲　蔚　慧　吴芸芳
编　　者　（按姓氏笔画排序）

于兴娟　山东中医药高等专科学校
于菲菲　山东省乳山市中医院
王　秀　山东中医药高等专科学校
王　昭　山东中医药高等专科学校
纪新兰　山东省滨州市沾化区中医院
李　娇　山东中医药高等专科学校
李庆龄　山东中医药高等专科学校
吴芸芳　山东省淄博市中医医院
张香玲　威海市文登区妇幼保健院
宫少波　山东中医药高等专科学校
蔚　慧　山东省东平县银山镇中心卫生院

西安交通大学出版社
XI'AN JIAOTONG UNIVERSITY PRESS

图书在版编目(CIP)数据

中医妇科学/于兴娟,于菲菲主编. —西安:西安交通大学
出版社,2020.1
 ISBN 978 - 7 - 5693 - 1422 - 9

Ⅰ.①中… Ⅱ.①于… ②于… Ⅲ.①中医妇科学-高等
职业教育-教材 Ⅳ.①R271.1

中国版本图书馆 CIP 数据核字(2019)第 270652 号

书 名	中医妇科学	
主 编	于兴娟 于菲菲	
责任编辑	张永利	

出版发行 西安交通大学出版社
 (西安市兴庆南路 1 号 邮政编码 710048)
网 址 http://www.xjtupress.com
电 话 (029)82668357 82667874(发行中心)
 (029)82668315(总编办)
传 真 (029)82668280
印 刷 陕西思维印务有限公司

开 本 787 mm×1092 mm 1/16 **印张** 17.5 **字数** 401 千字
版次印次 2020 年 1 月第 1 版 2020 年 1 月第 1 次印刷
书 号 ISBN 978 - 7 - 5693 - 1422 - 9
定 价 52.00 元

前　言

为积极推进高职高专课程和教材改革,开发和编写能够反映新知识、新技术、新方法的具有职业教育特色的教材,适应中医教育改革和发展的需要,在西安交通大学出版社的支持下,山东中医药高等专科学校组织了多名高职高专层次的教学专家以及多家医院的一线临床专家,共同编写了这本《中医妇科学》教材。

本教材以培养实用性技能型人才为目标,以临床能力培养为核心,突出体现了中医妇科学的基本理论、基本知识和基本技能,力求实现思想性、科学性、实用性、先进性、启发性的统一,以适应高等职业教育教学发展的需要。

本教材在内容设置上以岗位能力为本位,以职业考试为靶心,理论知识以适度、必需、够用为原则,强调必备知识,淡化深奥理论;重视实践教学,体现实用性。本教材的特点具体表现在以下几个方面:一是汲取各版本专科教材之长,体现教材的科学性、系统性;采用学术思想被广泛认可、更加贴近临床实际的内容,力图达到内容精练、系统科学、客观实用。二是重视实践教学内容,注重学生中医实践能力的培养;各论每一病种后设置"临证技巧",明确临证时的四诊重点、诊治要点、注意事项;明确实习内容与要求,理论联系实际,提高临床实践的有效性。三是拓展知识结构,以适应专科临床要求;将与本学科相关的内容或相关学科内容以"知识链接"的形式引入教材,使学习的知识性与趣味性有机地结合起来,并注意与本科教材相关内容的衔接,以提高学生的学习兴趣,开阔学生的视野,拓展学生的思路,丰富学生的知识结构,为同学们今后的学习和临床奠定坚实的基础。

本教材的编写采用分工合作的方式,所有内容经编委会反复讨论确定后进行编写。其中,于兴娟、王昭、李庆龄编写了第一章至第四章;于菲菲、宫少波、王秀编写了第五章至第七章;纪新兰、蔚慧编写了第八章至第十章;张香玲、李娇编写了第十一章至第十四章;吴芸芳编写了第十五章和第十六章。全书由于兴娟、于菲菲负责统稿并修改完善。

本教材虽经集体讨论,反复修改,但在编写中难免有遗漏和谬误,诚恳希望使用本教材的师生和读者给予指正,以便再版时进一步修改与提高。

编者

2019 年 8 月

目　　录

总　　论

各　　论

附　论

总　　论

第一章 绪 论

一、中医妇科学的定义与范围

中医妇科学是运用中医学理论研究女性特有的解剖、生理、病理特点,女性特有疾病防治规律和优生、节育内容的一门临床学科。

中医妇科学是中医学重要的临床课程之一,具有悠久的历史。中医药对妇科疾病的治疗具有显著的特色和优势。中医妇科学的研究范围主要是女性生殖器官解剖,女性特有生理,妇科疾病的病因病机、诊断与辨证、治法,以及月经病、带下病、妊娠病、产后病、妇科杂病的辨证、辨病与防治。

二、中医妇科学的发展简史

中医妇科学是中医学的重要组成部分之一,是在中医学的形成和发展中逐渐建立和充实起来的。医学发展的历史,离不开社会的政治、经济发展的历史影响。为此,我们把中医妇科学的发展史大致分为以下几个时期进行阐述。

(一)夏、商、周时期

我国远古时代的祖先,在劳动和生活中就已经发现了一些药物,积累了初步的医疗技术。夏、商、周时期,中医妇产科学处于萌芽阶段,这一时期十分重视生殖问题,主要有关于孕育相关内容的记载,如种子和避孕药物、妇科疾病(不孕、疾育)、胎教等。《诗经》《山海经》中分别记载有一些"食之宜子""食之无子"的药物。殷周甲骨文记载的21种疾病中,就有"疾育"。《易经·爻辞》中有"妇孕不育""妇三岁不孕"的记载。《列女传》记载着最早的胎教,"目不视恶色,耳不听淫声,口不出傲言",对今天的优生优育仍具有指导意义。

(二)春秋与战国时期

在这一时期,出现了专治妇科疾病的医生;有了优生的初步认识和关于胚胎发育的初始记载。《史记·扁鹊仓公列传》曰:"扁鹊……过邯郸,闻贵妇人,即为带下医。"《文子》曰:"一月而膏,二月而血脉,三月而胚,四月而胎,五月而筋,六月而骨,七月而成形,八月而动,九月而躁,十月而生。"

《黄帝内经》(简称《内经》)的问世,确立了中医学的理论基础,同时为中医妇科学的形成奠定了基础。《内经》提出了女性生殖系统的解剖、月经生理、妊娠机制及诊断等基本理论;记载并初步论述了一些女性疾病及其机制,如血崩、月事不来、带下、不孕、肠覃、石瘕等;记载了妇科第一张方剂——四乌鲗骨一芦茹丸,用于治疗血枯经闭,以及用来调经种子。

(三)秦、汉时期

秦代,已有妇产科病案记载;汉代,在医事制度上设有"女医";药物堕胎、联体胎儿、手术摘除死胎等首见记载;出现了一批妇产科专著、专论;张仲景的《金匮要略》奠定了妇科治疗学的基础。

秦代始有妇产科"诊籍"。《史记·扁鹊仓公列传》记载,太仓公淳于意首创"诊籍",其中"韩女内寒月事不下"及"王美人怀子而不乳"(乳,生也)的病案,是妇产科最早的病案。

汉代,在医事制度上设有"女医"或"乳医",是中医专科制度上最早的分化;已出现了一批妇产科专著、专论,惜已不存世,只在《汉书·艺文志》中记载有书名,仅存《胎产书》,约成书于公元前2世纪,是现存最早的产科专著,书中对妊娠按月养生提出了一些初步见解,反映了当时对妊娠、胎产卫生的认识。汉代已有了药物堕胎(流产)及联体胎儿的记载,以及华佗成功诊断双胎,针药、手术下死胎的记载。

张仲景《金匮要略》中的"妇人妊娠""妇人产后""妇人杂病"三篇,内容涉及经、带、胎、产、杂五大类疾病的辨证论治,其中许多方药(如温经汤、桂枝茯苓丸、当归芍药散、胶艾汤等)至今有效,首提阴道冲洗和纳药等妇科外治法,奠定了妇科治疗学之基础。

(四)魏晋、隋唐时期

晋隋时代脉学和病源证候学的成就推动了妇产科学的发展,提出了晚婚与节育的主张,记载了针刺引产成功的案例,以及逐月养胎的理论。

晋代王叔和著《脉经》,提出了"居经""避年""离经脉",指出"尺中不绝,胎脉方真",还论及了其他妇产科疾病的简要脉证。

南齐褚澄著《褚氏遗书》,从摄生角度,提出了晚婚与节育的主张。北齐徐之才《逐月养胎法》中详细论述了胚胎发育与逐月养胎理论。

隋代巢元方等编著了《诸病源候论》,书中有妇人病8卷,前4卷论妇科病,包括月经、带下、前阴、乳房诸病,强调脏腑虚损和风冷致病,以损伤冲任为病机立论,对后世妇产科病机阐述有重要影响;后4卷论产科病,按照妊娠、将产、难产及产后分类,逐项讨论了病因、病机及临床所见,内容颇为丰富。

唐代著名医家孙思邈所著《千金要方》将妇人胎产列于卷首,以示重视。书中讨论了求子、妊娠、产难、胞衣不出、月经、带下及杂病,论述了临产及产后护理等内容,还记载有治疗难产、横产、倒生不出者诸方,针刺引产的穴位、手法,由此可知当时妇产科发展的一般情况。

唐代大中初年昝殷所著《产宝》(或称《经效产宝》)是我国现存理论较完备的产科专著,全书3卷41门,260余方;每门前有短论,后有附方,记述了妇人妊娠、分娩、产后诸疾治法,并第一次提出"冲心"。

(五)两宋时期

宋代妇产科已发展成为独立专科,这是世界妇产科史上最早的独立分科。当时在政府医学教育规定设置的九科之中即有产科,如《元丰备对》记载:"太医局九科学生额三百人……产科十人。"这一时期,出现了较多著名的妇产科专著,如杨子建著《十产论》、朱端章著《卫生家宝产科备要》、齐仲甫著《女科百问》、李师圣的《产论》、陆子正著《胎产经验方》、薛轩著《坤元是宝》、虞流著《备产济用方》、李辰拱著《胎产救急方》等。

陈自明著的《妇人大全良方》,成书于1237年,是作者历阅30余种妇产科专书,结合家传经验撰成,系统地论述了妇产科常见疾病,论后附方,并有验案,特别论述了对难产的处理。陈自明辨证以脏腑、经脉为纲,突出冲任损伤、病位在胞宫的发病机制,提出肝、脾是月经的化源,治疗强调滋其化源。《妇人大全良方》对当时妇产科学做了一次较为全面系统的总结,堪称妇产科发展史上的一个里程碑,对后世医家有巨大影响。

(六)金元时期

金元时期是医学百家争鸣的时期,由于历史的局限,地域的不同,医学流派开始兴起,刘、张、李、朱四大家的学术发展开拓了人们对妇产科疾病的诊断和治疗的思路,对妇产科从不同角度做出了贡献。

刘完素认为"六气皆从火化",治法主用寒凉,这种方法也常用于妇科。刘完素著《素问病机气宜保命集·妇人胎产论》,提出"妇人童幼天癸未行之间,皆属少阴;天癸既行,皆从厥阴论之;天癸已绝,乃属太阴经也",成为青春期注重补肾、育龄期注重调肝、绝经期注重理脾的理论根据。

张子和著《儒门事亲》,认为"养生当论食补,治病当论药攻",善用汗、吐、下三法以驱病,这种观点也常用于妇科。该书记载有钩取死胎成功的案例,开创了中医产科器械手术助产的先河。

李杲认为"内伤脾胃,百病始生",治病着重应用补脾升阳除湿之法。此法也广泛用于妇科而收到较好的效果。

朱震亨在理论上提出"阳常有余,阴常不足",治疗上重视保存阴精。《格致余论·受胎论》曰:"阴阳交媾,胎孕乃凝,所藏之处,名曰子宫,一系在下,上有两歧,中分为二,形如合钵,一达于左,一达于右。"第一次明确描写了子宫的形态。

(七)明、清及民国时期

明代以后,受封建礼教束缚,产科的发展受到很大影响,但中医妇科学在理论和实践上都取得了较大进展,妇科专著较多,代表性著作有万全的《万氏妇人科》《广嗣纪要》,薛己的《女科撮要》《校注妇人良方》,王肯堂的《证治准绳》,张介宾的《景岳全书》,赵献可的《邯郸遗稿》等。

其中薛己所撰的《校注妇人良方》，阐发理论有新意，所集验案多显效，使《妇人大全良方》得以广泛流传，对后世影响巨大。《广嗣纪要》对女性生理缺陷的螺、纹、鼓、角、脉的5种不宜，即"五不女"做了论述。张介宾所著的《景岳全书》成书于1624年，是张介宾总结前人及自己毕生经验而成；所著的《妇人规》是一部系统性较强的妇科专著，强调阴阳相互为用，相互转化，重视肾与命门，认为"调经之要，贵在补脾胃以资血之源；养肾气以安血之室"，对妇科理论发展和调经治疗有重要意义。

傅山是明末清初的医家，擅长妇产科，著有《傅青主女科》，书中辨证以肝、脾、肾三脏立论，其方药简效，见解独到，影响久远。1715年，亟斋居士所著的《达生篇》涉及胎前、临产、产后调护、难产救治，平易浅近，通俗广传。书中所提"睡、忍痛、慢临盆"临产六字真言，从今天的观点去看，仍不失为指导产妇顺利分娩之箴言。

1742年，吴谦等编著的《医宗金鉴》中"妇科心法要诀"，集清代以前的妇产科之大成，理法严谨，体例规范，影响广泛，成为医者必读的参考书。此外，王清任所著的《医林改错》对活血化瘀法的发展，唐容川所著的《血证论》在治疗上重视调和气血，均对妇产科治疗学发展有一定影响。

民国时期对妇科贡献比较大的著作有张锡纯著的《医学衷中参西录》，该书成书于1918年，书中关于妇产科方面的医论、医话、医案多有创新之见、精通之论；创制的理冲汤、安冲汤、固冲汤、温冲汤、寿胎丸等方仍为今人所习用。张山雷笺正的《沈氏女科辑要笺正》成书于1933年，重视肝肾学说，曾作为教本而广泛流传。

（八）中华人民共和国成立后

中华人民共和国成立后，中医药学作为中华文化遗产的瑰宝，得到了党和国家的高度重视，中医药事业得到了蓬勃发展，中医妇科学得到了整理和完善。自1956年开始，我国各地相继成立了中医院校，1979年开始了中医妇科学硕士学位教育，1982年开始了中医妇科学博士学位教育；编写了9版《中医妇科学》本科规划教材和第一部研究生规划教材；出版了《中国医学百科全书·中医妇科学》、教学参考丛书《中医妇科学》；培养了一大批中医妇科高层次人才。

同时，中西医结合妇产科学的成果不断。1964年，上海第一医学院脏象专题研究组开展的"肾的研究"，其中有"无排卵型功能性子宫出血病的治疗法则与病理机制的探讨"及"妊娠中毒症中医辨证分类及其治疗法则的探讨"研究，其成果至今仍指导临床治疗；20世纪60年代，山西医学院附属第一医院开展的"中西医结合治疗宫外孕"的研究，开创了非手术治疗异位妊娠之先河；1978年，江西省妇女保健院进行了"中药药物锥切治疗早期宫颈癌"的研究，并取得良好效果，等等。

此外，中华人民共和国成立后，多种妇科准字号药物相继研究上市，广泛应用于临床，惠及了广大女性。

第二章 女性生殖器官的解剖与生理特点

第一节　女性特有的器官

中医历代文献对女性生殖器官的名称、位置、形态和功能的论述基本一致,现分述如下。

一、胞宫

胞宫是女性最重要的生殖脏器,包含子宫、子管、子核以及胞脉、胞络。在古代中医典籍中,尚有女子胞、胞脏、子脏、子处、血脏、血室、胞、脏等名称。胞宫有胞脉、胞络与其他脏腑相联系。胞脉隶属于胞宫之血脉,其功能是把脏腑汇聚于冲、任二脉的阴血下注于胞宫,以维持其生理功能。胞络为络属于胞宫的脉络,具有维系子宫正常位置和生理功能的作用,并使子宫通过胞络与足少阴肾经发生经络上的联系。

胞宫位于小腹正中,带脉之下,前为膀胱,后为直肠,下接阴道。其形态如合钵,上有两歧,下为子门。中医古籍中子宫的形态与现代解剖学所认识的子宫基本一致,其主体部分为子宫体,底部两侧为子宫角,下部为子宫颈。子门相当于子宫颈口,两歧乃产生和输送卵子的内生殖脏器,位于左、右少腹,即子管和子核。

胞宫的功能是排出月经和孕育胎儿,其特点是亦藏亦泻,藏泻定时。《素问·上古天真论》谓:"月事以时下,故有子。"《类经·藏象类·奇恒脏腑藏泻不同》指出:"女子之胞,子宫是也,亦以出纳精气而成胎孕者为奇。"胞宫属于奇恒之腑,其功能不同于脏之藏而不泻,亦不同于腑之泻而不藏,而具有亦藏亦泻、定期藏泻的特点,如月经为一月一藏泻,妊娠为十月一藏泻,均有周期性、节律性,是其功能的特殊之处。

二、阴道

阴道又称产道、子肠,是连接胞宫与阴户的通道。《诸病源候论》有"痛候"及"产后阴道开候";《妇人大全良方》有"子肠先出"的病名,《胎产心法》有"产后子肠不收"的病名和治法。

阴道的功能首先是保护胞宫免受外邪的侵犯,其次是排出月经、带下和恶露的通道,也是阴阳交媾和娩出胎儿的通道。中医学中阴道的名称和位置与现代解剖学完全一致。

三、阴户、玉门

阴户又称四边、产户,系指女性外阴,包括阴道前庭及其两侧的大阴唇和小阴唇、前面的阴蒂和后面的阴唇系带、会阴,即阴道口的前、后、左、右部位,故有"四边"之称。阴户具有保护女性生殖脏器的作用,是抵御外邪的第一道关口。

玉门系指阴道口,包括处女膜的部位,位于尿道口后面,是阴道的入口。从玉门可判断女子未婚、已婚或已产,并冠以不同的名称。《诸病源候论·带下候》说:"已产属胞门,未产属龙门,未嫁女属玉门。"玉门又是阴道口的总称,如《备急千金要方》有"妇人阴阳过度,玉门疼痛""产后玉门不闭"的记载;《妇人大全良方》有"产后阴脱玉门不闭方论"。玉门是排出月经、带下的关口,是合阴阳的出入口,也是娩出胎儿,排出恶露的关口。

第二节　月经生理

月经是女性在一定年龄阶段内的周期性子宫出血现象,除妊娠期、产褥期、哺乳期、绝经期等生理时段以外,一般以一个阴历月为一个周期,经常不变,信而有期,如月有盈亏,潮有涨落,故称为月经,又称为月事、月信、月汛、月水、月候、经水。

一、月经的生理现象

月经的第一次来潮称为初潮,标志着女性逐渐发育成熟,并初步具有生育能力。初潮年龄可因地域环境、气候、营养、遗传等因素的不同而有差异。我国女性初潮年龄在 11 岁至 16 岁之间,一般为 14 岁左右。早于 8 岁为性早熟,晚于 16 岁为原发性闭经。

月经来潮的第一天为月经周期的开始,相邻两次月经第一天的间隔时间称为一个月经周期。月经周期一般为 21～35 天,平均为 28 天,也有女性月经周期不在此范围内,但周期相对固定且有规律,检查检验提示有排卵,不影响生育功能,也属正常范围。古籍记载有身体无恙而每两个月行经一次的称为"并月";三个月一至的称为"居经",又叫"季经";一年一行的为"避年";终身不行经而能受孕的,称为"暗经";早孕期间仍按期出现少量月经,而无损于胎元的称为"激经",又名"垢胎"或"盛胎"。这些特殊的生理现象,应进行相关检查,与病理变化相鉴别。初潮一年之内或围绝经期的周期不规则,无任何不适者,可不作病论。

每次行经持续的时间称为经期,或称带经期,一般为 2～7 天。每次月经的总出血量为 20～80 mL,一般第一天经量较少,第二天和第三天较多,第四天后逐渐减少。月经的经色先淡或暗,量多时色红,经将净时再转为淡红或暗褐;经血的质地为微黏稠而不凝。在行经前后,可伴有轻度腰酸、小腹坠胀、乳房胀痛,或稍有情绪不稳定,不影响生活和工作,经后自然消失,属正常现象。

女性在一定年龄阶段月经便自然绝止,不再来潮,停闭 1 年以上者,称为"绝经"或"经断",绝经后不再具备生育能力。绝经年龄范围大多数在 45 岁至 55 岁,我国女性平均绝经年龄为 49.5 岁。

育龄期女性在妊娠期和哺乳期月经停闭不潮,属于生理性停经。

二、月经产生的机制

月经的产生,是女子发育至成熟年龄阶段后,脏腑、天癸、气血、经络协调作用于胞宫的生理现象。月经的来潮与断绝与肾气的盛衰、天癸的至竭、冲任的盛衰有直接关系。因此,月经产生的机制必须从脏腑、天癸、气血、冲任督带、胞宫与月经的关系进行阐述。

(一)肾与月经

月经的产生以肾为主导。

肾藏精,主生殖,为先天之本,元气之根。精是构成人体的基本物质,是人体生长发育生殖的基础,包括先天之精和后天之精。《素问·上古天真论》曰:"肾者主水,受五脏六腑之精而藏之。"

肾藏精,精能生血,精血同源,相互化生,称为月经的物质基础。精又能化气,肾精化生肾气,肾气主宰着天癸的至与竭、冲任的盛与衰。

肾为阴阳之本。肾阴又称"元阴""真阴",是人体阴液的根本,对脏腑起着滋润、濡养作用;肾阳又称"元阳""真阳",是人体阳气的根本,对脏腑起着温煦、生化作用,肾阴、肾阳相互依存,相互制约。肾阴阳平衡协调,才能维持机体正常的生理功能。

另外,肾与脑髓相通,脑为元神之府,主宰人体的一切生命活动,包括月经的生理活动。肾与胞宫相系,肾司开阖,亦主子宫的藏泻有常。《素问·奇病论》云:"胞络者,系于肾。"

总之,肾藏精化气,为天癸之源、冲任之本,气血阴阳之根,生髓通脑,联络胞宫。肾通过多种途径对月经的产生发挥作用,故肾在月经产生中居于主导地位。《傅青主女科》谓"经本于肾","经水出诸肾"。

(二)天癸与月经

天癸是促进人体生长、发育和生殖的一种阴精。天癸源于先天之阴精,藏于肾,受后天水谷精气的滋养而逐渐趋于成熟并发挥作用。

对妇女而言,"二七"之年,随着肾气盛而天癸至,使任脉、冲脉气血充溢通达,血海满溢,月经如期来潮,具备受孕能力;至"七七"之年,肾气虚衰而天癸竭止,经断无子,即"天癸竭,地道不通,故形坏而无子也"。

(三)其他脏腑与月经

除了肾对月经产生起主要作用外,肝、脾、心、肺等脏腑在月经的产生中也有重要作用。

1. 肝

肝藏血,主疏泄,性喜条达而恶抑郁。肝脏具有储藏血液、调节血量及疏通、调畅气机的作用。在月经的产生中,肝血下注冲脉,司血海之定期蓄溢,参与月经周期、经期及经量的调节。

肝肾同源,精血同源,相互化生,使经血源源不断;肾主封藏,肝主疏泄,一藏一泻,协同作用于子宫,使子宫藏泻有期,经候如常。

肝经与任脉交会于曲骨,与冲脉交会于三阴交,与督脉交会于百会,肝通过冲、任、督与胞宫相通。

2. 脾(胃)

脾主运化,为气血生化之源;脾气主升;主统摄血液;脾胃为后天之本。脾气健运,气血充足,血循常道,月经如常。胃主受纳,为水谷之海,多气多血之腑,足阳明胃经与冲脉会于气街,故有"冲脉隶于阳明"之说。胃中水谷盛,则冲脉之血旺,血海满盈,由满而溢,月事以时下。

脾经与任脉交会于中极,又与冲脉交会于三阴交,可见脾脉通过冲、任二脉与胞宫相联系。

3. 心和肺

心主血,其充在血脉,心气具有推动血液在经脉内运行的作用。《素问·评热病论》指出:"月事不来者,胞脉闭也。胞脉者,属心而络于胞中……",心通过胞脉与胞宫相通。若心血旺盛,心气下通,血脉流畅,入于胞脉,则月经如常,胞脉不充或胞脉闭阻均可影响月经正常来潮。心居于上焦而属火,肾居于下焦而属水,心肾相交,水火既济,上下交通,血脉流畅,则月事如常。

肺主气,调节气机,通调水道,肺朝百脉,若雾露之溉而输布精微于全身,下达于胞宫,参与月经的产生和调节;心、肺皆居于上焦,心主血,肺主气,共同调节气血之运行。

总之,在产生月经的过程中,心主神明,肝主谋略,脾主思虑,肺主治节,肾主藏志,脑为元神之府。在脑的主宰下,这些精神活动和思维意识对月经的产生均有调节作用。

(四)气血与月经

妇女以血为本,以血为用。血是月经的主要成分。《妇人大全良方》指出"妇人以血为基本",《女科撮要》也说"夫经水,阴血也,属冲任二脉主,上为乳汁,下为月水"。然气为血之帅,血赖气以化生,随气的升、降、出、入运动而周流,气充则血旺,气行则血行,气虚则血虚,气滞则血瘀。血为气之母,气、血均来源于脏腑,互相资生,互相依存。在产生月经的机制中,血是月经的物质基础,气是血脉运行的动力,气顺血和,则经候如常。

(五)经络与月经

经络是运行全身气血、联络脏腑形体官窍、沟通上下内外、感应传导信息的通路系统,内属脏腑,外络肢节,将人体连接为一个有机的整体。其中,与妇女的生理、病理关系密切的是奇经八脉中的冲、任、督、带,尤其是冲、任二脉。

冲、任、督三脉同起于胞中,一源而三歧。带脉绕腰一周,络胞而过。冲、任、督、带四脉又上联十二经脉,与脏腑相通,从而将脏腑与胞宫相联系。

冲、任、督、带四脉具有如湖泽一样的蓄存功能,调节着十二经脉的气血。冲为血海,为"十二经脉之海",广聚脏腑之血;任主胞胎,为"阴脉之海",总司精、血、津液等一身之阴;督脉为"阳脉之海",总督一身之阳,任、督交会相通,循环往复,维持一身阴阳脉气的相对平衡;带脉约束诸经,使经脉气血循行保持常度。冲、任、督、带各司其职,调节和维持着月经的正常生理功能。

综上所述,月经的产生是肾气、天癸、冲任、气血协调作用于胞宫,并在肝、脾、心、肺等脏腑与经络的协同作用下,使胞宫藏泻有序而产生的生理现象。其中以肾为主导,天癸是促进人体生长、发育和生殖的物质与动力,冲任则聚集脏腑之阴血下达于胞宫,使胞宫藏泻有期,月经按时来潮。可见,肾、天癸、冲任、胞宫是月经产生的中心环节,各环节之间互相联系,相互协调,调节着月经的产生,当今称其为"肾-天癸-冲任-胞宫生殖轴"。

三、月经的周期变化与调节

(一)月经周期节律

月经呈现的周期和节律性是女性阴阳气血周期性消长变化、胞宫定期藏泻的体现。把一个月经周期划分为四个阶段,即行经期、经后期、经间期、经前期。月经的不同阶段,阴阳气血有如潮水之涨落,月相之盈亏表现出消长变化节律。现以 28 天为一月经周期阐述如下:

1. 行经期

行经期即月经周期的第 1~4 天,是"重阳转阴"的转化期。在阳气的推动下,子宫血海由满而溢,泻而不藏,排出经血,月经来潮是本次月经的结束,同时又是新周期开始的标志。

2. 经后期

经后期即月经周期的第 5~13 天,是阴血渐长的"阴长"期。此期经血下泄后,胞宫血室已闭,藏而不泻,肾阴、精血渐长,血海空虚渐复。所谓阴长,指肾水、天癸、阴精、血气等渐复至盛,渐至重阴状态。

3. 经间期

经间期即月经周期的第 14~15 天,是"重阴转阳"的转化期。经过经后期的阴精渐充,达到重阴状态,重阴必阳。此期正值两次月经中间,故称之为经间期,也称氤氲之时,或称"的候""真机"期,即西医学之"排卵期",正是种子之"的候"。《证治准绳·女科》引袁了凡曰:"凡妇人一月经行一度,必有一日氤氲之候……顺而施之,则成胎也。"

4. 经前期

经前期即月经周期的第 15~28 天,是阴盛阳生,渐至重阳阶段。此时阴盛阳渐长,阴阳俱盛,以备种子育胎。若已受孕,精血聚以养胎,月经停闭;如未受孕,血海由满而溢泻,月经来潮,去旧生新,又进入下一个周期。

月经周期中四个不同时期的周而复始,循环往复,形成了月经周期的月节律。月经各期中阴阳转化及气血盈亏变化的规律是指导调经种子的基础理论之一。

(二)月经周期的调节

对于月经周期的形成和调节的论述,《素问·上古天真论》的理论是经典之说,目前有几种学说从不同的角度阐述了月经周期性节律的形成,丰富和发展了妇科理论,其中以肾气-天癸-冲任-胞宫轴学说得到较普遍的认同,是中医妇科学在继承传统理论基础上创新与发展的新理论,又是调经助孕法的理论依据之一,具有重要的临床意义。

第三节　带下生理

带下一词,有三种含义。一是指带脉以下的疾患,泛指妇科疾病,如《素问·骨空论》曰:"任脉为病,男子内结七疝,女子带下瘕聚。"《史记·扁鹊仓公列传》中记载的"带下医",即指妇科医生。二是指生理性带下,即润泽女性阴户中的阴液,如《沈氏女科辑要笺正》引王孟英说:"带下,女子生而即有,津津常润,本非病也。"三是指狭义的带下病,即带下的量、色、质、味发生异常的疾病。

一、带下的生理现象

健康女性阴道经常排出适量分泌液,色白或无色透明,质地黏而不稠,无特殊气味,起着润泽阴道和阴户的作用,是生理现象,称为带下,俗称"白带"。健康女子在月经初潮后开始有明显的带下分泌,其量不多,也受阴阳消长转化的节律影响,一般在经前期、经间期和妊娠期分泌量稍有增加,绝经后明显减少。带下可对阴道和阴户起到濡润滋养和防御病邪侵入的作用,当外邪直中阴中,或侵犯胞宫、胞络,可出现带下异常。

二、带下产生的机制

带下是脏腑、经络、津液协调作用于胞宫的生理现象。带下为人体津液的一种,由肾精所化生。《素问·逆调论》说:"肾者水藏,主津液"。《景岳全书》曰:"盖白带出于胞中,精之余也。"带下的分泌又与天癸和经络关系密切。肾精充盛后,在肾气和天癸的作用下,赖脾气所化生气血的充养,并由脾运化输布,受肝气之疏泄,由任脉所司,达于胞中,经督脉的温煦、带脉的约束,适量溢于阴道和阴户,润泽阴窍,并受阴阳、气血消长的影响,而呈现周期性变化,有助于阴阳交媾,两精相搏。

第四节　妊娠生理

妊娠是指从受孕至分娩的过程。从受孕前末次月经第一天开始计算,以 28 天为一个妊娠月,整个孕期一般为 10 个月(280 天)左右,即通常所说的"十月怀胎"。妊娠的名称首见于《金匮要略》,此外又称为"妊子""怀子""有子""重身""怀娠""怀孕"等。

一、受孕的机制及条件

女子 14 岁左右肾气充足,生殖内分泌功能发育渐趋成熟,即"天癸至",冲任通盛,月经规律来潮,便具有了生育功能。《女科正宗·广嗣总论》说:"男精壮而女经调,有子之道也。"妊娠的条件是男女生殖之精正常,脏腑气血调和,天癸资助,冲脉盛,任脉通。对于男方,须具备正常的性功能和精液质量;女方则应有规律的月经和排卵,子宫内膜的增殖和分泌功能正常,双侧输卵管通畅,且没有其他妨碍精子与卵子结合的因素。

女子二七、男子二八而具有生育功能,但机体发育尚未完全成熟,20~35岁是生育能力较强的阶段,最佳生育年龄为25~30岁。明代王肯堂在《证治准绳·女科准绳·胎前门》引袁了凡语云:"凡妇人一月经行一度,必有一日氤氲之候,于一时辰间……此的候也……顺而施之,则成胎矣。"若注意把握"氤氲之候"的"候",即排卵期,则受孕成功率可显著提高。

 知识链接

排卵期的测定方法

(1)有规律月经周期者,排卵日为下个月经周期的第一天倒推14天。

(2)月经周期不规律者,排卵日可通过以下方法检测获得:

1)基础体温(BBT)测定:排卵后卵巢黄体分泌的孕激素可通过兴奋下丘脑体温调节中枢而使人体BBT升高0.3~0.5 ℃,维持12~14天,然后下降至基础水平,同时月经来潮。

BBT的测定方法:夜间连续睡眠至少6小时,清晨醒来,机体处于安静状态,立即将体温表放在舌下,5分钟后取出,将读取的体温数值记录在基础体温表上,每日测定,至少连续2个月经周期,若体温曲线呈双相型,且高温相持续12~14天,则提示卵巢功能正常,体温上升之前一天即为排卵日。但应注意的是,患有未破裂卵泡黄素化综合征(LUFS)者,BBT也呈双相,却无排卵。

2)经阴道彩色多普勒超声检查:月经周期第10天起,每隔2天检查经阴道彩超,可测出卵巢是否有优势卵泡、卵泡大小及排出时间,是监测卵巢排卵功能最直观的方法。成熟的优势卵泡直径为15~20 mm。

3)排卵试纸检测:排卵试纸是通过检测尿液中的黄体生成素(LH)浓度来判断排卵日的,因试纸制作及测定方法本身的原因,准确度可能有一定偏差。

4)宫颈黏液观察法:经间期排卵日前宫颈分泌的黏液稍多,颜色清亮,富有弹性而不易拉断,出现这种现象的最后一天即为排卵日。

排卵日前的2~3天至排卵后24小时即排卵期,为受孕的最佳时期。

二、妊娠生理现象

临床上将妊娠期分为三期:末次月经第一天至停经第12周末为妊娠早期,第13周初至第28周末为妊娠中期,第29周初至分娩为妊娠晚期。

1. 妊娠期母体变化

妊娠期胞宫藏而不泻,月经停止来潮是母体首先出现的变化,继之则出现头晕乏力、倦怠思睡、择食厌食、恶心作呕等早孕反应,此因妊娠初期血聚冲任、胞宫以养胎元、冲脉气盛,肝气上逆,胃气不降而引起。症状轻者,属正常生理现象,一般可在妊娠12周以后自然消失。妇科检查可触及增大之子宫,质软,宫颈呈紫蓝色;同时,妊娠早期多有乳房胀痛、乳晕、乳头着色加深,乳晕周围可见隆起于皮肤的褐色蒙氏结节,如《生生宝录》云:"妇人乳头转黑,乳根渐大,则是胎矣。"

妊娠3个月后,带下量稍增多;4~5个月后,胚胎逐渐增大,小腹膨隆逐渐明显,孕妇可自觉胎动,用听诊器在孕妇腹部可听到胎心音;轻挤乳房,可挤出少量乳汁。妊娠6个月后,胎体明显增大,阻滞气机,水液停聚,孕妇可出现下肢轻度肿胀。妊娠晚期,因胎儿先露部压迫膀胱、直肠,孕妇可出现尿频、排尿不畅、便秘等现象。此外,面部褐斑、腹部妊娠纹等也是妊娠期的特殊生理变化。

孕期脉象表现为六脉平和,滑疾流利,按之不绝,尺脉尤甚,是中医候胎的重要依据。《素问·阴阳别论》云:"阴搏阳别,谓之有子。"唐代王冰注解为:"阴,谓尺中也;搏,谓搏触于手也。尺脉搏击,与寸脉殊别,阳气挺然,则有妊之兆也。"尺脉属肾,妊娠后肾中精气充盛,颐养胎元,故尺脉按之不绝。孕3个月后,尺脉滑数,为孕妇全身血流量和心脏搏出量增加的表现,但素体肾虚或气血不足的孕妇,孕早期脉象多沉涩或弦细,故不能单凭脉象断定怀孕与否,须结合血清绒毛膜促性腺激素(HCG)测定和B型超声检查进行确诊。

2. 妊娠期胎元的发育

古人对胚胎在母体内的生长发育过程已有客观形象的概括,如《千金要方·妇人方》云:"妊娠一月始胚,二月始膏,三月始胞,四月形体成,五月能动,六月筋骨立,七月毛发生,八月脏腑具,九月谷气入胃,十月诸神备,日满即产矣。"基本与现代医学的结论相一致。

一般每次妊娠怀一胎;若一孕二胎者,称为"双胎"或"骈胎";若一孕三胎者,称为"品胎"。

孕期因母体阴血聚以养胎,常出现阴血不足的表现,故应加强营养,使脾胃化生之气血充足,冲任旺盛,胎元方能健固。此外,随着孕月的增加,胚胎增大,阻滞机体气机运行,孕妇多有气滞之征,故应适当运动,调畅情志。若孕妇忧思郁闷,肝气不舒,气滞血瘀,则可致病伤胎,导致胎漏、胎动不安,甚或胚胎自然殒堕。

第五节　产育生理

产育生理包括分娩、产褥和哺乳。

一、分娩

妊娠十月左右,胚胎发育成熟。胎儿、胎盘及附属物全部娩出母体的过程,称为"分娩"。计算预产期的公式:从末次月经第一天算起,月数加9(或减3),天数加7(阴历加14)。妊娠满37周,至42周内分娩,均属正常。

(一)临产的生理现象

孕妇即将分娩,称为"临产",古称"临盆"。临产征兆为:胎位下移,小腹阵阵作痛,肛门坠胀、有便意,阴道有少量出血,即"见红";子宫有规律性宫缩,5~6分钟一次,每次持续20~30秒,节律由慢而快,提示分娩正式发动。

此外,临产时脉象有显著变化,如《脉经》云:"妇人怀妊离经,其脉浮,设腹痛引腰脊,为今欲生也。"对临产离经脉的解释,有说脉搏的次数加快或减慢,有说为孕妇中指两侧脉动应指,现代已不用其来判断临产。

孕妇临产前还可能出现一些假象,并不是真正即将分娩,临产时应注意辨别。例如,妊娠8~9个月时出现短暂的小腹疼痛,可自行缓解,称为"试胎";妊娠足月之时,腹痛时作时止,但无腰部坠痛,称为"弄胎"。

（二）临产的调护

若已进入临产阶段,孕妇应注意放松心情,消除恐惧和紧张情绪,适当饮食,充分休息,保存体力,待宫颈口开全,伴随宫缩屏气用力,直至分娩结束。《达生篇》总结了"睡、忍痛、慢临盆"的临产调护六字要诀,具有一定的临床指导意义。

（三）影响分娩的因素

产力、产道、胎儿和产妇精神心理情况是决定分娩能否顺利进行的几个因素。若产妇体弱,或情绪不稳定,可使宫缩乏力或失去节律,导致难产。若产道狭窄、胎儿过大或畸胎、胎位异常,也可造成难产。产程过长、难产是导致产妇死亡的主要原因,同时也危及胎儿生命,应及时采取手术助产或剖宫产。分娩过程风险较大,需要经验丰富的产科专业人员协助完成。

二、产褥期

产褥期是指产妇分娩后全身脏腑组织(除乳房外)恢复或接近孕前状态的康复过程,大约需要6~8周。产后一周称为"新产后",产后一个月称为"小满月",产后百日称为"大满月"。

由于分娩时产创出血和用力耗气,产妇气血骤虚,阳气易浮,故可出现畏寒怕风、微热自汗等虚证表现,同时,因子宫缩复,又有腹痛及阴道排出余血浊液等瘀候,故产褥期的生理特点是"多虚多瘀"。产后1~2天常出现阵发性小腹疼痛,此因子宫收缩复旧而引起,称为"宫缩痛"或"产后痛",一般持续2~3天可自然消失。分娩后子宫排出的余血浊液,一般4~6周干净,称为"恶露"。此外,由于分娩时耗伤气血,产褥期可有大便秘结、脱发等症状。

恶露是指产后子宫复旧过程中经阴道排出的余血浊液,也称"产露",主要成分为血液、坏死蜕膜等组织,一般持续4~6周干净。《女科经纶·产后证》称恶露为"养胎余血,杂浊浆水",《傅青主女科》认为恶露"即系裹儿污血"。

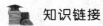 **知识链接**

恶露的分类

恶露根据颜色、内容物及排出时间的不同,可分为以下三种。①血性恶露:也称红恶露,含有血液成分多,另含坏死蜕膜和少许胎盘,持续3~5天;②浆液性恶露:色淡红,量渐少,主要成分为坏死蜕膜组织、宫腔渗出液、宫颈黏液,以及少量白细胞、红细胞,持续7~10天,继而转变为白色恶露;③白色恶露:含大量白细胞、坏死蜕膜组织、表皮细胞及细菌,色白,质黏稠,持续2~3周干净。

恶露的量、色、质、味和持续时间对诊断产褥期疾病有重要意义。

三、哺乳

乳汁为血所化,为气所统。明代张介宾《景岳全书·妇人规》曰:"妇人乳汁,乃冲任气血所化。"清代阎纯玺的《胎产心法》云:"产妇冲任血旺,脾胃气壮则乳足。"薛立斋云:

"血者,水谷之精气也,和调五脏,洒陈六腑,在男子则化为精,在妇人则上为乳汁,下为血海。"又云:"夫经水,阴血也。属冲任二脉主,上为乳汁,下为月水。"说明脾胃健旺,冲任气血充盛和调是乳汁充足的保证。清代傅山在《傅青主女科》中云:"乳全赖气之力,以行血而化之也。"强调气血在乳汁化生过程中具有同等重要的作用。

　　产妇一般于产后30分钟即可开始哺乳。新生儿吸吮乳头的动作可刺激乳汁分泌,并能促进子宫复旧。部分孕妇于妊娠晚期便有少量乳汁分泌。产后4~5天的乳汁称为初乳,此后5天的乳汁为过渡乳,产后11天至9个月分泌的乳汁称为成熟乳。初乳呈淡黄色,含有较多的蛋白质和免疫球蛋白,可提高婴儿免疫力。成熟乳中富含有乳糖、蛋白质、脂肪、铁、钙等无机盐、多种维生素和免疫球蛋白,是婴儿最理想的食物,所以提倡母乳喂养。乳汁的质和量会随着婴儿生长发育的需要而变化,一般每天泌乳量约1000~3000 mL,6个月后逐渐减少,应给婴儿添加辅食。母乳喂养对母婴健康均有益处,婴儿从母乳中吸收营养,提高免疫功能,从而健康生长发育;对母亲而言,哺乳可促进子宫复旧,减少产后出血,利于产后身体恢复,并可降低患乳腺癌、卵巢癌的风险;母乳喂养时与婴儿的亲密接触还有助于联系母婴之间的感情。哺乳期以12个月为宜。

第三章 妇科疾病的病因病机概要

第一节 病 因

导致疾病发生的因素就是病因。引发妇产科疾病的病因可概括为寒、热、湿邪,七情内伤,生活失度和体质因素。

一、外邪因素

风、寒、暑、湿、燥、火六种病邪,合称为"六淫",皆能导致妇产科疾病,而女性"以血为本,以血为用",六淫中寒、热、湿邪最易与血相结,故引发妇产科疾病的主要为寒、热、湿邪。

1. 寒邪

外寒是指寒邪由外及里,经肌表侵袭至经络、气血、胞宫;或由于经期、产后血室正开,寒邪经阴部直接侵袭冲任、胞宫,导致脉道收引,气血运行不畅,发生痛经、闭经、月经后期、月经过少、经行身痛、产后身痛等病症,病性属实寒。内寒致病,则由机体阳气虚衰,阴寒内生,或过服寒凉泻火之品,损伤阳气,阴寒内生,血脉凝涩,阳不化阴,水湿、痰饮内停,常致月经后期、闭经、崩漏、痛经、带下过多、妊娠肿胀、不孕等病症,病性属虚寒。

2. 热邪

热邪伤人,多见发热、上扰神明症状,如产后发热、经行发热等;热邪易耗气伤津,出现功能减退之病症;热邪可扰动冲任血海,迫血妄行,出现出血之病症,致各种月经出血、妊娠出血、产后出血;热极生风,出现抽搐,可见子痫、产后发热、抽搐。外热为外感热邪,属实热;内热者,火热内生。例如,素体阳盛、过食辛辣、过用辛热药品、六淫遏而化火、五志过极化火,皆属实热;素体阴虚,或失血伤阴,或吐泻伤阴,或温燥伤阴,阴虚生内热,皆属虚热。

3. 湿邪

湿邪壅塞胞宫,阻滞冲任,致月经后期、月经过少、闭经、不孕;湿浸任带,引发带下过多;湿溢肌肤,致经行浮肿、子肿;湿渍胞中,致子满;湿渗大肠,致经行泄泻。外湿者,多因久居湿地,或经期冒雨涉水,外感湿邪;内湿者,多因脾失健运,水湿不化,湿浊内盛,或肾阳不足,蒸腾气化功能失常,水湿内停;湿聚成痰,则为痰湿,湿邪既可从阳化而为湿热,也可从寒化而为寒湿。

二、情志因素

喜、怒、忧、思、悲、恐、惊等情志变化是人的心理对客观外界环境和情感刺激的不同反应,属于正常精神活动的范围。情志过激则成为致病因素,主要引起气分病变,累及血分而导致女性气血、脏腑、冲任功能失调而发生妇产科病症。妇科临床常见的情志致病因素为郁怒、忧思、惊恐。郁怒使气郁、气逆,可致月经后期、闭经、痛经、经行吐衄、不孕、癥瘕;忧思气结伤脾,可致月经不调、闭经、崩漏;惊恐伤肾,每使气下,可致月经过多、闭经、崩漏、胎动不安、不孕等。

三、生活因素

生活失度可以影响脏腑气血的正常功能,引起妇产科疾病,常见的生活失度有以下几种:

1. **房劳多产**

房劳指房事不节、淫欲过度、早婚及经期产后阴阳交合;多产指产育过众(包括多次引产和流产)。房事不节、淫欲过度、早婚等易耗精伤肾;经期产后阴阳交合则易致瘀血停滞,或外邪乘虚而入,与胞宫之血相结;产育过众而耗气伤血,均可成为经、带、胎、产诸疾之病因。

2. **饮食失宜**

饮食不足,气血生化乏源,易致月经过少、闭经、胎动不安、胎萎不长等病症;暴饮暴食,过食肥甘厚味,痰湿内生,阻滞冲任,也可引起月经后期、月经过少、闭经、不孕症、癥瘕;过食辛热、饮酒无度,常致冲任蕴热,出现月经先期、月经过多、崩漏等;过食寒凉,内伤阳气,气血凝滞,可引起痛经、闭经、带下过多、不孕。

3. **劳逸失度**

女性在月经期、妊娠期、产褥期应特别注意劳逸结合。劳则气耗,易致月经过多、经期延长、崩漏、胎漏、胎动不安、堕胎、小产、早产、恶露不绝、阴挺;逸则气滞,常可引起痛经、胎位不正、难产。

4. **跌扑损伤**

经期、孕期跌扑闪挫,可致气血不和,冲任不固,出现月经不调、崩漏、堕胎、小产、早产;妇产科手术不当,损伤胞宫及胞脉,或外感病邪,可引发月经过少、闭经、盆腔炎性疾病等。

四、体质因素

人体由于先天禀赋不同,后天条件(如环境、年龄、饮食、营养、疾病、工作生活条件、药物影响等)的差异,可以形成不同类型的体质,如素体阳虚、素体阴虚、素体脾虚、素体肾虚等。人体的体质因素直接决定着机体的抗病能力,是疾病产生的内在因素。体质因素不仅决定着前述致病因素能否损伤机体导致疾病,而且决定着导致疾病的种类、程度、转归和预后。在妇产科疾病的发生中,素体阴虚者易出现月经先期、经期延长、漏下、胎漏等;素体阳虚者,易出现月经后期、痛经、不孕症;偏脾虚者,易见月经过多、经行泄泻、妊娠恶阻、子肿;偏肝郁者,常见月经先后无定期、经行情志异常、缺乳、癥瘕。同样是感受湿热,由于体质的不同,有的湿从热化而形成湿热,有的湿从寒化而形成寒湿。体质强健者,则病轻、易愈;体质虚弱者,则病重、难愈。因此,体质因素在疾病的发生、发展、转归和预后的整个过程中起着重要作用。

第二节 病 机

病机即疾病发生、发展与变化的机制。致病因素作用于人体,在一定的发病条件下,导致脏腑功能失常,气血失调,冲任督带损伤,胞宫、胞脉、胞络受损,肾-天癸-冲任-胞宫生殖轴失调,从而引发妇产科疾病。

一、脏腑功能失调

脏腑生理功能的紊乱和脏腑气血阴阳的失调,均可导致妇产科疾病。其中,与妇产科疾病关系最密切的脏腑是肾、肝、脾。

(一)肾的病机

肾藏精,主生殖,为先天之本、元气之根,胞络系于肾,冲任之本在肾。若先天禀赋不足,或早婚多产、房事不节,或大病久病伤肾,影响冲任,均可引发妇产科疾病。

1. 肾气虚

肾精所化之气为肾气,概指肾的功能活动。肾气的盛衰直接影响天癸的至与竭,从而影响月经与胎孕,以致闭经、不孕症。肾气不足,封藏失职,冲任不固,可致月经先期、月经过多、崩漏;胞失所系,胎元不固,可致胎漏、胎动不安、滑胎、子宫脱垂。

2. 肾阴虚

肾阴亏虚,精亏血少,冲任不足,血海不能按时满盈,出现月经后期、闭经;冲任亏虚,不能摄精成孕,出现不孕;虚热内生,热扰冲任,血海不宁,迫血妄行,可致月经先期、经间期出血、崩漏等。

3. 肾阳虚

肾阳虚弱,不能温煦胞宫,可致妊娠腹痛、胎萎不长、不孕等;肾阳不足,封藏失职,冲任不固,可致崩漏;肾阳不足,蒸腾气化失职,不能温化水湿,可致带下病;水湿泛溢肌肤,可致经行浮肿、子肿;下渗大肠,可致经行泄泻。

(二)肝的病机

肝藏血,司血海,主疏泄,喜条达而恶抑郁,具有储藏血液和调节血量的功能。妇人以血为本,经、孕、产、乳均以血为用。

1. 肝气郁结

若情志内伤,肝气郁结,冲任不畅,可致痛经、月经后期、闭经、经行乳房胀痛、妊娠腹痛、不孕症;冲任血海蓄溢失常,可致月经先后无定期。

2. 肝经郁热

肝气郁结,郁而化热,热伤冲任,血海不宁,迫血妄行,可致月经先期、月经过多、崩漏、经行吐衄、胎漏等。

3. 肝阴不足

肝血损耗,肝阴不足,血海不盈,可致月经过少、闭经、不孕症;肝阴不足,经期、孕期阴血下注血海,肝阴益虚,血虚生风化燥,发生经行风疹块、妊娠身痒等。

4. 肝阳上亢

肝阴不足,肝阳偏亢,经前或孕后阴血下聚冲任,肝阳上亢,引起经行眩晕、经行头痛、子晕;阴虚阳亢,肝风内动,从而发为子痫。

5. 肝经湿热

肝气犯脾,脾虚生湿,肝郁化热,肝经湿热蕴结,下注冲任,浸淫任带,可致带下过多、阴痒等;湿热蕴结胞中,阻滞冲任,可发生不孕症、妇人腹痛、癥瘕。

(三)脾的病机

脾胃为后天之本,气血生化之源,主中气而统血。

1. 脾失健运

脾失健运,化源不足,冲任血虚,血海不能按时满溢,可致月经后期、月经过少、闭经;胎失血养,可致胎动不安、胎漏、堕胎、小产、胎萎不长等;脾虚运化失职,水湿不运,聚而成痰,痰湿壅滞冲任、胞宫,出现月经过少、闭经、不孕、癥瘕;湿注下焦,损及任带,发为带下过多。

2. 脾失统摄

脾气虚弱,血失统摄,冲任不固,可致月经先期、月经过多、崩漏、胎漏、恶露不绝、乳汁自出。

3. 脾虚下陷

脾虚气陷,升举无力,可致胎漏、子宫脱垂等病症。

二、气血失调

气血失调是妇产科疾病的重要机制。女性经、孕、产、乳均以血为本,且易耗血,故使机体处于"血常不足、气常有余"的状态。气为血帅,血为气母,气可行血,血可载气。气血之间相互依存、相互资生,故气病可以及血,血病可以及气。临证时,既应分清在血在气,又要注意气血的密切关系。

(一)气分病机

1. 气虚

素体虚弱,或劳倦过度,或大病久病,均可使正气受损而出现气虚。气虚冲任不固,可致月经先期、月经过多、崩漏、带下过多、产后恶露不绝、乳汁自出;气虚卫外不固,可出现经行感冒、产后自汗。

2. 气陷

气虚升举无力而下陷,无力载胎系胞,可致胎漏、胎动不安、子宫脱垂。

3. 气滞

肝气郁结,气机阻滞,胞脉、冲任不畅,可致月经后期、痛经、闭经、经行乳房胀痛;气行不畅,津液停滞,水津不布,可见经行浮肿、子肿;气滞引起血瘀,胞脉、冲任不通,可致癥瘕、不孕症。

4. 气逆

情志所伤,气机逆乱,或孕后冲气偏盛,冲气挟胃气上逆,胃失和降,可致妊娠呕吐、经行吐衄。

(二)血分病机

1. 血虚

大病、久病之后,失血过多,或经、产而失血耗血;或劳神思虑太过,或脾胃虚弱,化源不足;血虚则血海不盈,冲任亏虚,可致月经后期、月经过少、痛经、闭经、妊娠腹痛、胎萎不长、产后身痛、缺乳、不孕症等。

2. 血瘀

气滞、寒凝、热灼、气虚、脉络损伤等均可引起瘀血形成,瘀血阻滞胞脉、胞络、冲任,使经隧不通,可致月经后期、月经过少、痛经、闭经、产后腹痛、不孕症等;瘀血阻滞,旧血不去,新血难安,血不归经,可致月经过多、崩漏、恶露不绝等;瘀血与痰饮、湿浊相互胶结于下腹部胞中,可形成女性盆腔之癥瘕、包块。

3. 血热

血热有实热、虚热之分。实热多由素体阳盛、外感热邪、肝经郁火或过服辛辣温燥之品而成。热伏冲任,血海不宁,迫血妄行,可致月经先期、月经过多、崩漏、胎漏、胎动不安、产后发热等。虚热则由素体阴虚或经、孕、产、乳而失血耗血,阴血益亏,阴虚生内热,虚热亦可扰动血海,出现经期延长、月经先期、胎漏、产后恶露不绝等。

4. 血寒

血寒分为实寒、虚寒两类。实寒多因外感寒邪,或过服寒凉之药物、食物,寒客于胞中,血为寒凝,冲任闭阻不通,可见月经后期、月经过少、痛经、闭经、妊娠腹痛、产后腹痛等;虚寒则为素体阳虚,寒自内生,脏腑失于温煦,冲任失养,可致胎萎不长、妊娠腹痛、产后身痛、不孕症等。

三、冲任(督带)损伤

冲任(督带)损伤是妇科疾病最重要的病机,其原因有直接损伤和间接损伤。脏腑功能失常、气血失调,均可间接损伤冲任,导致冲任、胞宫、胞脉、胞络损伤,肾-天癸-冲任-胞宫轴失调;各种致病因素直接侵袭胞宫、胞脉、胞络,发生妇科疾病,如经期、产时寒、湿、热邪入侵胞宫,或外伤、手术创伤等。

冲任(督带)损伤的主要病机有冲任不足、冲任不固、冲任失调、冲任阻滞、寒凝冲任、热蕴冲任等。

综上所述,妇科疾病的病机为脏腑功能失常,气血失调,冲任(督带)损伤。三种病机不是孤立的,而是密切联系、互相影响的。例如,脏腑功能失常,可导致气血失调,进而引起冲任(督带)损伤;气血失调也可引发脏腑功能失常、冲任(督带)损伤;各种致病因素直接损伤冲任(督带)、胞宫,也可导致脏腑功能失常与气血失调。总之,不论何种致病因素损伤机体,不论病变起于哪个脏腑,是在气还是在血,其病机反应总是整体的,最终都会因为损伤了冲任的生理功能而引发妇科疾病。

第四章 妇科疾病的辨证概要

辨证是疾病治疗的基础,妇科疾病的辨证与其他科一样,以望、闻、问、切为主要方法,辅以相关的实验室检查及器械检查等。由于女性有经、带、胎、产、乳等生理、病理变化以及胞宫、阴道、阴户等的病变,故妇科疾病在辨证方面亦有其特点。

第一节 四 诊

一、问诊

问诊是四诊中最重要的一环。妇科医生要掌握问诊的基本技巧,熟悉专科的基本知识,以和蔼的态度耐心询问,适当启发,细心、全面、客观了解病情,避免主观臆测和不适当的暗示,以便收集到真实可靠的资料。

(一)问一般项目

一般项目的内容主要包括姓名、年龄、民族、职业、婚否(性生活史)、籍贯、单位、住址。在妇科问诊中,年龄有重要意义。妇科疾病与年龄有密切关系,不同的年龄阶段,生理状况不同,导致的疾病也不同。《素问病机气宜保命集·妇人胎产论》提出:"妇人童幼天癸未行之间,皆属少阴;天癸既行,皆从厥阴论之;天癸已绝,乃属太阴经也"。一般来说,青春期常因肾气初盛,天癸始至,冲任初盛而尚未稳定,易致月经疾患;育龄期女性有经、孕、产、乳的生理,若操劳过度,或七情过激,肝失疏泄,阴血易伤,阳气易耗,则经、带、胎、产诸疾易发;老年女性肾气渐衰,脾胃虚弱,易致阴阳失调,易发绝经前后诸证、癥瘕等。

(二)问主诉和现病史

主诉是患者求诊的原因,即患者最痛苦的症状、体征及其持续时间,如有多个症状主诉的,还应询问其发生的顺序,如"停经40天,阴道少量流血2天,小腹剧痛1小时"。

问现病史主要了解疾病从发病之初到就诊时病情演变与诊疗的全部过程,以及就诊时的全部自觉症状。如主诉为经行腹痛,应了解疼痛发生的时间(经前、经时、经后)、性质(刺痛、胀痛、冷痛、灼痛、酸痛或隐痛)、程度及持续时间、伴随症状(如恶心、呕吐、肛门坠胀)等。

(三)问经、带、胎、产史

妇科患者必须详细询问月经情况,主要了解患者月经初潮时间和月经的周期、经期、经量、经色、经质、气味等,以及末次月经和伴随月经同期出现的症状。已绝经者应了解绝经年龄,绝经后有无阴道流血、带下异常等。

问带下史,主要询问其颜色、量、质、气味及伴随症状。

问婚育、分娩史,了解其属已婚、未婚或再婚及孕产史,包括:婚育年龄、孕次及妊娠结局(如足月顺产、早产、难产、剖宫产、自然流产、人工流产、异位妊娠等),有无妊娠疾病;若未婚者,根据病情需要,可了解有无性生活史、堕胎史等,以及避孕措施;询问分娩时应了解是顺产还是剖宫产,有无难产、产后大出血,产后是否哺乳及哺乳持续时间;询问恶露情况,了解恶露的量、色、质、气味及持续时间,有无产后相关疾病。

(四)问既往史、个人史、家族史

既往史包括患者既往的健康状况,曾患过何种主要疾病及其诊治经过或有否后遗症,有否手术史以及食物、药物过敏史。

个人史应了解患者的生活习惯及工作环境、经历、饮食嗜好(如吸烟、饮酒)、劳逸起居、家庭情况、居住条件等。

问家族史主要了解患者直系亲属或血缘关系较近的旁系亲属的患病情况,是否有传染性疾病或遗传性疾病、肿瘤病史等。

二、望诊

望诊是运用视觉对病人有目的的观察,可获得临床诊断的重要依据。妇科望诊除观察患者神、色、形、态、舌诊外,还须观察其外生殖器官、经血、带下、恶露,以及乳汁量、色、质的变化。

(一)望神及形体

望神可了解五脏精气的盛衰,判断病情的轻重和预后。若神志淡漠、昏不知人、面色苍白、汗出肢冷,多为妇科血证;若面赤唇红、高热烦躁或谵语,多为妇科热证;若神情淡漠、欲得衣被、面色㿠白或青白,多为妇科寒证;若形体蜷曲、表情痛苦、捧腹曲背,多为妇科痛证。上述诸病形神变化较大,多数病情危重,临床应根据病史及兼症进行详细辨证。

望形体主要观察患者形体发育、体质强弱、体形胖瘦。女性成熟之年,月经来潮,胸廓、肩背、臀部丰满,乳房隆起,有腋毛、阴毛生长,具备相应的身高,表现出女性特有的体态。中医学素有"肥人多痰""瘦人多火"之说,形体肥胖、皮肤粗糙、毛发浓密者,多为脾虚痰湿阻滞,可见月经不调、闭经、不孕等;身体瘦弱、乳房平坦,多为禀赋不足,肾气虚损。

（二）望面、舌

面部的色泽可反映脏腑的虚实和气血盛衰。若面色无华，多属血虚或失血证；面色㿠白，多属气虚、阳虚；面色晦暗，或颊部暗斑、眼眶黧黑者，多属肾虚；面赤颧红者，多为阴虚火旺；面色萎黄，多属脾虚证。

望舌包括望舌质和望舌苔两部分。舌质可判断脏腑气血虚实盛衰，病位之所在；舌苔可反映邪气的性质、深浅及津液之盛衰。一般而言，舌质红赤多为血热，舌尖红为心火或肺热，舌边红多为肝胆火盛，舌质淡多属血虚，舌质黯或有瘀血多为血瘀，舌体胖大或边缘有齿印多属脾虚；白苔属寒，黄苔属热，苔白而润为阳虚有寒，苔黑而燥为火盛伤津，苔滑腻多为痰浊，无苔多为阴亏。

（三）望经、带及恶露

望月经主要观察月经的量、色、质。月经量多、色淡质稀、多为气虚；经量少、色鲜红、质黏稠，多为阴虚血热；经量多、色深红、质稠，多为血热；经色黯或夹血块，多为血瘀；经量时多时少、色紫夹块，多为气郁。

带下的量、色、质可以反映脏腑盛衰以及病邪之性质。带下量多、色白、质清稀者、多为脾虚或肾虚；带下量多、色黄、质黏稠者，多为湿热；带下量多、色赤白相间、质稠如脓或臭秽者，多为湿毒、热毒。

恶露量多、色深红或紫、质黏稠或臭秽者，多属血热；恶露色淡红、量多，质清稀而无臭者，多属血虚；恶露色紫黑、夹块者，多为血瘀。

（四）望乳房、阴户及阴道

女性若年满 14 岁仍乳房平坦，形体瘦削，月经未潮，多为肝肾不足，失于充养；妊娠后增大的乳房反而缩小，乳晕着色由深转淡，可能为胎萎不长或胎死腹中；若产后乳房胀硬，红肿热痛，乳汁色黄质稠，为蒸乳或痈；若产后乳房松软，乳汁清稀而自溢，多为气血虚弱；若非孕而有乳汁溢出，或挤压后可泌出乳汁，多伴有月经后期、月经过少、闭经；若乳头有血性分泌物溢出，则需警惕乳房肿瘤。

望阴户及阴道，主要观察阴户、阴道的形态、肤色。若有解剖异常，属先天性病变；若见外阴肿块，伴红、肿、热、痛及黄水淋漓者，多属热毒；无红、肿、热、痛者，多属寒凝；阴户肌肤色白或灰白，粗糙增厚或皲裂者，多为肾精不足，肝血虚少；若阴中有物脱出者，多为阴挺。

三、闻诊

闻诊包括听声音和嗅气味两个方面的内容。

（一）听声音

通过听患者的言语、气息的高低强弱，以及呼吸、咳嗽、嗳气、太息等声音来判断其病性的寒、热、虚、实及脏腑、气血之盛衰。语音低微，多属气虚；时常叹息，多属肝郁；声高气粗，多属实证、热证。孕 20 周后，通过听诊器可于孕妇腹壁相应位置听到胎儿的心音，正常胎心率为 110～160 次/分。

（二）闻气味

正常之经、带、恶露一般无特殊气味，如气味腥臭，多属寒湿；气味秽臭，多属血热或湿热；腐臭难闻者，多为感染邪毒所致。

四、切诊

妇科的切诊包括切脉、按肌肤和扪腹部三部分。

（一）切脉

女子之脉，一般较男子柔弱或细小，在女性特殊生理期又有不同的变化。

（1）月经脉：在经前或经期，脉多滑利。若脉滑数有力，多为冲任伏热；若脉细数，多为虚热；若脉细弱无力，多为气虚；若脉沉细而迟，多为阴虚内寒；暴崩下血，脉多虚大而芤；漏下日久，脉多细缓，若反见洪数者为逆，病多深重。

（2）妊娠脉：妊娠之脉平和而滑疾流利，尺脉按之不绝。若孕后脉细软或两尺甚弱，均为气血虚弱，肾气虚衰之象，常见于胎动不安、胎萎不长、堕胎等；妊娠晚期，脉弦滑数或细弦数，多为阴虚肝旺，肝风内动，可见于子晕、子痫等。

（3）临产脉：又称离经脉，是将产之候。孕妇临产前，双手中指两旁从中节至末节，均可扪及脉之搏动，也是临产之脉。

（4）产后脉：产后冲任气血俱虚，多见虚缓平和之脉。若脉滑数有力，多为阴虚未复，虚阳上浮或外感实邪之证；若脉虚数微涩或虚大无力，多为气血大伤。

（二）按肌肤及胸腹

按肌肤即通过检查肌表的寒温、润燥、肿胀或压痛等情况，以辨别寒、热、虚、实。例如，四肢冰凉，为阳气不振，血气通行不畅，体质虚寒；若手足心热，多为阴虚内热；若头面、四肢浮肿，按之凹陷，为水肿；若四肢厥冷，大汗淋漓，常见于异位妊娠或大出血导致的休克。

按胸部主要了解乳房的形状、有无结节、肿块及其大小、性质与活动度，有无触痛等。

按腹部主要了解腹部的软硬、温凉、肿胀或压痛、包块等。凡痛经、闭经、癥瘕等病，临床均应按查小腹。小腹疼痛拒按，多为实证；腹软喜按，多为虚证；下腹包块坚硬，推而不移，多属血瘀，若腹块时有时无，推之可移，多属气滞、痰湿。

在妊娠期按腹部可了解子宫大小与孕期是否相符，胎位是否正常。妊娠后腹形明显大于孕月，应注意是否为双胎、多胎、巨大儿或胎水肿满；若腹形明显小于孕月，多为胎萎不长；若胎心音或胎动消失，多为胎死宫内。

以上是中医妇科常用的诊断方法，临证时除四诊合参，掌握这些特征外，还须结合妇科检查（详见附论）做出正确诊断。

第二节　辨证要点

妇科疾病的辨证以八纲辨证为纲领，以脏腑辨证和气血辨证为主要辨证方法，其重点在于对月经病、带下病、妊娠病和产后病的辨析。

一、脏腑辨证要点

(一)肾病辨证

肾病在妇科临床以虚性表现为主,在辨证时要根据肾的生理功能和病理变化来进行。

1. 肾气虚

(1)妇科临床表现:患者可见月经初潮迟或经闭不行,月经先后不定期、量或多或少、经色淡黯,胎动不安,滑胎,不孕,崩漏,阴挺等。

(2)全身症状及体征:腰酸腿软,头晕耳鸣,小便频数,面色晦暗,精神不振,性欲淡漠,舌淡,苔薄白,脉沉细弱。

2. 肾阴虚

(1)妇科临床表现:患者可见月经先期、量少、经色鲜红,或有崩漏、闭经、绝经前后诸证,胎动不安等。

(2)全身症状及体征:腰酸腿软,头晕耳鸣,口燥咽干,颧红,手足心热,失眠,盗汗,舌红而干,少苔或无苔,脉细数,尺脉无力。

3. 肾阳虚

(1)妇科临床表现:患者可见经行泄泻,经行浮肿,崩中漏下,带下清稀或妊娠水肿,妊娠腹痛,宫寒不孕等。

(2)全身症状及体征:腰酸腿软,头晕耳鸣,精神萎靡,形寒肢冷,小便清长,夜尿频频,舌淡,苔薄白而润,脉沉迟。

(二)肝病辨证

肝病在妇科临床主要表现为实证和虚中夹实等证型,在辨证时要掌握肝的生理功能和病理变化。

1. 肝气郁结

(1)妇科临床表现:患者可见经行先后不定期、量或多或少、血色黯,经行不畅,痛经,闭经,不孕,缺乳等。

(2)全身症状及体征:胸胁、乳房及小腹胀痛,胸闷不舒、善太息,食欲不振,舌正常,苔薄白,脉弦。

2. 肝郁化热

(1)妇科临床表现:患者可见月经先期、量多、色紫红,崩漏,经行吐衄,妊娠恶阻等。

(2)全身症状及体征:头晕头痛,烦躁易怒,口苦咽干或目赤肿痛,舌红苔黄,脉弦数。

3. 肝经湿热

(1)妇科临床表现:患者可见带下色黄、质稠,阴痒,阴肿等。

(2)全身症状及体征:胸闷而痛,心烦易怒,大便干燥,小便黄赤,口苦而干,舌红,苔黄腻,脉弦滑数。

4. 肝阳上亢

(1)妇科临床表现:患者可见妊娠眩晕、绝经前后诸证等。

（2）全身症状及体征：头晕，头痛，目眩，耳聋，震颤，少寐多梦，手足心热，舌红苔白，脉弦细或弦而有力。

5．肝风内动

（1）妇科临床表现：患者可见妊娠痫证的相关表现。

（2）全身症状及体征：头晕，头痛，目眩，突然昏厥，不省人事，颈项强直，四肢抽搐，舌红或绛，无苔或苔花剥，脉弦细数。

（三）脾病辨证

脾病在妇科临床上主要表现为虚证或虚中夹实等证型，在辨证时要以脾的生理功能和病理变化为基础。

1．脾虚血少

（1）妇科临床表现：患者可见月经后期，月经量少、色淡、质稀，或胎萎不长，产后缺乳等。

（2）全身症状及体征：头晕，心悸，面色萎黄，神疲肢倦，舌淡苔白，脉细弱。

2．脾失统摄

（1）妇科临床表现：患者可见月经先期，月经过多、色淡、质稀，或见胎漏、产后恶露不绝、乳汁自出。

（2）全身症状及体征：面色㿠白，少气懒言，不思饮食，食后腹胀，舌淡胖，有齿印，脉缓弱。

3．脾虚气陷

（1）妇科临床表现：患者可见崩中漏下、阴挺下脱等。

（2）全身症状及体征：面色无华，短气懒言，四肢乏力，小腹空坠，舌淡苔白，脉沉弱。

4．脾虚湿盛

（1）妇科临床表现：患者可见经行泄泻，经行浮肿，带下过多，子肿，不孕等。

（2）全身症状及体征：形体虚胖，头晕且重，胸脘痞闷，口中淡腻，时有痰涎，食少便溏，舌淡，苔白腻，脉濡缓或缓滑无力。

二、气血辨证要点

（一）气病辨证

1．气虚（气陷）

（1）妇科临床表现：患者可见月经先期、量多、色淡、质稀，或见产后恶露不绝、产后自汗、产后小便不通、阴挺下脱等。

（2）全身症状及体征：面色㿠白，气短懒言，神疲乏力，小腹空坠，自汗，舌淡苔白，脉虚弱。

2．气滞

（1）妇科临床表现：患者可见月经后期、量少、经行不畅、经行腹痛、色黯夹块，或见经行乳房胀痛、子肿、缺乳、癥瘕等。

（2）全身症状及体征：胸胁、乳房、小腹胀痛，痛无定处，或有腹部包块，推之可移、按之可散，舌淡红，苔薄白，脉弦。

（二）血病辨证

1. 血虚

（1）妇科临床表现：患者可见月经后期、月经过少、色淡、质稀，或见闭经、经后腹痛、产后腹痛、产后身痛、产后发热、产后缺乳等。

（2）全身症状及体征：面色苍白，唇色淡白，头晕眼花，心悸少寐，手足麻木，舌淡少苔，脉细无力。

2. 血瘀

（1）妇科临床表现：患者可见月经过多、经期延长、痛经、闭经、崩漏、癥瘕、产后腹痛，经血或恶露色黯、夹块等。

（2）全身症状及体征：小腹疼痛或有癥块，痛处不移或痛如针刺状，按之痛甚，口干不欲饮，皮肤干燥，舌紫黯，边有瘀点、瘀斑，脉沉涩。

3. 血热（虚热）

（1）妇科临床表现：患者可见月经先期、经期延长、崩漏、经色鲜红质稠，或见胎漏、胎动不安、产后恶露不绝等。

（2）全身症状及体征：面色潮红，低热或潮热，五心烦热，少寐多梦，盗汗，口燥咽干，舌红少苔，脉细数。

4. 血热（实热）

（1）妇科临床表现：患者可见月经先期、经行发热、崩漏、色紫红质稠，或见产后发热等。

（2）全身症状及体征：面红口干，发热，烦躁，小便黄赤，大便秘结，舌红苔黄，脉数。

5. 血寒（虚寒）

（1）妇科临床表现：患者可见月经后期、量少、色淡、痛经等。

（2）全身症状及体征：小腹隐痛、喜温喜按，头晕气短，腰酸无力，舌淡，苔白润，脉沉迟无力。

6. 血寒（实寒）

（1）妇科临床表现：患者可见月经后期、量少、色黯、夹块，痛经，闭经，不孕，癥瘕等。

（2）全身症状及体征：小腹绞痛，喜温拒按，面色青白，形寒肢冷，舌黯苔白，脉沉紧。

三、经、带、胎、产病辨证要点

（一）月经病

月经病的辨证以月经期、量、色、质的变化结合伴随月经周期而出现的全身症状、舌脉作为辨证的依据。

月经先期、量多、色深红或紫红、质稠者，多属血热；月经后期、量少、色黯，小腹冷痛者，多属血寒；月经后期、量少、色淡、质稀者，多属血虚；月经量多或淋沥不净、夹块，下腹疼痛，块出痛减者，多属血瘀。

（二）带下病

带下病的辨证主要以带下的量、色、质与气味的变化，结合阴户、阴道的局部症状和全身症状、舌脉作为辨证的依据。

带下量多、色白、质清稀如水者，多属虚寒；带下量多、色黄、质稠、气味臭秽或伴阴痒者，多属湿热；带下量多、如脓如酱、气味恶臭者，多属湿毒、热毒；带下明显减少，甚至阴道干涩者，多为肾精亏虚，天癸衰竭，任带虚损。

（三）妊娠病

妊娠病涉及孕妇、胎儿两个方面，首先应辨别属母病还是胎病；其次要辨别胎之可安或不可安，或下胎益母；再结合病因、体质等因素，以脏腑辨证和气血辨证方法进行辨证。

（四）产后病

产后病的辨证要点应注意"三审"，即先审小腹痛与不痛，以辨有无恶露停滞；次审大便通与不通，以验津液的盛衰；再审乳汁行与不行和饮食多少，以察胃气的强弱，并注意根据妊娠期有无妊娠病、临产和分娩有无异常、产时出血的多少等情况进行辨证。

综上所述，妇科病的辨证主要根据女性的生理、病理特点而进行，但在辨证时还要注意辨证与辨病相结合，即中医辨病与中医辨证相结合、中医辨证和西医辨病相结合。辨病有助于提高辨证的预见性，辨证又是辨病的具体化，二者结合，可体现中医诊疗体系的共性与特色，使诊断更为全面、准确。

第五章 妇科疾病的治法概要

妇科疾病的治疗与其他临床各科一样,从整体观念出发,运用四诊、八纲来分清脏、腑、寒、热、虚、实,确定治疗原则及理法方药。

第一节 内治法

一、调补脏腑

女性生殖功能以血为用,以气为摄。五脏之中,肾藏精,精血相生,为人体生长、发育及生殖的根本;肝藏血,主疏泄,体阴而用阳,司血海,参与月经周期的调节;脾为气血生化之源,主统血;肝、脾、肾功能正常,则天癸至竭有序、冲任通盛有节、胞宫藏泻有时,女性经、孕、胎、产、乳正常。若肾、肝、脾功能失常,则冲任损伤,从而发生妇科疾病。因此,补肾滋肾、疏肝养肝、健脾和胃成为妇科疾病的常用治法。

(一)补肾滋肾

肾为先天之本,元阴元阳之所,是人体生长、发育和生殖之本,肾气的盛衰主宰着天癸的至与竭,冲任的盛与衰,月经的行与止,胎孕的成或健,与女性经、孕、产、乳密切相关。肾气虚,冲任不足,则产生经、带、胎、产、杂诸疾,所以补肾滋肾成为妇产科疾病最重要的治疗原则。

1. 补肾益气

肾气虚,冲任不固,而致月经先期、月经先后无定期、崩漏、胎漏、胎动不安、阴挺等;治宜平补肾气;代表方剂有大补元煎、固阴煎、肾气丸、归肾丸、寿胎丸、补肾固冲丸之类;常用药有山药、山茱萸、菟丝子、续断、桑寄生等,并可加入人参、黄芪、炙甘草等补脾益气药,补后天以助先天。

2. 温补肾阳

肾阳不足,命门火衰,冲任、胞宫失于温煦,阴寒内盛,导致带下病、崩漏、不孕症、胎动不安、子肿等妇产科诸疾；治宜温补肾阳；代表方剂有右归丸、右归饮、温胞饮、金匮肾气丸之类；常用的温补肾阳药物为肉苁蓉、锁阳、菟丝子、巴戟天、胡桃肉、鹿茸、蛤蚧、紫河车、补骨脂、仙茅、淫羊藿、海狗脊、益智仁、杜仲、续断、葫芦巴、韭子等。若肾阳虚衰，不能化气行水，水湿内停，或下注冲任，或泛溢肌肤，导致带下病、妊娠肿胀等，在温补肾阳的同时，配伍利水祛湿药物如白术、苍术、茯苓、泽泻、猪苓、车前子、薏苡仁等。

3. 滋肾益阴

肾阴不足，冲任血少，导致月经过少、闭经、不孕等病症；治宜滋肾益阴；代表方剂为左归丸、六味地黄丸、补肾地黄丸等；常用的药物有女贞子、墨旱莲、黄精、枸杞子、天冬、石斛、桑椹、龟甲、鳖甲等；而肾阴不足，阴虚化热导致的月经先期、崩漏等病症，治宜配伍滋阴降火药物，如知母、黄柏、青蒿、白薇等。

补肾滋肾法在妇科疾病的治疗中占有重要地位。青春期女子，肾气未充，补肾尤为重要。

(二)疏肝养肝

肝藏血，主司血海，行疏泄，调畅气机。女子肝血充足，疏泄有制，则冲任通畅，血海无羔，经、孕、产、乳正常。女性在生理上数伤于血，易"有余于气，不足于血"，每因郁怒伤肝，肝失疏泄，冲任不调，产生经、带、胎、产、杂诸病。因此，疏肝养肝成为妇科疾病的常用治疗方法。

1. 疏肝解郁

情志不舒，郁怒伤肝，肝失疏泄，冲任阻滞，可导致月经后期、痛经、闭经、经行情志异常、不孕等妇科疾病；治宜疏肝解郁；代表方剂为逍遥散、柴胡疏肝散、八物汤之类；常用药物有柴胡、郁金、川楝子、香附、青皮、玫瑰花、荔枝核、佛手、香橼、绿萼梅、青木香等。若肝郁化火，热伤冲任，迫血妄行，导致月经先期、崩漏、经行吐衄，当佐以清肝泻热之品，如牡丹皮、栀子、夏枯草、白蒺藜、黄芩、龙胆草等；若肝郁克脾，冲任失调，导致不孕、妊娠呕吐、月经不调，当佐以健脾养胃之品，如砂仁、白术、茯苓、山药、扁豆等。

2. 养血柔肝

肝血不足，冲任血少，导致月经量少、月经后期、闭经、痛经、胎动不安、不孕等疾病；治宜养血柔肝；代表方剂如小营煎、滋血汤、养精种玉汤之类；常用药物有白芍、何首乌、当归、熟地黄、阿胶等。由于肝肾同源，因此可酌加补肾之品，如杜仲、狗脊、桑寄生、菟丝子等；若肝血不足，肝阳上亢，导致妊娠眩晕、产后痉证，可酌加平肝潜阳之品，如龟甲、鳖甲、珍珠母、石决明、牡蛎、紫贝齿、代赭石、刺蒺藜、罗布麻等；若阳亢火旺，肝风内动，导致妊娠痫证，急当镇肝息风，可酌加僵蚕、羚羊角、钩藤、天麻、地龙等。

疏肝养肝之法是妇科疾病常用治法，尤其在中年女性疾病中广为应用。

(三)健脾和胃

脾主运化，胃主受纳，为气血化生之源；脾气主升，胃气主降，为气机升降之枢纽；脾主统血，控制血液在脉道内正常循行；脾胃健运，气血充盈，统摄有权，气机条达，则血海藏泻有时，经候如期，胎孕正常；若脾胃失调，后天气血生化乏源，脾不统血，冲任失司，则可发生经、带、胎、产、杂诸疾;治宜健脾和胃,资其化源。

1. 健脾益气

脾胃虚弱,气血生化之源不足,冲任亏虚,导致经、带、胎、产诸疾;治宜补脾益气;代表方剂如四君子汤、补中益气汤等;常用药物有党参、白术、茯苓、黄芪、砂仁、山药、大枣等。若气虚下陷而致阴挺,可加升麻、柴胡升阳举陷;若中气不足,气不摄血,冲任不固,导致经、崩、胎、产出血诸疾,宜补脾摄血,代表方剂如归脾汤、固本止崩汤、安冲汤等,常于健脾益气药中酌加姜炭、煅龙骨、煅牡蛎、五倍子、赤石脂等固涩止血之品;若脾胃虚弱,脾阳不振,水湿内停,导致经行泄泻、子肿、带下病等,宜健脾祛湿,代表方剂如完带汤、参苓白术散等,常于健脾益气药中加入防风、苍术、白芷、升麻、柴胡等燥湿升阳之品。

2. 和胃降逆

胃气以降为顺,若脾胃虚弱、脾胃虚寒或胃中郁热,均可导致胃失和降而致妊娠呕吐,治宜和胃降逆;因虚而逆者,香砂六君子汤主之,常用药物有砂仁、陈皮、姜半夏、党参、甘草、竹茹、枳实、香附等;因寒而逆者,干姜半夏人参汤主之,常用药物有干姜、砂仁、吴茱萸、丁香、苏叶等;因热而逆者,橘皮竹茹汤主之,常用药物如黄连、黄芩、竹茹、代赭石等;若呕吐日久伤阴者,可酌加石斛、麦冬之类。

脾胃为后天之本,其所生、所统之血直接为经、孕、产、乳提供物质基础,临床用药要时时顾护脾胃,不宜过用滋腻之品,尤其是老年女性,绝经前后,全赖后天水谷精微滋养,健脾和胃,以补后天,尤为重要。

二、调理气血

气、血源于脏腑,是构成人体的基本物质。气具有温煦、推动、防御、固摄、气化作用;血具有滋养全身脏腑、组织器官的功能。二者密切相关,相互协调,通过经络输注营养于周身,是女性完成经、孕、产、乳功能的物质基础;气血条达,则脏腑安和,冲任通盛,经事如期,胎孕乃成;气血失和,必然影响脏腑生理功能,使冲任受损,导致妇科疾病的发生。因此,调理气血成为妇产科疾病的重要治疗原则。

(一)补气

气虚者,统摄失司,冲任不固,导致月经先期、量多,崩漏,胎动不安,产后恶露不绝等妇科出血性疾病,宜以补气固摄为主,代表方剂有四君子汤、补中益气汤、安冲汤、举元煎,常用药物如人参、黄芪、党参、白术、山药之类。若气虚下陷,导致带下病、子宫脱垂,宜于补气之中加用升提之品,如升麻、柴胡、荆芥穗等。

(二)行气

情志内郁,气机不畅,冲任阻滞,导致月经后期、量少,闭经,缺乳等疾病,治宜理气行滞,代表方剂如金铃子散、乌药散、香棱丸等,常用药物有香附、乌药、木香、枳实、大腹皮等。若冲任阻滞,不通则痛,导致经行乳房疼痛、头痛、痛经等妇科痛证,宜酌加川楝子、橘核、荔枝核等行气止痛;若气机逆乱,引起经行吐衄、妊娠恶阻,宜加沉香、苏子、半夏、厚朴等降逆之品;若气郁化火,可酌加牡丹皮、栀子等清气泻热之品。

（三）养血

血虚,冲任不足,导致月经后期、量少,闭经,胎动不安,产后腹痛等疾病,治宜补血养血,代表方剂为养精种玉汤、小营煎、四物汤,常用药物有当归、熟地黄、白芍、阿胶等,可酌加补肾填精之品,如紫河车、山茱萸、枸杞子、龙眼肉等。

（四）活血

血瘀而冲任阻滞,血海蓄溢失常,引起月经后期、量少,经间期出血,崩漏,闭经等疾病,治宜活血化瘀,代表方剂针对引起血瘀原因之气滞、气虚、寒凝、血热之异而分别选用膈下逐瘀汤、参芪失笑散、少腹逐瘀汤、血府逐瘀汤等,常用药物有赤芍、丹参、红花、桃仁、牡丹皮、益母草、五灵脂、蒲黄、泽兰、山楂等。若病程日久,血瘀益甚者,可酌加三棱、莪术等破血行气之品,或加䗪虫、水蛭、虻虫等搜刮脉络;若血结成瘀,可酌加昆布、海藻、鳖甲、穿山甲等软坚散结;若瘀血不去,新血难安,出血不止,可酌加三七、蒲黄、花蕊石活血止血。

（五）止血

气虚、血热、血瘀等诸多原因均可损伤冲任,导致月经过多、经期延长、崩漏、胎漏、胎动不安、产后恶露不绝等妇产科出血性疾病,治宜固冲止血,并针对出血原因分别治之,代表方剂如清热固经汤、育阴汤、归脾汤、安冲汤、逐瘀止崩汤等。常用药物包括:补气止血药,如黄芪、党参、白术;凉血止血药,如牡丹皮炭、藕节、侧柏叶、焦栀子、贯众炭、黑黄柏;活血止血药,如五灵脂、三七、炒蒲黄、茜草、益母草;固摄止血药,如龙骨、牡蛎、乌贼骨。

三、祛除寒、热、湿邪

六淫之中,寒为阴邪,易损伤阳气,凝滞气血,其性收引,易致疼痛;热为阳邪,易耗气伤津,迫血妄行;湿为阴邪,重浊黏腻,易阻碍气机。寒、湿、热三者均可导致冲任损伤,引起妇科疾病,因此祛除寒、热、湿邪成为了妇科疾病的常用治法。

（一）清热凉血

血热迫血妄行,导致月经先期、量多,崩漏,产后恶露不绝,产后发热等疾病,临床应注意虚实之别。实热者宜清热凉血,代表方剂有清经散、保阴煎、丹栀逍遥散等,常用药物如黄芩、黄连、栀子、金银花、黄柏、水牛角等;虚热者宜益阴清热,代表方剂有知柏地黄汤、两地汤等,常用药物如生地黄、地骨皮、白薇、青蒿、胡黄连、银柴胡、牡丹皮等。热蕴成毒,导致阴疮、阴痒、盆腔炎性疾病,治宜清热解毒,代表方剂为五味消毒饮,常用药物如金银花、莲子心、鱼腥草、蒲公英、紫花地丁、白头翁等。

（二）温经散寒

寒邪客于冲任,气血运行不畅,导致月经后期、量少,闭经,不孕,产后腹痛,癥瘕,痛经等疾病,治宜温经散寒,代表方剂有温经汤、少腹逐瘀汤、艾附暖宫丸等,常用药物如肉桂、附子、桂枝、艾叶、小茴香、丁香、炮姜、吴茱萸等,并注意虚寒者可酌加补肾温阳之品,如仙茅、仙灵脾、巴戟天。

（三）祛湿化痰

痰湿阻滞，冲任不畅，导致闭经、不孕、癥瘕等疾病，治宜祛湿化痰，代表方剂为启宫丸、苍附导痰汤，常用药物如泽泻、薏苡仁、猪苓、苍术、半夏等。若偏寒湿者，可酌加生姜、吴茱萸、川椒、草果等散寒除湿；若兼湿热证者，可酌加茵陈、败酱草、黄柏、萆薢等清热除湿。

第二节　外治法

外治法是中医妇科传统疗法之一，具有悠久的历史。张仲景《金匮要略·妇科杂病脉证并治》开创了妇科外治法的先河："少阴脉滑而数者，阴中即生疮，阴中蚀疮烂者，狼牙汤洗之。"经过历代医家不断发展，中医妇科外治法内容不断丰富，时至今日，仍在临床广为沿用。

一、外治法的适用范围及常用药物

基于女性解剖及生理、病理特点，外治法成为前阴诸疾不可或缺的治疗手段，临床可根据外阴致病因素之不同来选方用药：清热常选用黄柏、黄连、知母；解毒常选用蒲公英、紫花地丁、白头翁、鱼腥草、败酱草、白花蛇舌草；杀虫常选用苦参、蛇床子、百部、雄黄等；通络常选用水蛭、地龙、鸡血藤等。对于痛经、不孕症、癥瘕、妇人腹痛、陈旧性异位妊娠等疾病，遵循《理瀹骈文》"外治之理，即内治之理；外治之药，即内治之药，所异者法耳"之原则，应用中医整体观念及辨病辨证之理遣方，经肛门导入、外敷、药物离子透入、宫腔注入等外治法给药，可使药物直达病所；内外合治，往往可以缩短疗程，提高疗效。

二、外治法的注意事项

所有外用水剂、散剂、栓剂、片剂、膏剂等，须按标准操作规程制备，待治疗部位消毒后使用，避免月经期及新产后在外阴、阴道熏洗、纳药；外阴及阴道用药期间需避免房事及盆浴；妊娠期应用外治法治疗，需要在医生指导下进行。

三、常用外治法

（一）外阴熏洗法

外阴熏洗法是指用中药煎液 1000～2000 mL，趁热对外阴患部进行熏蒸、洗涤或坐浴的方法，一般趁热先蒸，待药物温度适中后，再洗涤或坐浴，每次 15～30 分钟，每日 1～2 次。本法主要用于外阴疾病之阴痒、阴肿、阴疮、外阴白色病变、带下量多等病症的治疗。

（二）阴道冲洗法

阴道冲洗法是指将中药煎液 200～500 mL 盛于阴道冲洗器内，直接冲洗阴道的方法，或在医护人员的操作下，用窥器以干棉球蘸取药液擦洗阴道的方法，每日 2 次，7 日为 1 个疗程。本法主要用于阴道及宫颈病变的治疗。

（三）阴道纳药法

阴道纳药法是指将中药制成粉剂、栓剂、片剂、泡腾片、膏剂、胶囊剂等剂型,纳入阴道的方法,每日 1 次,7～14 日为 1 个疗程。本法主要用于带下病、阴痒、宫颈疾病的治疗。

（四）敷贴法

敷贴法是指将中药制成水剂、散剂、膏剂,直接或用无菌纱布沾药,敷贴于患处、脐部或局部经络穴位的方法。敷贴时间、疗程根据病位、病种确定。若配合理疗仪、热水袋或将大粒盐炒热作为热源作用于药物敷贴处,可使皮肤腠理开放,促进药物吸收。本法主要用于外阴血肿、溃疡、脓肿,也可用于乳痈、回乳及痛经、妇人腹痛、产后腹痛、不孕症、癥瘕等疾病,每日 1～2 次,7～14 日为 1 个疗程。

（五）肛门导入法

肛门导入法是指将药物制成栓剂纳入肛门内或浓煎至 100～150 mL,使其温度保持在 40 ℃左右,经一次性灌肠管插入肛中 15～18 cm,缓缓注入药液的方法,每日 1 次,7～14 日为 1 个疗程。本法主要用于痛经、妇人腹痛、产后发热、癥瘕、不孕症、陈旧性宫外孕等疾病的治疗。

（六）宫腔注入法

宫腔注入法是指常规外阴、阴道、宫颈消毒后,用输卵管通液器将中药注射液 20～40 mL 注入宫腔及输卵管腔内的方法。该法于月经干净后 3～7 日进行,隔 2～3 日使用 1 次,2～3 次为 1 个疗程。本法在注射时应注意有无阻力、药物反流及患者有无腹痛等情况。药物温度最好以接近体温为宜,避免因过冷而刺激子宫、输卵管发生痉挛,增加通液阻力,不但影响对输卵管通畅度的判断,还可增加患者痛感。本法主要用于宫腔及输卵管粘连、阻塞所导致的月经不调、痛经、不孕症、妇人腹痛的治疗。

（七）中药离子透入法

中药离子透入法是指将蘸满中药水剂的布垫置于患者外阴、脐部或局部经络腧穴处,借助药物离子导入仪的直流电场作用,使给药局部保持较高药物浓度,形成长时间药效刺激,经皮吸收的一种治疗方法,每日 1 次,每次 20～30 分钟,疗程依据病情而定。本法主要用于妇人腹痛、痛经、输卵管堵塞、外阴炎、外阴上皮内瘤样变、癥瘕等疾病的治疗。

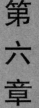

第六章　妇科疾病的预防与保健

女性保健以预防为主,以将妇科疾病的发生控制在临床前阶段为目标。由于女性有经、孕、产、乳等生理特点,需特别注重经期、孕期、产褥期、哺乳期及绝经前后期的卫生,以预防和减少其疾病的发生,保障女性生殖健康。

一、月经期卫生

女性在月经期间,血海由满而溢,子门正开,血室空虚,邪气容易入侵;同时气血失调,情绪易于波动,整个机体抵抗力下降,若调摄不当,即可引起疾病。《校注妇人良方》说:"若遇经行,最宜谨慎,否则与产后症相类。若被惊怒劳役,则血气错乱,经脉不行,多致劳瘵等疾。"所以在月经期间,应注意以下几个方面。

1. 保持清洁

月经期血室空虚,邪毒容易感染和侵袭胞宫,必须保持外阴清洁,防止疾病发生,同时要禁止性交、盆浴和游泳。

2. 避免过劳

经期出血,体力下降,过度劳累则伤肾,且又耗气动血,可致月经过多、经期延长,甚至崩漏,故经期要避免重体力劳动和剧烈的体育运动。

3. 防御外邪

经行之际,血脉易为寒湿凝滞,而致月经不调、痛经等疾。因此,经期要注意保暖,避免受风感寒,不宜洗冷水浴,避免涉水、雨淋或暴热。

4. 饮食有节

经期饮食不节,若嗜食辛辣助阳之品,或过度饮酒,则热迫血行,可致月经过多、月经不调等;若过食寒凉,寒凝血滞,可致痛经、月经过少。故经期要注意饮食调摄,宜食清淡而富于营养的食品。

5. 调和情志

经期阴血下注,气偏有余,情绪容易波动,若经期伤于七情,易使气血紊乱,导致经量增多、经期延长,甚至崩漏。因此,经期应保持心情舒畅,调畅紧张、烦闷或忧郁、恐惧心理。

二、妊娠期卫生

妊娠以后,由于生理上的特殊变化,更应注意摄生,以保障孕妇的健康和胎儿的正常发育。

1. 劳逸结合

适当的劳动和休息可使气血流畅,正如《产孕集》所说:"凡妊娠,起居饮食,惟以和平为上,不可太逸,逸则气滞;不可太劳,劳则气衰。"所以,孕期不宜过持重物,或攀高涉险,以免伤胎;睡眠要充分,又不宜过于贪睡,以免气滞;衣服宜宽大些,腹部和乳房不宜紧束。

2. 调节饮食

饮食宜选清淡平和、富于营养且易消化的食品,保持脾胃调和,大便通畅。《逐月养胎法》有"无大饥""无甚饱""节饮食""调五味"之说,所以孕期应勿令过饥过饱,不宜过食寒凉,以免损伤脾胃;妊娠后期,饮食不宜过咸,以预防子肿、子痫。

3. 慎戒房事

妊娠早期胎儿稚弱,房事不节易耗损肾气,伤动胎气,致胎漏、胎动不安,甚至发生堕胎;妊娠中、晚期,胎儿逐渐增大,若房事过度,也易致小产、早产,故叶天士《女科证治》提出:"保胎以绝欲为第一要策,若不知慎戒,而触犯房事,三月以前,多犯暗产,三月以后,常致胎动小产。"

4. 用药宜慎

孕期应禁用剧毒、破气、破血、通利之类药品。中医学早已列有妊娠忌服药,并编有歌诀,虽然有"有故无殒,亦无殒也"之说,但用药仍应谨慎。近年已证实很多药物(包括西药)有致畸作用,特别是怀孕早期(10周内)应禁用有毒药物(包括有致畸作用的西药),以保证胎儿健康发育。

5. 注意胎教

孕妇的精神状态对胎儿发育有很大影响,中医学早在《大戴礼记》《列女传》中就已提出了胎教的理论,后世医家进一步丰富了它的内容。《叶氏女科证治》说:"胎前静养,乃第一妙法,不较是非,则气不伤矣。不争得失,则神不劳矣。心不嫉妒,则血自充矣。情无淫荡,则精自足矣。安闲宁静,即是胎教。"因此,孕妇要调节情志,保持心情舒畅,言行端正,以感化教育胎儿,使其智能健康发育。

6. 产前检查

定期进行产前检查是孕期保健的重要措施。首先,应及时发现并确定早孕,确定妊娠后,医生应对孕妇的孕期保健给予指导:如避免药物、感冒等的伤害;注意饮食、生活起居的调节;孕7个月后,指导孕妇进行乳头护理;若检查发现异常情况,应予及时纠正,以防难产。

三、产褥期卫生

产妇分娩结束后到全身器官（除乳房外）恢复至未孕状态时的一段时间，称为产褥期，约 6～8 周，一般为 6 周。在产褥期，产妇要注意以下几个方面。

1. 调摄生活

产妇要充分休息，劳动不宜过早、过累，以免导致产后血崩、阴挺下脱等，但产妇亦需适当活动，以促进身体的复原。产妇的居室应注意保暖和空气流通，衣着应厚薄适宜，以防感冒；饮食要富于营养而易消化，忌肥腻、生冷、辛辣之品；产褥期内要谨戒房事，以免邪毒入侵。

2. 调和情志

产妇应保持精神愉快，切忌暴怒或忧思，以免气结血滞，引起产后抑郁、腹痛、缺乳等病变。

3. 保持清洁

产妇会阴部的产创要注意消毒和护理。产褥期有恶露排出，血室已开，易致邪毒感染。产创已愈者，可用温开水擦洗外阴，内裤应经常换洗，并日光照晒消毒。同时，产妇产后出汗较多，也要经常擦浴及换洗内衣。

4. 康复锻炼

产妇拆线后，伤口不感疼痛时，即可做产后康复锻炼。产后康复锻炼有利于体力恢复、排尿及排便，避免或减少静脉栓塞的发生，且能使盆底及腹肌张力恢复，但要注意运动量应循序渐进。

5. 计划生育

产妇若已恢复性生活，应采取避孕措施：哺乳者，以工具避孕为宜；不哺乳者，可选用药物避孕。

四、哺乳期卫生

产妇分娩后 1 小时内即可开始哺乳，婴儿出生后 6 个月内应进行纯母乳喂养，6 个月后应增加辅助食品，并继续母乳喂养至 2 岁以上。为了保持哺乳的顺利进行，应注意以下几个问题。

1. 清洁乳房

每次哺乳前要用温开水清洗乳头和乳晕，特别是第一次哺乳，更要彻底清洗，以免将不洁之物带入婴儿口内。同时，乳母先要洗手，以免污染乳头；按摩乳房，避免乳汁壅积成痈；乳头皲裂时，应及时进行处理。

2. 正确哺乳

哺乳姿势可采用侧卧式或坐式，产妇用手呈"C"字形托起乳房，食指支撑着乳房基底部，靠在乳房下的胸壁上，大拇指放在乳房的上方。婴儿的头和身体呈一直线，孩子的脸对着乳房，鼻子对着乳头，母亲抱着孩子贴近自己。若是新生儿，母亲不只要托其头部，还应托其臀部，并要注意乳房不能堵塞住婴儿鼻孔。母乳喂养时，提倡按需哺乳，哺乳的时间、哺乳的次数和间隔时间不受限制。

3. 保持乳量

为了保持乳汁的质和量,产妇调节饮食、加强营养为第一要务;其次,产妇保持心情舒畅,精神愉快,睡眠充足,避免过劳,按需喂哺等也是重要的条件。

五、绝经期卫生

绝经前后是指女性在绝经前出现与绝经相关的迹象,至最后一次月经后一年,该期是生殖旺盛时期到绝经期的过渡时期。此时,女性肾气渐衰,天癸将竭,冲、任二脉虚损,阴阳失调,失去了生殖功能,并且会出现一系列不适的自觉症状,如头晕耳鸣、心悸失眠、烦躁易怒、烘热汗出等。为了顺利度过这一时期,绝经前后的女性应注意以下几个方面的调护。

1. 健康宣传

应对绝经前后的女性开展绝经前后生理卫生教育,使其本人及其家庭认识到此时期会出现情绪烦躁不安、失眠心悸、月经失调等生理变化,可以通过自身的心理调节和家庭、社会的关怀,使大多数女性适应这种变化,减少生理性变化对本人及其家庭生活的困扰。

2. 生活调摄

绝经前后的女性应注意劳逸结合,适当参加体育锻炼,避免过重的体力劳动,以防止子宫脱垂;并应保持心情舒畅,生活起居规律,提高生活质量。

3. 定期体检

绝经前后是心脑血管疾病和妇科肿瘤的好发时期,绝经前后的女性最好每半年至一年进行一次妇科的体格检查及宫颈刮片检查,以便早期发现、早期诊断、早期治疗宫颈癌、子宫内膜癌等妇科恶性疾病。

各　论

第七章 月经病

月经病是指月经的周期、经期、经量、经色、经质发生异常，或伴随月经周期、绝经前后出现明显不适症状为特征的疾病。

月经不调是月经周期、经期和经量异常的一类疾病，包括月经先期、月经后期、月经过多、月经过少、经期延长、月经先后不定期。闭经和崩漏则是月经周期、经期、经量的严重失调。经间期出血是发生在两次月经之间的周期性出血。痛经、月经前后诸证属于伴随月经及其前后周期性、反复发作的一系列症状。女性在绝经前后出现的与绝经相关的症状，则为绝经前后诸证。

月经病的发病原因主要为外感寒、热、湿邪，内伤七情，房事不节，产乳众多，劳倦过度，饮食不节及体质因素等。其主要发病机制为脏腑功能失常，气血失和，冲、任二脉损伤，以及肾-天癸-冲任-胞宫生理轴失调。

月经病的诊断多以主症为依据，亦多以主要症状而命名，但应注意与相关疾病进行鉴别。

月经病的辨证着重于月经的期、量、色、质、气味的异常和伴随月经或绝经前后出现的症状，月经病重在治本调经，应"谨守病机""谨察阴阳所在而调之，以平为期"。具体常采用调理气血、补肾、扶脾、疏肝的方法，以达到调理冲任、调治肾-天癸-冲任-胞宫生理轴的目的。调理气血应分清气病、血病，病在气者，以治气为主，佐以理血；病在血者，以治血为主，佐以理气。补肾则以填补精血为主，佐以助阳益气之品，使阳生阴长，精血俱旺，则经水如期。扶脾以资血之源，故以健脾升阳为主，脾气健运，气血生化有常，则冲任充盈，经水正常。用药不宜过用辛燥及甘润之品，以免耗伤脾阴或困阻脾阳。疏肝以条达肝气为主，佐以养肝之品，使肝气得疏，气血运行正常，血海蓄溢有度，则月经期、量正常。上述诸法，调经常以补肾扶脾为主，正如《景岳全书》所说："故调经之要，贵在补脾胃以资血之源，养肾气以安血之室，知斯二者，则尽善矣。"

月经病在施治过程中，尚需注意以下几个问题：首辨月经病与他病的不同，若因月经不调而后生诸病者，当先调经，经调则诸病自愈，若因他病而致月经不调者，当先治他病，病除则月经自调；次辨标本缓急的不同，急则治其标，缓则治其本，分清标本，使月经病可得到彻底治疗；再辨经前、经期、经后、经间期的不同，依据不同时期冲任气血变化的特点，酌情选用不同的治法。此外，不同年龄的女性具有不同的生理病理特点，治疗时也应有所侧重。

第一节　月经先期

月经周期提前 7～10 天，经期正常，连续两个周期以上者，称为月经先期，也称经早、经水不及期等。西医学排卵性月经失调中，由于黄体功能不足所致的月经周期缩短及盆腔炎性疾病导致的经期提前，均可参照本病进行辨证施治。

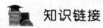 知识链接

功能失调性子宫出血

功能失调性子宫出血是由于生殖-内分泌轴功能紊乱所致的异常子宫出血，分为无排卵性和排卵性月经失调两大类。排卵性月经失调较无排卵性月经失调少见，其多见于育龄女性，临床常常表现为月经过多和月经周期间出血。排卵性月经失调包括黄体功能不足所致的月经周期缩短、黄体萎缩不全所致的经期延长以及围排卵期出血。

【病因病机】

本病的主要病机是气虚和血热。气虚则统摄无权，冲任不固；血热则热扰冲任，血海不宁，导致月经先期。

1. 气虚

(1) 脾气虚：素体脾虚，或饮食不节，或劳倦思虑过度，损伤脾气，统摄无权，冲任不固，经血失统，而致月经先期。脾为心之子，脾虚日久，心气亦伤，心脾气虚，统摄无权，导致月经提前。

(2) 肾气虚：先天禀赋不足，或年老肾气渐虚，或多产房劳，或大病久病，而致肾气虚弱，冲任不固，不能约制经血，月经则提前而至。

2. 血热

(1) 阴虚血热：素体阴虚，或久病阴亏，或失血伤阴，或多产房劳，耗伤精血，以致水亏火旺，热伏冲任，血海不宁，故月经先期而下。《傅青主女科·调经》云："先期而来少者，火热而水不足也。"

(2) 阳盛血热：素体阳盛，或过食辛燥助阳之品，或感受热邪，热扰冲任，迫血妄行，故月经提前。《傅青主女科·调经》云："先期而来多者，火热而水有余也。"

(3) 肝郁血热：素性抑郁，或情志内伤，肝气郁结，郁久化热，热扰冲任，迫血妄行，故致月经先行。

【诊断要点】

1. 病史

患者有盆腔炎性疾病病史或近期有情志内伤史。

2. 临床表现

月经提前 7 天以上,周期不足 21 天,经期基本正常,且连续出现两个月经周期以上。

3. 检查

(1)妇科检查:无明显阳性体征,或有盆腔炎症的体征。

(2)辅助检查:基础体温(BBT)呈双相型,但高温相少于 11 天(图 7-1);子宫内膜活检显示分泌反应至少落后 2 天。

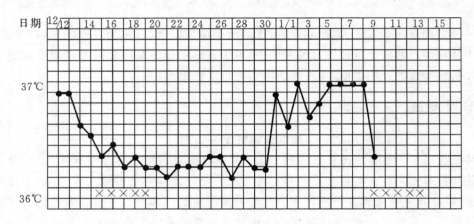

图 7-1 基础体温——黄体功能不足

【鉴别诊断】

本病应与经间期出血相鉴别。经间期出血发生在两次月经中间(即氤氲之时),出血量明显少于月经量,临床表现为阴道出血一次量多、一次量少的现象,结合 BBT 测定,可以鉴别。

【辨证论治】

月经先期的辨证重点在于月经量、色、质的情况,结合全身证候及舌、脉表现,辨其是属虚还是属热。

本病的治疗原则重在调整月经周期,使之恢复正常,故须重视平时的调治。治疗以清热、益气、调经为主,然不论实热、虚热,皆不宜过用寒凉,以免损伤阴血。

(一)气虚

1. 脾气虚证

证候表现:月经提前,或伴有月经量多、色淡红、质清稀,神疲肢倦,气短懒言,小腹空坠,食少纳呆,大便溏薄,舌淡红,苔薄白,脉细弱。

证候分析:中气虚弱,统血无权,冲任不固,故见月经提前而量多;脾虚则生化无源,不能奉心化赤,故见经色淡而质清稀;脾虚则中气不足,清阳不升,故见神疲肢倦、气短懒言、小腹空坠;运化失职,则食少纳呆、大便溏薄;舌淡红,苔薄白,脉细弱皆为脾虚之征。

治法:补脾益气,摄血调经。

方药:补中益气汤(《脾胃论》)。

人参 黄芪 甘草 当归 陈皮 升麻 柴胡 白术

本方以人参、黄芪益气为君;白术、甘草补中健脾为臣;当归补血,陈皮理气为佐;升麻、柴胡升阳为使。诸药合用,共奏补中益气,升阳举陷,摄血归经之功。

若月经量多者,去当归,重用黄芪、党参以补气摄血,并酌加煅龙骨、煅牡蛎、棕榈炭以固涩止血;大便溏薄者,酌加山药、茯苓、薏苡仁以健脾止泻。

若见月经提前,伴心悸怔忡,失眠多梦,舌淡苔薄,脉细弱,为心脾两虚证,治宜养心健脾,摄血调经,方选归脾汤(《校注妇人良方》)。

白术　茯神　黄芪　龙眼肉　酸枣仁　人参　木香　当归　远志　甘草　生姜
大枣

2. 肾气虚证

证候表现:月经提前、量少、色淡黯、质清稀,腰膝酸软,头晕耳鸣,小便频数,面色晦暗或有黯斑,舌淡黯,苔白润,脉沉细。

证候分析:冲任之本在肾,肾气不足,封藏失司,冲任不固,故月经提前;肾精不足,则月经量少;肾气不足,肾阳虚弱,血失温煦,则经色淡黯、质清稀;腰为肾之外府,肾主骨,肾虚而外府失养,筋骨不坚,故腰膝酸软;肾虚而精血不足,髓海失养,故头晕耳鸣;肾虚而气化失常,故小便频数;肾水之色上泛,故面色晦暗或有黯斑;舌淡黯、苔白润、脉沉细均为肾气虚之征。

治法:补益肾气,固冲调经。

方药:固阴煎(《景岳全书》)。

菟丝子　熟地黄　山茱萸　人参　山药　炙甘草　五味子　远志

方中菟丝子补肾、益精气;熟地黄、山茱萸滋肾益精;人参、山药、炙甘草健脾益气,补后天以养先天;五味子、远志交通心肾,使心气下通,以加强固摄肾气之力。全方共奏补肾益气,固冲调经之功。

(二)血热

1. 阴虚血热证

证候表现:月经提前、量少或量多、色红、质稠,或伴两颧潮红,五心烦热,咽干口燥,舌质红,苔少,脉细数。

证候分析:阴虚则内热,热扰冲任,冲任不固,迫血妄行,故月经提前;水亏火旺,故经血量少、色红、质稠;若虚热伤络,血受热迫,则月经量可增多;虚热上浮,则两颧潮红;虚火上扰,则五心烦热、咽干口燥;舌质红、苔少、脉细数均为阴虚内热之征。

治法:养阴清热,凉血调经。

方药:两地汤(《傅青主女科》)。

生地黄　地骨皮　玄参　麦冬　阿胶　白芍

方中生地黄滋阴清热凉血;地骨皮清虚热,泻肾火,清骨中之热;玄参、麦冬养阴滋液,壮水以制火;阿胶滋阴补血;白芍养血敛阴。全方重在滋水,使水足则火自平,阴复而阳自秘,则经行如期。

若月经量少,酌加何首乌、枸杞子、山药以滋肾生精;月经量多,可加女贞子、墨旱莲以滋阴止血;五心烦热甚者,酌加白薇、龟甲以育阴潜阳。

2. 阳盛血热证

证候表现：月经提前、量多、色深红或紫红、质黏稠，或伴心胸烦躁，渴喜冷饮，面红口干，小便短赤，大便燥结，舌红苔黄，脉滑数。

证候分析：热邪内伏冲任，热扰血海，迫血妄行，故月经提前、量多；血为热灼，故经色深红或紫红、质黏稠；热邪扰心，则心胸烦躁；热甚伤津，则口干、渴喜冷饮、大便燥结；热灼膀胱，故小便短赤；面红、舌红苔黄、脉滑数均为热盛于里之象。

治法：清热泻火，凉血调经。

方药：清经散（《傅青主女科》）。

牡丹皮　地骨皮　白芍　熟地黄　青蒿　黄柏　茯苓

方中牡丹皮、青蒿、黄柏清热泻火凉血；地骨皮、熟地黄清血热而滋肾水；白芍养血敛阴；茯苓行水泻热。全方清热泻火，凉血养阴，虽属清热泻火之剂，但有养阴凉血之品，使热去而阴不伤，血安则经自调。

若月经量多，去熟地黄、茯苓，加生地黄、地榆、女贞子、墨旱莲以清热养阴止血；若经行腹痛，经色紫黯，夹有血块者，酌加益母草、蒲黄、三七以化瘀止血。

3. 肝郁血热证

证候表现：月经提前、量或多或少、色紫红、质稠，经行不畅，夹有血块，经前乳房、胸胁、少腹胀痛，或烦躁易怒，口苦咽干，舌红，苔薄黄，脉弦数。

证候分析：肝郁化热，热扰冲任，迫血妄行，故月经提前；肝郁而疏泄失调，血海失司，故经量或多或少；热灼于血，故经色紫红、质稠；气滞血瘀，则经行不畅、夹有血块；气滞肝经，则乳房、胸胁、少腹胀痛；肝火上扰，火邪伤津，故烦躁易怒、口苦咽干；舌红、苔薄黄、脉弦数均为肝郁化热之征。

治法：清肝解郁，凉血调经。

方药：丹栀逍遥散（《内科摘要》）去煨姜。

牡丹皮　栀子　当归　白芍　柴胡　白术　茯苓　煨姜　薄荷　炙甘草

方中牡丹皮、栀子、柴胡疏肝解郁，清热凉血；当归、白芍养血柔肝；白术、茯苓、炙甘草健脾补中；薄荷助柴胡疏达肝气；唯煨姜辛热，非血热所宜，故去而不用。全方共奏清肝解郁，凉血调经之功。

若月经量多，去当归，酌加地榆、茜草、牡蛎以固冲止血；若经行不畅，夹有血块，酌加益母草、泽兰、丹参以活血化瘀；若经行乳房、胸胁、少腹胀痛明显，加郁金、延胡索、橘核以解郁行滞止痛。

知识链接

黄体功能不足的西药治疗

（1）黄体功能补充疗法：一般选用天然黄体酮制剂，于排卵后开始肌内注射黄体酮 10 mg，每天 1 次；或口服地屈孕酮 10 mg，每天 2 次；或口服天然微粒化孕酮 100 mg，每天 2 次，共 10～14 天，以补充黄体孕酮分泌之不足。

（2）口服避孕药：尤其适合于有避孕需求的患者，一般周期性使用口服避孕药 3～6 个周期。

【临证技巧】

（1）月经先期以月经周期提前 7～10 天，经期正常，连续 2 个月经周期以上为诊断要点。

（2）月经先期的主要病机是气虚和血热；辨证重点在于月经量、色、质的情况，结合全身证候及舌、脉表现，辨其是属虚还是属热。

（3）月经先期的治疗原则重在调整月经周期，故须重视平时的调治，以清热、益气、调经为主。

第二节 月经后期

月经周期错后 7 天以上，甚至 3～5 个月一行者，称为月经后期，亦称经迟、月经延后或经行后期，这里所指是连续出现两个周期以上，若偶尔延后一次，或仅延后三五天，不作为月经后期论。西医学中的功能失调性子宫出血、多囊卵巢综合征出现月经错后，均可参照本病进行辨证施治。月经后期若伴有月经过少，常可发展为闭经。

【病因病机】

月经后期的主要发病机制是精血不足或邪气阻滞胞宫经络，血海不能按时满溢，遂致月经错后，常见的临床分型有肾虚、血虚、血寒、气滞和痰湿。

1. 肾虚

先天肾气不足，或房劳不节、多产，损伤肾气，肾虚冲任不足，血海不能按时满溢，遂致月经错后。

2. 血虚

数伤于血，或产多乳众，病后体虚，饮食减少，经血化源不足，冲任不足，血海不能按时满溢，遂致月经错后。

3. 血寒

（1）虚寒：素体阳虚，或久病伤阳，阳虚内寒，脏腑失于温养，生化失期，气虚血少，冲任不足，血海不能按时满溢，遂致月经错后。

（2）实寒：经产之时感受寒邪，或过食寒凉，寒邪凝于血脉，胞脉不畅，血行迟滞，血海不能按时满溢，遂致月经错后。

4. 气滞

素性抑郁，情志不遂，气机不畅，血为气滞，冲任不畅，气血运行迟滞，血海不能按时满溢，遂致月经错后。

5. 痰湿

素体肥胖，痰湿内盛，或饮食不节，损伤脾气，脾失健运，痰湿内生，痰湿下注冲任，壅滞胞脉，气血运行缓慢，血海不能按时满溢，遂致月经错后。

【诊断要点】

1. 病史

患者先天禀赋不足，或有感寒饮冷、情志不遂病史。

2. 临床表现

月经周期错后 7 天以上,甚至 3~5 个月一行,连续出现两个月经周期以上。

3. 检查

(1)妇科检查:子宫大小正常或偏小。

(2)辅助检查:盆腔 B 超了解子宫、卵巢发育和病变;BBT 测定、内分泌激素测定了解患者性腺功能。

【鉴别诊断】

本病需与早孕相鉴别。早孕者可有早孕反应,测尿妊娠试验阳性,或血中人绒毛膜促性腺激素(HCG)升高,B 超检查可见宫内有孕囊。月经后期则无上述表现,且多伴月经不调史。

同时,本病需与妊娠期出血相鉴别,若以往月经正常,出现月经延后未至,伴阴道出血,且出血量、色、质不同于往常,应注意与妊娠病中的胎漏、胎动不安、堕胎、小产、异位妊娠等相鉴别。

【辨证论治】

月经后期以月经错后 7 天以上,至少连续两个月经周期为辨证要点;治疗须根据症状、舌、脉辨明虚实。

1. 肾虚证

证候表现:月经错后、量少、色淡黯、质清稀,腰酸腿软,头晕耳鸣,带下清稀,面色晦暗,或面部有黯斑,舌淡黯,苔薄白,脉沉细。

证候分析:肾虚精亏血少,冲任不足,血海不能按时满溢,故经行错后、量少、色淡黯、质清稀;肾主骨生髓,脑为髓海,腰为肾之外府,肾虚则腰酸腿软,头晕耳鸣;肾气虚,水失气化,湿浊下注,带脉失约,故带下清稀;肾色为黑,肾虚则肾色上泛,故面色晦暗或面部有黯斑;舌淡黯、苔薄白、脉沉细均为肾虚之征。

治法:补肾益气,养血调经。

方药:大补元煎(《景岳全书》)。

人参　山药　熟地黄　杜仲　当归　山茱萸　枸杞子　炙甘草

方中人参、山药、杜仲补肾气以固命门;山茱萸、枸杞子补肾填精而生血;当归、熟地黄养血益阴;甘草调和诸药。全方共奏补肾益气,养血调经之功。

若月经量少者,酌加紫河车、肉苁蓉、丹参养精血以行经;带下量多者,酌加鹿角霜、金樱子、芡实固涩止带;若月经错后过久者,酌加肉桂、牛膝以温经活血,引血下行。

2. 血虚证

证候表现:经期错后、量少、色淡、质稀,小腹空痛,头晕眼花,心悸失眠,皮肤不润,面色苍白或萎黄,舌淡苔薄,脉细无力。

证候分析:营血虚少,冲任不能按时通盛,血海不能如期满溢,故月经错后、量少、色淡、质稀;血虚胞脉失养,故小腹空痛;血虚不能上荣清窍,故头晕眼花;血虚则外不荣肌肤,故皮肤不润、面色苍白或萎黄;血虚内不养心,故心悸失眠;舌淡苔薄、脉细无力皆为血虚之征。

治法：补血养营，益气调经。

方药：人参养荣汤(《和剂局方》)。

人参　白术　茯苓　炙甘草　当归　白芍　熟地黄　肉桂　黄芪　五味子　远志　陈皮　生姜　大枣

若月经过少者，去五味子，酌加丹参、鸡血藤；若经行小腹隐隐作痛者，重用白芍，酌加阿胶、香附。

3. 血寒证

※虚寒证

证候表现：经期错后、量少、色淡、质稀，小腹隐痛，喜热喜按，腰酸无力，小便清长，面色㿠白，舌淡苔白，脉沉迟无力。

证候分析：阳气不足，阴寒内盛，脏腑虚寒，气血生化不足，气虚血少，冲任不能按时通盛，血海满溢延迟，故月经推迟而至、量少、色淡、质稀；胞中虚寒，胞脉失于温养，故经行小腹隐隐作痛、喜热喜按；阳虚肾气不足，外府失养，故腰酸无力；阳气不布，故面色㿠白；膀胱虚寒，失于温煦，故小便清长；舌淡苔薄、脉沉迟无力为虚寒之征。

治法：温经扶阳，养血调经。

方药：大营煎(《景岳全书》)。

当归　熟地黄　枸杞子　炙甘草　杜仲　牛膝　肉桂

方中肉桂温经扶阳，通行血脉；熟地黄、当归、枸杞子、杜仲补肾填精养血；牛膝活血通经，引血下行。全方共奏温经扶阳，养血调经之功。

若经行小腹痛者，酌加巴戟天、小茴香、香附。

※实寒证

证候表现：经期错后、量少、经色紫黯有块，小腹冷痛拒按，得热痛减，畏寒肢冷，舌黯苔白，脉沉紧或沉迟。

证候分析：寒邪客于冲任，血为寒凝，运行不畅，血海不能按期满溢，故月经推迟而至、量少；寒凝血滞，故经色紫黯有块；寒邪客于胞中，气血运行不畅，不通则痛，故小腹冷痛；得热后气血稍通，故小腹痛减；寒为阴邪，易伤阳气，阳气不得外达，故畏寒肢冷；舌黯苔白、脉沉紧或沉迟为实寒之征。

治法：温经散寒，活血调经。

方药：温经汤(《妇人大全良方》)。

人参　当归　川芎　白芍　肉桂　莪术　牡丹皮　甘草　牛膝

方中肉桂温经散寒，通脉调经；当归、川芎养血活血调经；人参甘温补气，且助肉桂通阳散寒；莪术、牡丹皮、牛膝活血祛瘀，助当归、川芎通行血滞；白芍、甘草缓急止痛。全方共奏温经散寒，活血调经之功。

若经行腹痛者，加小茴香、香附、延胡索以散寒滞止痛；月经过少者，酌加丹参、益母草、鸡血藤养血活血调经。

4. 气滞证

证候表现：经期错后、量少、经色黯红或有血块，小腹胀痛，精神抑郁，胸闷不舒，舌象正常,脉弦。

证候分析:血为气滞,冲任气血运行不畅,血海不能按时满溢,故月经错后、量少;气滞血瘀,故经色黯红,或有小血块;气机不畅,经脉壅滞,故小腹胀痛、精神抑郁、胸闷不舒;脉弦为气滞之征。

治疗法则:理气行滞,活血调经。

方药:乌药汤(《兰室秘藏》)。

乌药　香附　木香　当归　甘草

方中乌药理气行滞,香附理气调经,木香行气止痛,当归活血行滞调经,甘草调和诸药。全方共奏行气活血调经之功。

若小腹胀痛甚者,酌加莪术、延胡索;乳房胀痛明显者,酌加柴胡、川楝子、王不留行;月经过少者,酌加鸡血藤、川芎、丹参。

5. 痰湿证

证候表现:经期错后、量少、色淡、质黏,头晕体胖,心悸气短,脘闷恶心,带下量多,舌淡胖,苔白腻,脉滑。

证候分析:痰湿内盛,滞于冲任,气血运行不畅,血海不能如期满溢,故经期错后、量少、色淡、质黏;痰湿停于心下,气机升降失常,故头晕、心悸气短、脘闷恶心;痰湿流注下焦,损伤带脉,带脉失约,故带下量多;舌淡胖、苔白腻、脉滑皆为痰湿之征。

治法:燥湿化痰,活血调经。

方药:芎归二陈汤(《丹溪心法》)。

陈皮　半夏　茯苓　甘草　生姜　川芎　当归

方中半夏、陈皮、甘草燥湿化痰,理气和中;茯苓、生姜渗湿化痰;当归、川芎养血活血。全方使痰湿除,经脉无阻,其经自调。

若脾虚食少、神倦乏力者,酌加人参、白术;脘闷呕恶者,酌加砂仁、枳壳;白带量多者,酌加苍术、车前子。

【临证技巧】

(1)月经后期的主要病机是精血不足或邪气阻滞胞宫经络,常由肾虚、血虚、血寒、气滞、痰湿引起。

(2)月经后期以经期错后为特征,辨证重在辨月经的量、色、质及全身症状。

(3)月经后期的治法重在平时调经,根据临床辨证采用补肾、养血、理气、温经、化痰等治疗方法。

第三节　月经先后无定期

月经周期提前或错后 7 天以上,连续 3 个周期以上者,称为月经先后无定期,又称经水先后无定期、月经愆期、经乱。本病相当于西医学排卵型功能失调性子宫出血的月经不规则。青春期初潮后 1 年内及绝经过渡期月经先后无定期者,如无其他证候,可不予治疗。月经先后无定期若伴有经量增多及经期紊乱,常可发展为崩漏。

知识链接

功能失调性子宫出血与月经先后无定期的关系

功能失调性子宫出血可导致月经先后无定期,其发生可能与卵泡早期促卵泡激素(FSH)分泌相对不足,卵泡发育缓慢,不能届时发育成熟有关。排卵延后可致月经后期;或虽有排卵,但黄体生成素(LH)分泌峰值不高,致使排卵后黄体功能发育不全,过早衰退,月经提前而至;或月经周期中不能形成 LH/FSH 高峰,不排卵导致月经紊乱,表现为月经先后无定期。

【病因病机】

月经先后无定期的主要病机是冲任气血不调,血海蓄溢失常。其分型有肾虚和肝郁两型。

1. 肾虚

少年肾气未充,或更年期肾气渐衰,或素体肾气不足,房劳多产,久病大病,损伤肾气,肾气不充,开阖不利,冲任失调,血海蓄溢失常,遂致经行先后无定期。

2. 肝郁

素性抑郁,或郁怒过度,肝气逆乱,气乱血乱,冲任失司,血海蓄溢失常,遂致月经先后无定期。

【诊断要点】

1. 病史

患者有慢性病史或情志内伤病史。

2. 临床表现

月经不能按周期来潮,提前或错后 7 天以上,连续 3 个月经周期以上,一般经期正常,经量不多。

3. 检查

(1)妇科检查:无明显阳性体征,子宫大小正常或偏小。

(2)辅助检查:卵巢功能测定或基础体温测定可协助诊断。

【鉴别诊断】

本病当与崩漏相鉴别。本病以月经周期紊乱为特征,一般经期正常,经量不多;崩漏则月经周期、经期、经量均严重紊乱,阴道出血淋沥不尽或暴下如注。

【辨证论治】

本病以月经周期或长或短但经期正常为辨证要点;治疗以调理冲任气血为原则,或疏肝解郁,或调补脾肾,随证治之。

1. 肾虚证

证候表现:经行或先或后、量少、色淡、质稀,头晕耳鸣,腰酸腿软,小便频数,舌淡苔薄,脉沉细。

证候分析：肾虚封藏失职，开阖不利，冲任失调，血海蓄溢失常，故经行先后无定期；肾虚则髓海不足，故头晕耳鸣；腰为肾之外府，肾主骨，肾虚则腰酸腿软；舌淡苔薄、脉沉细为肾虚之征。

治法：补肾益气，养血调经。

方药：固阴煎（方见月经先期）。

若腰骶酸痛者，酌加杜仲、巴戟天；带下量多者，酌加鹿角霜、沙苑子、金樱子。

若肝郁肾虚者，症见月经先后无定期，经量或多或少，平时腰痛膝酸，经前乳房胀痛，心烦易怒，舌黯红，苔白，脉弦细。治宜补肾疏肝，方用定经汤（《傅青主女科》）。

当归　白芍　熟地黄　柴胡　山药　茯苓　菟丝子　炒荆芥

方中柴胡、炒荆芥疏肝解郁；当归、白芍养血柔肝；熟地黄、菟丝子补肾而益精血；山药、茯苓健脾生血。全方疏肝肾之郁气，补肝肾之精血，肝气舒而肾精旺，气血疏泄有度，血海蓄溢正常，月经自无先后不调之虞。

2. 肝郁证

证候表现：经行或先或后、经量或多或少、色黯红、有血块，或经行不畅，胸胁、乳房、少腹胀痛，精神抑郁，时欲太息，嗳气食少，舌质正常，苔薄，脉弦。

证候分析：肝郁气结，气机逆乱，冲任失司，血海蓄溢失常，故月经或先或后、经血或多或少；肝气郁滞，经脉不利，故经行不畅、色黯有块；肝郁经脉涩滞，故胸胁、乳房、少腹胀痛；气机不利，故精神郁闷、时欲太息；肝强侮脾，脾气不舒，故嗳气食少；证属气滞，内无寒热，故舌象正常；脉弦为肝郁之征。

治法：疏肝解郁，和血调经。

方药：逍遥散（《和剂局方》）。

柴胡　当归　白芍　白术　茯苓　甘草　薄荷　煨姜

若经来腹痛者，酌加香附、延胡索；夹有血块者，酌加泽兰、益母草；有热者，加牡丹皮、栀子；脘闷纳呆者，酌加枳壳、厚朴、陈皮；兼肾虚者，酌加菟丝子、熟地黄、续断。

【临证技巧】

（1）本病以月经周期或长或短但经期、经量正常为诊断要点。

（2）本病主要病机是冲任气血不和，血海蓄溢失常，常见分型有肾虚和肝郁。

（3）本病治疗重在调理月经周期，以平时调理为主，应针对病情采取补肾或疏肝的治疗方法。

第四节　月经过多

月经量较以往明显增多，月经周期、经期基本正常者，称为月经过多，亦称经水过多。正常月经量为 20～60 mL，超过 80 mL 为月经过多。西医学之排卵性功能失调性子宫出血、子宫肌瘤、盆腔炎性疾病、子宫内膜异位症等疾病及宫内节育器引起的月经过多，均可参照本病进行辨证施治。

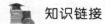知识链接

排卵性月经失调——月经过多

世界卫生组织(WHO)资料显示,在育龄期女性中,月经过多者占19%。月经过多的发病机制复杂,可能因子宫内膜纤溶酶活性过高或前列腺素血管舒缩因子分泌比例失调所致,也有可能与晚分泌期子宫内膜雌激素受体、孕激素受体高于正常有关。根据月经周期规则、经期正常但经量>80 mL、妇科检查无引起异常子宫出血的生殖器官器质性病变、子宫内膜活检显示分泌反应、无特殊病变、血清基础性激素测定结果正常,可做出月经过多的诊断。

【病因病机】

本病的主要病机是冲任不固,经血失于制约,常由气虚、血热、血瘀引起。

1. 气虚

体质素弱,或饮食劳倦,或思虑过度,久病伤脾,致使中气虚弱,不能摄血固冲,以致经行量多。

2. 血热

素体阳盛,或七情过激,五志化火,或恣食辛燥动血之品,或外感热邪,热伏冲任,迫血妄行,因而经行量多。

3. 血瘀

素性抑郁,气滞而致血瘀;或经期产后,调摄不当,瘀血停留,积于冲任,新血不得归经,以致经行量多。

【诊断要点】

1. 病史

患者有情志内伤史,经期、产后调摄不当或使用宫内节育器避孕。

2. 临床表现

患者月经量较以往明显增多,但月经周期、经期基本正常。

3. 检查

(1)妇科检查:功能失调性子宫出血盆腔检查无明显阳性体征,子宫肌瘤、盆腔炎性疾病、子宫内膜异位症患者可有相应体征。

(2)辅助检查:妇科彩超或宫腔镜检查可排除子宫内膜息肉、子宫肌瘤,诊断性刮宫可了解子宫内膜病理形态。

【鉴别诊断】

本病应与崩漏相鉴别。二者均可见阴道大量出血,但崩漏的出血无周期性,同时伴有出血时间长,余沥不止;而月经过多仅见阴道出血量多,月经周期、经期均正常。此外,本病的诊断尚需排除血液病、应用抗凝治疗所致的月经过多。

【辨证论治】

本病以月经量多为特征,辨证重在辨经色、经质。量多、色淡、质清稀者,属气虚;量

多、色鲜红或紫红、质黏稠者,属血热;量多、色紫黑有块者,属血瘀。同时,本病还应结合全身表现及舌、脉来辨别虚实、寒热。

本病的治法应分清经期与平时的不同。经期以摄血止血为主以治标,目的在于减少出血量,防止失血伤阴;平时应根据辨证,分别采用益气、清热、养阴、化瘀等法以调经治本。治疗本病时应慎用温燥及走而不守之品,以免动血耗血。

1. 气虚证

证候表现:经行量多、色淡红、质清稀,神疲体倦,气短懒言,小腹空坠,面色无华,舌淡苔薄,脉细弱。

证候分析:气虚则冲任不固,经血失约,故经行量多;气虚火衰,不能化血为赤,故经色淡红、质清稀;气虚中阳不振,故神疲体倦、气短懒言;气虚失于升举,故小腹空坠;气虚阳气不布,故面色无华;舌淡、脉细弱均为气虚之象。

治法:补气升提,固冲止血。

方药:举元煎(《景岳全书》)合安冲汤(《医学衷中参西录》)。

举元煎:人参　黄芪　白术　升麻　炙甘草

安冲汤:黄芪　白术　白芍　生地黄　续断　乌贼骨　茜草　龙骨　牡蛎

方中人参、黄芪、白术、炙甘草补中益气;升麻助黄芪升阳举陷,气升则血升,不治血而自有摄血固冲之功;龙骨、牡蛎、乌贼骨、续断固冲而收敛止血;生地黄、白芍凉血敛阴;茜草止血而不留瘀。诸药合用,共奏补气升提,固冲止血之功。

若正值经期,出血量多者,酌加阿胶、艾叶炭、炮姜以固涩止血;如经期过长或经行有块、伴下腹痛者,酌加益母草、三七、蒲黄、五灵脂以化瘀止血止痛;兼见腰腹冷痛者,加补骨脂、炒杜仲、炒艾叶以温肾固涩止血。

2. 血热证

证候表现:经行量多、色鲜红或深红、质黏稠或夹有小血块,常伴心烦口渴,小便黄,大便秘结,舌红苔黄,脉滑数。

证候分析:邪热内伏,扰及血海,乘经行之际,迫血下行,故见经量增多;血为热灼,则经色鲜红或深红、质黏稠;热壅气滞,经行不畅,故夹有小血块;热邪扰心则心烦,伤津则口渴;热伤阴液,故小便黄、大便秘结;舌红苔黄、脉滑数均为热盛于里之象。

治法:清热凉血,固冲止血。

方药:保阴煎(《景岳全书》)加地榆、槐花。

生地黄　熟地黄　黄芩　黄柏　白芍　山药　续断　甘草

方中生地黄清热凉血,养阴生津;熟地黄、白芍养血敛阴;黄芩、黄柏清热泻火,直折热邪;山药、续断补肝肾,固冲任以止血;甘草调和诸药;加地榆、槐花凉血止血。全方共奏清热凉血,固冲止血之功。

若经血夹有小血块者,酌加蒲黄炭、茜草、三七化瘀止血;口干咽燥者,加沙参、麦冬、天花粉养阴生津;若兼见气短懒言,倦怠乏力,酌加黄芪、党参、白术以健脾益气;若外感热邪,化火成毒,则见经血臭秽、发热恶寒、少腹硬痛拒按,酌加金银花、败酱草、虎杖、红藤以清热解毒。

3. 血瘀证

证候表现:经行量多、色紫黑、有血块,或经行时间延长,经行腹痛,或平时小腹胀痛,舌紫黯或有瘀点,脉涩。

证候分析:瘀血阻滞冲任,新血不得归经,故经行量多;瘀阻胞络,新血难安,故经行时间延长;瘀血凝结,则色紫黑、有块;瘀阻冲任,不通则痛,故经行腹痛,或平时小腹胀痛;舌紫黯或有瘀点、脉涩均为瘀血阻滞之征。

治法:活血化瘀,固冲止血。

方药:失笑散(《和剂局方》)加益母草、三七、茜草。

蒲黄　五灵脂

方中蒲黄活血止血,五灵脂化瘀止痛,二药合用,有活血化瘀、止痛止血之效;加益母草、三七、茜草以加强活血祛瘀止血之功。

若经行腹痛甚,加延胡索、香附理气止痛;若小腹冷痛,加炮姜炭、艾叶炭温经止血。

【临证技巧】

(1)月经过多的主要病机是冲任不固,经血失于制约,常由气虚、血热、血瘀引起。

(2)月经过多以量多为特征,辨证重在辨经色、经质。

(3)本病的治疗应分清经期与平时的不同,经期以摄血止血为主以治标,平时以益气、清热、养阴、化瘀等法调经以治本。

第五节　月经过少

月经周期正常,经量明显少于既往,或经期不足 2 天,甚或点滴即净者,称为月经过少,亦称经水涩少、经量过少。西医学之多囊卵巢综合征、子宫发育不良、性腺功能低下、子宫内膜结核、炎症或计划生育术后等引起的月经过少,均可参照本病进行辨证施治。

月经过少伴月经后期者,可发展为闭经。月经过少属器质性病变者,病程较长,疗效较差。

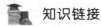 知识链接

月经过少的西医学病因

西医学无月经过少的病名,月经过少仅作为一个临床症状,常见于失血过多、人工流产或诊断性刮宫术后、宫腔电灼术后、宫腔粘连、子宫发育不良、单纯性性腺功能发育不全或垂体促性腺激素分泌下降或失调、子宫内膜病变(如结核或炎症)、卵巢储备功能不足或卵巢早衰、多囊卵巢综合征、甲状腺功能亢进等。此外,长期服用某些药物,如口服避孕药或使用精神疾病药物及化疗药物,也可引起月经过少。

【病因病机】

本病的发生主要因精亏血少,冲任气血不足,或寒凝瘀阻,冲任气血不畅,血海满溢不多而致;常见的分型有肾虚、血虚、血寒和血瘀。

1. 肾虚

先天禀赋不足，或房劳久病，损伤肾气，或屡次堕胎，伤精耗气，肾精亏损，肾气不足，冲任亏虚，血海满溢不多，遂致月经量少。

2. 血虚

数伤于血，大病久病，营血亏虚，或饮食劳倦，思虑过度，损伤脾气，脾虚化源不足，冲任气血亏虚，血海满溢不多，致经行量少。

3. 血寒

经期产后，感受寒邪，或过食生冷，寒邪伏于冲任，血为寒滞，运行不畅，血海满溢不多，致经行量少。

4. 血瘀

经期产后，余血未净之际，七情内伤，气滞血瘀，或感受邪气，邪与血结，瘀滞冲任，气血运行不畅，血海满溢不多，致经行量少。

【诊断要点】

1. 病史

患者有失血、结核病、反复流产或刮宫史。

2. 临床表现

患者月经量较以往明显减少，甚或点滴即净，月经周期可正常，也可伴周期异常，临床常与月经后期并见。

3. 检查

(1)妇科检查：无明显阳性体征，伴性腺功能低下者可伴子宫体偏小。

(2)辅助检查：妇科内分泌测定对性腺功能低下引起的月经过少诊断有参考意义，妇科B超、诊断性刮宫、宫腔镜检查、子宫碘油造影等对子宫发育不良、子宫内膜结核、子宫内膜炎或宫腔粘连等有诊断意义。

【鉴别诊断】

本病应当与经间期出血相鉴别：经间期出血量一般较月经量少，发生在两次月经中间，结合基础体温测定可鉴别。

【辨证论治】

本病以经量的明显减少而周期正常为辨证要点，也可伴有经期缩短。

本病的治疗须分辨虚实，虚证者重在补肾益精，或补血益气，以滋经血之源；实证者重在温经行滞，或祛瘀行血，以通调冲任。

1. 肾虚证

证候表现：经来量少、不日即净，或点滴即止、血色淡黯、质稀，腰酸腿软，头晕耳鸣，小便频数，舌淡苔薄，脉沉细。

证候分析：肾气不足，精血亏虚，冲任气血衰少，血海满溢不多，故经量明显减少，或点滴即净、色淡黯、质稀；精血衰少，脑髓不充，故头晕耳鸣；肾虚腰腿失养，故腰酸腿软；肾虚，膀胱失于温固，故小便频数；舌淡苔薄、脉沉细均为肾虚之征。

治法：补肾益精，养血调经。

方药:当归地黄饮(《景岳全书》)加紫河车、丹参。

当归　熟地黄　山茱萸　杜仲　山药　牛膝　甘草

方中熟地黄、山茱萸、当归、紫河车补肾益精养血;当归、丹参养血活血调经;杜仲、牛膝补肾强腰膝;山药补脾,以资生化之源;甘草调和诸药。全方共奏补肾填精,养血调经之功。

若形寒肢冷者,酌加肉桂、淫羊藿、人参;夜尿频数者,酌加益智仁、桑螵蛸。

2. 血虚证

证候表现:经来量少、不日即净,或点滴即止、经色淡红、质稀,头晕眼花,心悸失眠,皮肤不润,面色萎黄,舌淡苔薄,脉细无力。

证候分析:营血衰少,冲任气血不足,血海满溢不多,故月经量少、不日即净,或点滴即止、经色淡红、质稀;血虚不能上荣清窍,故头晕眼花;血少内不养心,故心悸失眠;血虚而外不荣肌肤,故面色萎黄、皮肤不润;舌淡苔薄、脉细无力均为血虚之征。

治法:补血益气调经。

方药:滋血汤(《证治准绳·女科》)。

人参　山药　黄芪　白茯苓　川芎　当归　白芍　熟地黄

方中熟地黄、当归、白芍、川芎补血调经;人参、黄芪、山药、茯苓补气健脾,益生化气血之源。诸药合而用之,有滋血调经之效。

若心悸失眠者,酌加炒枣仁、五味子;脾虚食少者,加鸡内金、砂仁。

3. 血寒证

证候表现:经行量少、色黯,小腹冷痛,得热痛减,畏寒肢冷,面色青白,舌黯苔白,脉沉紧。

证候分析:血为寒凝,冲任阻滞,血行不畅,故经行量少、色黯;寒客胞脉,则小腹冷痛、得热痛减;寒伤阳气,则畏寒肢冷、面色青白;舌黯苔白、脉沉紧均为寒邪在里之征。

治法:温经散寒,活血调经。

方药:温经汤(方见月经后期)。

4. 血瘀证

证候表现:经行涩少、色紫黑、有块,小腹刺痛拒按,血块下后痛减,或胸胁胀痛,舌紫黯,或有瘀斑紫点,脉涩有力。

证候分析:瘀血内停,冲任阻滞,故经行涩少、色紫黑、有血块,小腹刺痛拒按;血块下后,瘀滞稍通,故使痛减;瘀血阻滞,气机不畅,故胸胁胀痛;舌紫黯或有瘀斑紫点、脉涩有力均为血瘀之征。

治法:活血化瘀,理气调经。

方药:通瘀煎(《景岳全书》)。

当归尾　山楂　香附　红花　乌药　青皮　木香　泽泻

方中当归尾、山楂、红花活血化瘀;香附理气解郁调经;乌药、青皮、木香行气止痛;泽泻利水以行滞。全方共奏活血化瘀,理气调经之功。

若兼少腹冷痛,脉沉迟者,酌加肉桂、吴茱萸;若平时少腹疼痛,或伴低热不退,舌紫黯,苔黄而干,脉数者,酌加牡丹皮、栀子、泽兰。

【临证技巧】

(1)月经过少的主要病机是精亏血少,冲任气血不足,或寒凝瘀阻,冲任气血不畅。

（2）月经过少以经量明显减少为特征，辨证重在辨虚实。

（3）月经过少重在平时调经，可根据临床辨证分型而采用补肾、养血、温经、化瘀等治疗方法。

第六节　经期延长

月经周期基本正常，行经时间超过7天以上，甚或余沥半月方净者，称为经期延长，又称月水不断或经事延长等。西医学之排卵性月经失调中的子宫内膜不规则脱落、盆腔炎性疾病及计划生育手术后引起的经期延长，均可参照本病进行辨证施治。

知识链接

子宫内膜不规则脱落

黄体功能萎缩不全型功能失调性子宫出血是因黄体未能及时全面萎缩，孕酮分泌不足，但分泌时间延长，子宫内膜不规则剥脱且剥脱时间延长而引起的。

月经来潮后，雌激素水平低，子宫内膜修复迟缓，也可引起经期延长。

【病因病机】

本病以气虚而冲任失约，或热扰冲任，血海不宁，或瘀阻冲任，血不循经为主要病机，常见病因为气虚、虚热、血瘀。

1. 气虚

素体虚弱，或劳倦过度，损伤脾气，中气不足，冲任不固，不能制约经血，以致经期延长。

2. 虚热

素体阴虚，或病久伤阴，产多乳众，或忧思积念，阴血亏耗，阴虚内热，热扰冲任，冲任不固，不能制约经血，以致经期延长。

3. 血瘀

素体抑郁，或大怒伤肝，肝气郁结，气滞血瘀，或经期交合阴阳，以致外邪客于胞内，邪与血相搏成瘀，瘀阻冲任，经血妄行。

【诊断要点】

1. 病史

患者可有饮食起居、情志不遂、盆腔炎性疾病或计划生育手术史。

2. 临床表现

患者行经时间超过7天，甚至余沥半月方净，月经周期基本正常。

3. 检查

（1）妇科检查：功能失调性子宫出血患者多无明显阳性体征，盆腔炎性疾病后遗症患者宫体有压痛，并有附件增粗、压痛等阳性体征。

（2）辅助检查：黄体功能萎缩不全者基础体温（BBT）测定有助于诊断（图7-2），或可进行妇科内分泌激素测定、适时子宫内膜组织学检查。

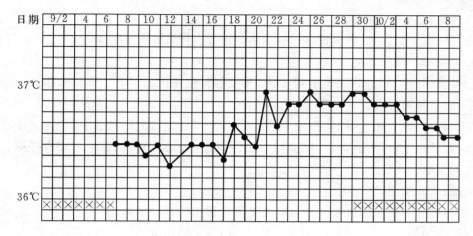

图 7-2 基础体温——黄体萎缩不全

【鉴别诊断】

本病当与崩漏相鉴别。崩漏者阴道余沥出血不净,易与本病混淆,鉴别要点是崩漏者阴道出血可延续数十日甚或数月不净,周期严重紊乱,而本病行经时间虽在 7 天以上,但往往在 2 周之内可自行停止,周期正常,以此不难进行鉴别。

【辨证论治】

本病以经期延长而月经周期正常为辨证要点;治疗以固冲调经为大法,气虚者重在补气升提,阴虚血热者重在养阴清热,瘀血阻滞者以通为止,不可概投固涩之剂,以免犯虚虚实实之戒。

1. 气虚证

证候表现:经行时间延长、量多、经色淡红、质稀,肢倦神疲,气短懒言,面色㿠白,舌淡苔薄,脉缓弱。

证候分析:气虚冲任不固,经血失于制约,故经行时间延长、量多;气虚火衰,不能化血为赤,故经色淡而质稀;中气不足,故肢倦神疲、气短懒言;气虚阳气不布,故面色㿠白;舌淡苔薄、脉缓弱均为气虚之征。

治法:补气升提,固冲调经。

方药:举元煎(方见月经量多)加阿胶、艾叶、乌贼骨。

若经量多者,酌加生牡蛎、五味子、棕榈炭;伴有经行腹痛,经血有块者,酌加三七、茜草根、血余炭;兼血虚者,症见头晕心悸、失眠多梦,酌加制何首乌、龙眼肉、熟地黄。

2. 虚热证

证候表现:经行时间延长、量少、经色鲜红、质稠,咽干口燥,潮热颧红,手足心热,大便燥结,舌红苔少,脉细数。

证候分析:阴虚内热,热扰冲任,冲任不固,经血失约,故经行时间延长;血为热灼,故量少、色红而质稠;阴虚内热,故颧红潮热、手足心热;热灼津亏,故咽干口燥;舌红苔少、脉细数均为虚热之征。

治法:养阴清热,凉血调经。

方药:两地汤(方见月经先期)合二至丸(《医方集解》)。

59

二至丸：女贞子　墨旱莲

若月经量少者，酌加熟地黄、丹参；潮热不退者，可加白薇、地骨皮。

3. 血瘀证

证候表现：经行时间延长、量或多或少、经色紫黯、有块，经行小腹疼痛拒按，舌紫黯或有小瘀点，脉涩有力。

证候分析：瘀血阻于冲任，瘀血不去，新血难安，故经行时间延长、量或多或少；瘀血阻滞，气血运行不畅，不通则痛，故经行小腹疼痛拒按、经血有块；舌紫黯或有小瘀点、脉涩有力均为血瘀之征。

治法：活血祛瘀，固冲调经。

方药：桃红四物汤（《医宗金鉴》）合失笑散（《和剂局方》）加味。

桃红四物汤：桃仁　红花　川芎　当归　白芍　熟地黄

失笑散：蒲黄　五灵脂

方中桃仁、红花、川芎活血祛瘀；当归养血调经，活血止痛；白芍柔肝缓急止痛；熟地黄补血滋阴；诸药合用，共奏活血化瘀，养血调经之功。失笑散可祛瘀止痛止血；益母草、茜草可活血祛瘀止血。

【临证技巧】

(1)经期延长以月经周期正常，行经时间超过 7 天，但在 15 天内可以自行停止为诊断要点，以月经量、色、质，结合全身症状为辨证要点。

(2)经期延长的治疗以固冲调经为大法，气虚者重在补气升提，阴虚血热者重在养阴清热，瘀血阻滞者以通为止，不可概投固涩之剂，以免犯虚虚实实之戒。

第七节　经间期出血

月经周期基本正常，在两次月经之间，即氤氲之时，发生周期性少量阴道出血者，称为经间期出血。本病相当于西医学之围排卵期出血，若出血期长，血量增多，不及时治疗，进一步发展可致崩漏。

知识链接

围排卵期出血

围排卵期出血目前原因不明，可能与排卵前后激素水平波动有关，排卵期雌激素水平短暂下降，使子宫内膜失去激素支持，出现部分子宫内膜脱落而引起出血，一般出血期 ≤7 天，多持续 1～3 天，西医治疗多采用短效口服避孕药以抑制排卵，控制周期。

【病因病机】

月经中期又称氤氲之时，是冲任阴精充实，阴气渐长，由阴盛向阳盛转化的生理阶段。若肾阴不足，湿热扰动或瘀血阻遏，使阴阳转化不协调，遂发生本病。本病常见的分型有肾阴虚、脾气虚、湿热和血瘀。

1. 肾阴虚

素体阴虚,房劳多产,肾中精血亏损,阴虚内热,热伏冲任,于氤氲之时,阳气内动,阳气乘阴,迫血妄行,因而出血;血出之后,阳气外泄,阴阳又趋平衡,故出血停止,下一周期再次发生。

2. 湿热

外感湿热之邪,或情志所伤,肝郁犯脾,水湿内生,湿热互结,蕴于冲任,于氤氲之时,阳气内动,引起湿热,迫血妄行,遂致出血;湿热随经血外泄,冲任复宁,出血停止,下一周期再次发生。

3. 血瘀

经期产后,余血内留,离经之血内蓄为瘀,或情志内伤,气郁血结,久而成瘀,瘀阻冲任,于氤氲之时,阳气内动,引动瘀血,血不循经,遂致出血;瘀随血泄,冲任暂宁,出血停止,下一周期再次发生。

【诊断要点】

1. 病史

患者有青春期月经不调史或手术流产史。

2. 临床表现

两次月经中间,大约在月经周期12~16天出现规律性阴道出血,出血持续2~3天或更长,可伴有腰酸、少腹胀痛、乳房胀痛,白带增多,或有赤色带下。

3. 检查

(1)妇科检查:宫颈黏液透明,呈拉丝状,夹有血丝,或有赤白带下。

(2)辅助检查:基础体温多在高、低相交替时出血,当基础体温升高,出血停止,也有高温相持续出血;此期血中雌、孕激素测定水平偏低。

【鉴别诊断】

(1)月经先期:月经先期的出血时间为非经间期,经量正常或时多时少;经间期出血的时间在两次月经中间,血量一般较少,发生在基础体温高、低交替时。

(2)月经过少:月经过少的月经周期尚正常,仅量少,或点滴而下;经间期出血发生在两次月经中间。

(3)赤带:赤带排出时间无周期性,持续时间较长,或反复发作,可有接触性出血病史,妇科检查常见宫颈糜烂样改变、赘生物,或子宫、附件区压痛明显;经间期出血有明显周期性,一般2~3天可自行停止。

【辨证论治】

本病辨证要点是根据出血的量、色、质,结合全身症状与舌、脉来辨虚实,治疗以调摄冲任阴阳平衡为大法。

经间期出血的治疗主要不在于止血,而是经后期尚未出现出血之前,预防出血的发生。当进入此期后,重点在于促进重阴转阳的顺利转化,也就是促进顺利排卵,保证月经周期的正常规律,常可选用滋肾阴、利湿热或消瘀血之方药随证治之,出血时可适当配伍一些固冲止血药。

1. 肾阴虚证

证候表现：经间期出血、量少、色鲜红、质稠，头晕耳鸣，腰腿酸软，手足心热，夜寐不宁，舌红苔少，脉细数。

证候分析：肾阴不足，热伏冲任，于氤氲期阳气内动，阳气乘阴，迫血妄行，故发生出血；阴虚内热，故出血量少、色鲜红、质稠；肾主骨、生髓，肾阴虚则脑髓失养，故头晕耳鸣；肾虚则外府失养，故腰腿酸软；阴虚内热，故手足心热；肾水亏损，不能上济于心，故夜寐不宁；舌红少苔、脉细数为肾阴虚之征。

治法：滋肾益阴，固冲止血。

方药：加减一阴煎（《景岳全书》）。

生地黄　白芍　麦冬　熟地黄　甘草　知母　地骨皮

方中生地黄、熟地黄、知母滋肾益阴；地骨皮泻阴火；白芍和血敛阴；麦冬养阴清心；甘草调和诸药。诸药合用，功能滋肾益阴，固冲调经，故出血可止。

若头晕耳鸣者，酌加珍珠母、生牡蛎；夜寐不宁者，酌加远志、夜交藤；出血期，酌加墨旱莲、炒地榆、三七。

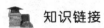 **知识链接**

经间期出血的调摄

经间期出血患者出血期应适当休息，避免过度劳累；保持外阴局部清洁，严禁性生活，预防感染；饮食宜清淡且富有营养，忌滋腻、辛辣；注意调节情绪，保持心情舒畅；加强体质锻炼。

2. 湿热证

证候表现：经间期出血、色深红、质稠，平时带下量多、色黄，小腹时痛，心烦口渴，口苦咽干，舌红，苔黄腻，脉滑数。

证候分析：湿热内蕴，于氤氲期阳气内动之时，引动湿热，损伤冲任并迫血妄行，因而出血；湿热与血搏结，故血色深红、质稠；湿热搏结，瘀滞不通，则小腹作痛；湿热流注下焦，带脉失约，故带下量多、色黄；湿热熏蒸，故口苦咽干、心烦口渴；舌红、苔黄腻、脉滑数均为湿热之象。

治法：清热除湿，凉血止血。

方药：清肝止淋汤（《傅青主女科》）去阿胶、红枣，加茯苓、炒地榆。

白芍　生地黄　当归　阿胶　牡丹皮　黄柏　牛膝　香附　红枣　小黑豆

方中黄柏、黑豆、茯苓清热解毒，利水除湿；香附、牡丹皮、牛膝理气活血止痛；当归、白芍养血柔肝，缓急止痛；生地黄、炒地榆凉血止血。全方共奏清热除湿，凉血止血之功。

出血期间，去当归、香附、牛膝，酌加茜草根、乌贼骨；带下量多者，酌加马齿苋、土茯苓；食欲不振或食后腹胀者，去生地黄、白芍，酌加厚朴、麦芽；大便不爽者，去当归、生地黄，酌加薏苡仁、白扁豆。

3. 血瘀证

证候表现：经间期出血、色紫黯、夹有血块，小腹疼痛拒按，情志抑郁，舌紫黯或有瘀点,脉涩有力。

证候分析:瘀血阻滞冲任,于氤氲期阳气内动,引动瘀血,血不循经,因而出血,血色紫黯,夹有血块;瘀阻胞脉,故小腹疼痛拒按;瘀血内阻,气机不畅,故情志抑郁;舌紫黯或有瘀点、脉涩有力也为血瘀之征。

治法:活血化瘀,理血归经。

方药:逐瘀止血汤(《傅青主女科》)。

大黄　生地黄　当归尾　赤芍　牡丹皮　枳壳　龟甲　桃仁

方中桃仁、大黄、赤芍、牡丹皮、当归尾活血化瘀,引血归经;枳壳理气行滞;生地黄、龟甲养阴益肾,固冲止血。全方共奏活血化瘀,理气归经之功。

出血期间,去赤芍、当归尾,酌加三七、炒蒲黄;腹痛较剧者,酌加延胡索、香附;夹热者,酌加黄柏、知母。

【临证技巧】

(1)本病以两次月经中间(氤氲之时)周期性少量出血为主症,要注意与月经先期、月经过少、赤带相鉴别。

(2)本病的主要病机是肾阴不足,湿热扰动或瘀血阻遏,使阴阳转化不协调。

(3)本病的治疗以调摄冲任阴阳平衡为大法,可选用滋肾阴、利湿热或消瘀血之方药随证治之,以促进重阴转阳。

第八节　闭　经

闭经分为原发性闭经和继发性闭经两类。原发性闭经指女子年满 16 周岁,第二性征已发育,月经尚未来潮,或年龄超过 14 周岁,第二性征尚未发育者;继发性闭经指月经周期已建立后又中断 6 个月以上,或根据自身月经周期计算停经 3 个周期以上者。闭经又称为女子不月、月事不来、经闭、血枯、经水不通。

青春期前、妊娠期、哺乳期、绝经后期的月经不来潮及月经初潮后 1 年内月经数月停闭不行,无其他不适者,均属生理性停经,不属闭经范畴。对于先天性生殖器官阙如或后天器质性损伤而无月经者,因非药物所能奏效,不属本节讨论范畴。

本病与西医学之闭经概念基本相同。

【病因病机】

月经是血海因满而溢,其产生是脏腑、天癸、气血、冲任共同协调作用于胞宫的结果。肾、天癸、冲任、胞宫是产生月经的主要环节,因此其中任何一个环节发生功能失调,都可导致闭经。闭经的原因归纳起来不外乎虚、实两端。虚者因脏腑虚衰,冲任亏虚,源断其流,无血可下而致闭经;实者为实邪阻隔,冲任不通,经血不得下行而成闭经。本病之病因以气血虚弱、肾气亏虚、阴虚血燥、气滞血瘀、寒凝血瘀、痰湿阻滞为多见。

1. 肾气亏虚

月经的产生是以肾为主导,若先天禀赋不足、精气未充、天癸匮乏,不能应时泌至,则冲脉不盛、任脉不通而闭经;或房事不节,或产育过多,或久病及肾,肾气亏损,精血匮乏,源断其流,胞宫无血可下而致闭经。

2. 气血虚弱

素体脾胃虚弱,或饮食不节、劳倦忧思,损伤脾胃,脾虚化源不足,营血亏虚;或产后大出血、久病大病,或虫积噬血,耗伤气血,以致冲任气血不充,血海空虚,无血可下而致闭经。

3. 阴虚血燥

素体阴血不足,或失血伤阴,或过食辛燥,灼伤津血,或久病大病,营阴亏耗,以致血海燥涩干涸而致闭经。

4. 气滞血瘀

素性抑郁,或恼怒怨恨,肝失疏泄,气结血滞,冲任气血不畅,胞脉阻滞,经血不得下行而致闭经。

5. 寒凝血瘀

经期、产时血室正开,风冷寒邪客于胞宫,或临经涉水,或内伤生冷,寒凝血瘀,瘀阻冲任,壅塞胞脉,经血阻隔不得下行而致闭经。

6. 痰湿阻滞

素体脾虚或饮食不节伤脾,脾运失司,聚湿生痰;或素为痰湿之体,痰湿阻滞冲任,胞脉闭塞,使血不得下行而致闭经。

【诊断要点】

1. 病史

(1)原发性闭经:应了解患者生长发育及健康情况,既往有无急、慢性疾病及其他内分泌疾病病史,有无周期性下腹疼痛,其母妊娠过程、月经及其姐妹的月经情况等。

(2)继发性闭经:应了解既往月经史,如月经初潮、周期、经期、经量、色、质等情况;停经前有无诱因,如精神刺激、学习紧张、体重骤然增减、营养严重缺乏、剧烈运动、环境改变、服用药物(避孕药、镇静药、激素、减肥药)、近期分娩、产后出血、宫腔手术、放疗或化疗等。

2. 临床表现

女子年满16周岁或第二性征出现2年以上月经尚未初潮,或年满14岁仍无第二性征发育,或已经建立周期后又停经6个月以上,或根据自身月经周期计算停经3个周期以上,注意有无周期性下腹胀痛、头痛及视觉障碍,有无溢乳、厌食、恶心等,有无体重变化(增加或减少)、畏寒、潮红、阴道干涩等症状。

3. 检查

(1)全身检查:观察患者体质、发育、营养状况、全身毛发分布、第二性征发育情况。

(2)妇科检查:了解患者外阴、子宫、卵巢发育情况,有无缺失、畸形和肿块;对原发性闭经者尤需注意其外阴发育情况,处女膜有无闭锁,有无阴道、子宫、卵巢缺如或畸形。

(3)辅助检查:具体如下。

1)子宫功能检查:主要了解患者子宫形态、子宫内膜状态及功能;检查内容包括B超、药物撤退试验(孕激素试验,雌、孕激素序贯试验)、诊断性刮宫、子宫输卵管造影、宫腔镜检查等。

2)卵巢功能检查:主要了解患者卵巢功能;检查内容包括基础体温测定、B超监测、宫颈黏液结晶检查、阴道脱落细胞检查、血清性激素(E_2、P、T)测定;腹腔镜检查加病理活检可提示多囊卵巢综合征、卵巢不敏感综合征。

3)垂体功能检查:雌-孕激素序贯试验阳性提示患者体内雌激素水平低下,为确定其原发病因在卵巢、垂体或下丘脑哪一环节,需做以下检查:①腺垂体激素测定(FSH、LH、PRL);②垂体兴奋试验;③蝶鞍X线摄片、CT或MRI检查。

4)其他检查:疑有先天性畸形者,应进行染色体核型分析及分带检查。若考虑闭经与其他内分泌疾病有关,可做甲状腺、肾上腺功能测定。

闭经的分类及诊断步骤见表7-1、表7-2。

表7-1 闭经的分类

闭经的名称	闭经的原因
子宫性闭经	先天性无子宫或子宫发育不良、子宫内膜炎、子宫切除后或宫腔放射治疗后、子宫内膜损伤
卵巢性闭经	卵巢早衰、先天性无卵巢或卵巢发育不良、卵巢切除或组织破坏、卵巢肿瘤、多囊卵巢综合征、卵巢抵抗
垂体性闭经	垂体梗死、垂体肿瘤、空蝶鞍综合征、闭经溢乳综合征
下丘脑性闭经	精神紧张因素、体重下降和营养缺乏、过剧运动、药物减肥、神经性厌食症等
其他内分泌功能异常闭经	甲状腺功能减退或亢进、肾上腺皮质功能亢进、肾上腺皮质肿瘤

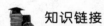 **知识链接**

卵巢早衰

卵巢早衰(POF)是指女性在40岁以前出现至少4个月以上闭经,并有2次或2次以上血清促卵泡激素(FSH)>40 U/L、E_2<73.2 pmol/L(两次间隔时间1个月以上),可导致不孕,并出现围绝经期症状,如烘热、汗出等。

如在卵泡早期测定血清基础促卵泡激素水平>20 U/L,或>10 U/L且<40 U/L,并伴有抑制素A或抑制素B降低,提示卵巢储备下降。早期发现卵巢储备下降并及时干预,有可能延缓甚至逆转POF,尤其是在闭经前6个月至1年的月经紊乱期。

【鉴别诊断】

1. 少女停经

少女月经初潮后,可有一段时间月经停闭,这是正常现象,因此时正常性周期尚未建立,但绝大部分可在1年内建立,无须特殊治疗。闭经是月经周期已建立而出现的月经停闭6个月以上。

2. 育龄期妊娠停经

(1)月经稀发者需与早孕相鉴别:早孕可有早孕反应,妇科检查见子宫增大与停经月份相符,尿妊娠试验阳性,B超检查宫腔内可见妊娠囊。

表7-2 闭经的诊断步骤

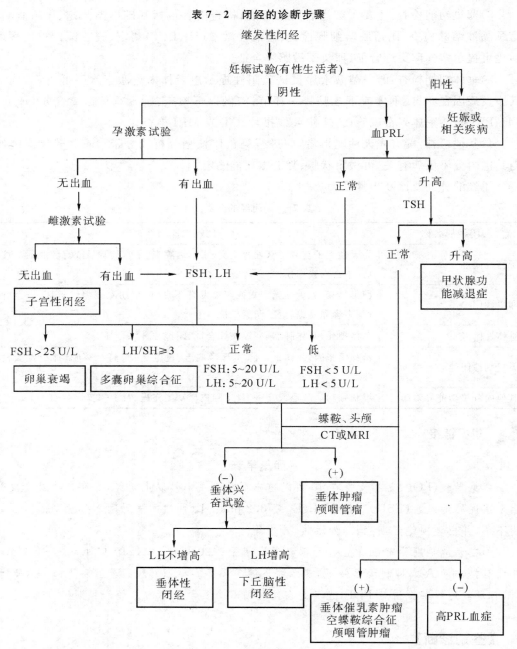

（2）月经周期正常者需与胎死腹中相鉴别：胎死腹中者也有早孕反应及乳头着色、乳房增大等妊娠体征，妇科检查见宫颈着色、子宫增大，但增大的子宫小于停经月份，B超检查提示宫腔内可见胚芽，甚至胚胎或胎儿。闭经者无妊娠反应和其他妊娠变化。

3.围绝经期停经

围绝经期停经者已进入围绝经期的年龄，月经正常或紊乱，继而闭经，可伴有面部烘热、汗出、心烦、心悸失眠、心神不宁等围绝经期症状；妇科检查可见子宫大小正常或偏小，血清性激素可出现围绝经期变化。

【辨证论治】

闭经的辨证首当分清虚、实,辨证时应结合患者年龄、病史、既往月经情况、全身症状及舌、脉表现。一般而言,禀赋不足,初潮较晚,或月经后期、量少而逐渐停闭者,多属虚证;以往月经正常而突然停闭,多属实证;青春期原发性闭经多为虚证;青春期继发性闭经多因外感寒、热、湿邪或为七情所伤,实证居多;有多产、乳众、失血、服药、全身性疾病以及不良饮食病史者,多为虚证;有精神刺激、感寒饮冷、手术创伤史者,多为实证;有胀、满、痛等症状者,多为实证;无自觉症状或表现为全身虚弱者,多为虚证。本病虽有虚、实之分,但临床上以虚证为多见,或虚实夹杂、本虚标实,临证时须当细辨。

闭经的治疗原则是虚者补而通之,实者泻而通之,虚实夹杂者补中有通、攻中有养;或补益肝肾,调养气血;或活血化瘀,理气行滞,化痰除湿;切不可不分虚、实,滥用攻伐之剂,亦不可一味峻补;若因他病而致经闭者,如虚劳、血瘀、虫积等,先治他病,他病愈则经自复。特别需要指出的是,闭经治疗的目的不是单纯月经来潮,见经行即停药,而是要使患者恢复或建立规律的月经周期,治愈一般应以三个正常月经周期为准。

1. 肾气亏虚证

证候表现:年逾 16 周岁尚未行经,或月经初潮偏迟,时有月经停闭,或月经周期建立后,由月经后期、量少逐渐演变为闭经;素体虚弱,第二性征发育不良,腰膝酸软,头晕耳鸣,舌淡红,苔薄白,脉沉弱或细。

证候分析:禀赋素弱,肾中精气不足,天癸未至,冲任未通,则月经迟迟不潮或初潮偏迟,第二性征发育不良;肾气不足,精血亏虚,冲任不充,则月经逐渐延后、量少而至停闭;肾虚不能化精,上不荣空窍则头晕耳鸣,下不荣外府则腰膝酸软;舌淡红、苔薄白、脉沉弱或沉细均为肾气亏虚之征。

治法:补肾益气,养血调经。

方药:加减苁蓉菟丝子丸(《中医妇科治疗学》)加淫羊藿、紫河车。

熟地黄　肉苁蓉　覆盆子　当归　枸杞子　桑寄生　菟丝子　焦艾叶

方中肉苁蓉、淫羊藿、覆盆子温补肾气;菟丝子补肾益精,与上药合用,既能补肾填精,又能补肾助阳;紫河车填精养血;枸杞子、熟地黄养血滋阴、补精益髓;当归养血活血调经;桑寄生补肾通络。诸药合用,使肾气充盛,天癸得至,冲任得养,血海渐盈,经行复常。

对这一证型,临床辨证时还需分清阴虚、阳虚之偏重不同,若兼畏寒肢冷等阳虚症状者,可加肉桂、附片以温补肾阳;兼见五心烦热、口干、舌红等阴虚症状者,可加女贞子、知母、麦冬以滋阴清热。

2. 气血虚弱证

证候表现:月经周期逐渐后延,经量少,经色淡而质薄,继而停闭不行,面色萎黄,头晕眼花,心悸气短,神疲肢倦,舌淡苔薄,脉沉缓或细弱。

证候分析:各种原因数伤于血,或心脾受损,化源不足,血虚气弱,冲任失养,血海不足,则月经周期后延、量少;脏腑气血进一步损伤,血海枯竭,则月经停闭不行;血虚不荣,气虚不布,故面色萎黄、头晕眼花、心悸气短、神疲肢倦;舌淡苔薄、脉沉缓或细弱均为气血不足之征。

治法:健脾益气,养血调经。

方药:人参养荣汤(方见月经后期)。

若兼见食少纳差、脘腹胀满,加砂仁、佛手行气调中;偏于心脾两虚,见心悸怔忡、少寐多梦,则用归脾汤(《济生方》);若因产后大出血所致闭经,兼见毛发脱落、精神萎靡、阴道干涩、性欲淡漠、生殖脏器萎缩等,此乃精血亏败,肾气虚惫,冲任虚衰之证,可于上方中加鹿茸、紫河车等血肉有情之品;若因虫积血虚而致闭经者,当先治虫积,继以扶脾胃、补气血而治闭经。

 知识链接

希恩综合征

希恩综合征是指由于产后大出血,尤其是伴有长时间的失血性休克,使垂体前叶组织缺氧、变性坏死,继而纤维化,最终导致垂体前叶功能减退的病变。希恩综合征的发生率占产后出血及失血性休克患者的 25% 左右,可出现闭经、无乳、性欲减退、毛发脱落等症状,第二性征衰退,生殖器官萎缩,还可有基础代谢率降低等表现。

3. 阴虚血燥证

证候表现:月经周期后延、量少而渐至停闭,五心烦热,两颧潮红,寐中盗汗,骨蒸劳热,咳嗽唾血,舌红苔少,脉细数。

证候分析:阴虚内热,热灼津血,血海干涸,则月经后延、量少,甚至停闭;阴血亏虚,虚火内炽,则五心烦热、两颧潮红;虚热内扰,蒸津外泄,故见寐中盗汗、骨蒸潮热;热伤肺经,则咳嗽唾血;舌红苔少,脉细数均为阴虚血燥之征。

治法:养阴清热,润燥调经。

方药:加减一阴煎(《景岳全书》)加黄精、制何首乌、丹参、炒香附。

生地黄　熟地黄　白芍　地骨皮　知母　麦冬　炙甘草

方中生地黄、麦冬、知母滋阴清热;熟地黄、黄精、女贞子、白芍养血益精;地骨皮凉血退蒸,除虚热;丹参、炒香附理气活血调经;甘草健脾和中,调和诸药。全方滋肾阴,降虚火,使肾水足、虚火降、冲任调畅,月经可通。

若虚烦潮热甚者,加青蒿、鳖甲、秦艽清虚热;咳嗽唾血者,加五味子、百合、川贝母、阿胶养阴润肺;虚烦少寐、心悸者,加柏子仁、首乌藤宁心安神;若有结核病,应积极进行抗结核治疗。

 知识链接

结核性子宫内膜炎

结核性子宫内膜炎是由于结核杆菌感染引起的,多继发于输卵管结核。结核性子宫内膜炎是生殖器结核的一部分,常由输卵管结核蔓延而来,50% 的输卵管结核的患者同时患有子宫内膜结核,子宫内膜受到不同程度的破坏,早期子宫内膜表现为充血及溃疡,此时月经量增多,而晚期形成瘢痕化、钙化,宫腔可粘连、变形、宫腔缩小,遂出现闭经。

结核性子宫内膜炎的治疗除加强营养、增强体质、应用中药治疗外,还需联合、适量、规律、全程抗结核治疗。

4. 气滞血瘀证

证候表现:月经停闭不行,精神抑郁,烦躁易怒,胸胁及乳房胀满,少腹胀痛或拒按,舌紫黯或有瘀点,脉沉弦或沉涩。

证候分析:情志抑郁,气机不畅,气滞血瘀,冲任不通,则经闭不行;肝气不舒,气滞不宣,则精神抑郁、烦躁易怒;胸胁、乳房、少腹为肝经循行之处,肝郁气滞,经脉壅阻,故见胸胁、乳房、少腹胀痛;舌紫黯或有瘀点、脉沉弦或沉涩均为气滞血瘀之象。

治法:理气活血,祛瘀通经。

方药:血府逐瘀汤(《医林改错》)。

桃仁　红花　当归　生地黄　川芎　赤芍　牛膝　桔梗　柴胡　枳壳　甘草

方中桃仁、红花活血化瘀,使血行通畅,冲任瘀阻消除而经行;四物汤养血调经;配柴胡、枳壳、赤芍、甘草(四逆汤)疏肝理气解郁,气行则血行;桔梗开宣肺气,牛膝导瘀血下行,一升一降,调畅气机。诸药合用,既有活血化瘀养血之功,又有理气解郁之效,使气血流畅,冲任瘀血消散,经闭得通。

若偏于气滞,胸胁及少腹胀痛甚者,加炒川楝子、青皮、路路通行气止痛;若偏于血瘀,少腹疼痛拒按甚者,加延胡索、姜黄、益母草活血通经;若气郁化热,烦躁易怒者,加郁金、栀子、牡丹皮清热解郁除烦;若因实热滞涩而瘀,症见小腹疼痛灼热、带下色黄、脉数、苔黄者,宜佐以清热化瘀,上方加黄柏、红藤、牡丹皮清热化瘀。

5. 寒凝血瘀证

证候表现:月经停闭不行,小腹冷痛,得热则舒,形寒肢冷,面色青白,舌质紫黯,苔白,脉沉紧。

证候分析:血为寒凝,冲任阻滞,故月经停闭不行;寒凝血瘀,冲任气血运行不畅,不通则痛,故小腹冷痛;血得温则行,故腹痛得温则舒;寒伤阳气,阳气不得宣达,则形寒肢冷、面色青白;舌质紫黯、苔白、脉沉紧均为寒凝血瘀之征。

治法:温经散寒,活血通经。

方药:温经汤(方见月经后期)。

若小腹冷痛较剧者,加吴茱萸、小茴香、姜黄以增强温经散寒止痛之功;若为阳气不足,阴寒内盛所致闭经,症见小腹隐痛、喜暖喜按、腰膝酸软、大便稀溏、小便清长者,方用温经汤(《金匮要略》):当归、白芍、桂枝、吴茱萸、川芎、生姜、半夏、牡丹皮、麦冬、人参、阿胶、甘草。

6. 痰湿阻滞证

证候表现:月经周期延后、经量少、舌淡、质黏腻,渐至月经停闭,形体肥胖,胸胁满闷,呕恶痰多,神疲倦怠,带下量多,大便黏腻不爽,舌苔白腻,脉滑。

治法:化痰除湿,活血调经。

方药:苍附导痰丸(《叶天士女科诊治秘方》)加当归、川芎。

茯苓　半夏　陈皮　甘草　苍术　香附　胆南星　枳壳　生姜　神曲

方中二陈汤化痰燥湿,和胃健脾;苍术燥湿健脾;香附、枳壳理气行滞;胆南星燥湿化痰;神曲、生姜健脾和胃,温中化痰;当归、川芎养血活血通经。诸药合用,共奏健脾化痰燥湿,行气活血调经之功。

若兼脾虚而纳呆食少者,加党参、黄芪健脾益气;湿停血瘀,肢体肿胀,加泽兰、益母草活血利水消肿;带下量多,加薏苡仁、车前子除湿止带。

【临证技巧】

(1)闭经可分为原发性闭经和继发性闭经。

(2)闭经的病机有虚实两端,常见证型有气血虚弱、肾气亏虚、阴虚血燥、气滞血瘀、寒凝血瘀、痰湿阻滞。

(3)闭经辨证时应结合患者年龄、病史、既往月经情况、全身症状及舌、脉;临床上以虚证为多见,或虚实夹杂、本虚标实。

(4)闭经的治疗原则是虚者补而通之,实者泻而通之;若因他病而致经闭者,先治他病,他病愈则经自复。

(5)闭经治疗的目的是帮助患者恢复或建立规律的月经周期,痊愈一般应以三个正常月经周期为准,切忌见经行即停药。

(6)本病在发病和治疗过程中容易受到情志、环境或其他因素的影响,导致病情反复,故患者应减轻工作压力,保持心态平和,提高治疗信心。

附:多囊卵巢综合征

多囊卵巢综合征(PCOS)是以持续无排卵、高雄激素、胰岛素抵抗为主要内分泌特征,以月经紊乱、闭经、不孕、多毛、肥胖、双侧卵巢增大为主要临床表现的症候群,远期还可增加糖尿病、心血管疾病的危险。根据其临床表现,中医将本病归属于月经后期、闭经、崩漏、不孕、癥瘕等进行辨证施治。

目前该病病因尚不清楚,主要与遗传、妊娠环境及生活方式有关,其病因各异与表现多态,给本病的临床诊断及治疗带来了诸多问题。

【病因病机】

PCOS的病变核心在于持续排卵障碍,导致月经紊乱、闭经、不孕,雄激素增多、胰岛素抵抗则可导致肥胖、多毛、痤疮、黑棘皮征等。其发病与肝、脾、肾功能紊乱密切相关。由于肾、肝、脾功能紊乱,月经、胎孕所必需的天癸、阴精、气血等物质基础产生困难,而致PCOS患者以闭经、不孕为临床主要诉求,而次生的痰浊、瘀血、郁火互结,反果为因,更伤精血,阻碍气血运行,加剧病情演变;湿热熏蒸,则见多毛、痤疮;痰湿壅塞于带脉,则形成向心性肥胖;痰瘀互结于胞中,则形成卵泡膜肥厚之癥瘕。诸多复杂的病理变化,导致本病本虚标实、寒热错杂、临床多态,故而缠绵难愈。

1. 肾虚痰湿

素体先天禀赋不足,房事不节,或久病伤肾,肾阳虚衰,膀胱气化不利,水湿内停,聚湿成痰,以致肾虚痰湿,冲任失调而产生PCOS。

2. 肾虚血瘀

素体先天禀赋不足,或房事不节、久病伤肾,肾气虚衰,脉道涩滞,血行不畅,以致肾虚血瘀,冲任失调而产生 PCOS。

3.肝经湿热

素性抑郁,或郁怒伤肝,肝郁克脾,脾虚生湿,又有肝郁化火,以致肝经湿热,冲任失调而产生 PCOS。

4.脾虚痰湿

素体脾胃虚弱,或饮食不节、劳逸过度、久病体虚,使脾气不足,水液运化失常,酿湿生痰,以致脾虚痰湿,冲任失调而产生 PCOS。

【诊断要点】

1.症状

(1)月经失调:月经稀发或闭经是诊断 PCOS 的首要线索。

(2)不孕:无排卵性不孕中有 75% 与 PCOS 相关,且胚胎丢失的发生率达 25%～73%。

(3)多毛、痤疮:高雄激素是诊断 PCOS 的唯一内分泌证据,呈现不同程度的多毛及痤疮。多毛以阴毛为主,表现为阴毛浓密,呈男性分布,或延至腹中线及肛周;痤疮常出现在面颊部。

(4)肥胖:肥胖与 PCOS 的发生、发展存在相互促进的作用,40%～60% 的 PCOS 患者临床体重指数(BMI)≥25,影响促排卵治疗效果,导致妊娠率低,流产率高。

(5)黑棘皮:PCOS 的高雄激素、胰岛素抵抗及高胰岛素血症的内分泌特点可刺激患者产生黑棘皮症,在颈后、腋下、外阴、乳房下、腹股沟等皮肤皱褶处出现灰棕色天鹅绒样、片状、角化过度的病变。

2.检查

(1)妇科检查:PCOS 患者可见外阴阴毛呈男性阴毛分布,范围广且浓密。

(2)基础体温测定:常呈单相。

(3)超声检查:B 超检查见卵巢均匀增大,卵巢的体积(卵巢长径 cm×横径 cm×前后径 cm)×1/2≥10 cm³ 为卵巢增大;一侧或双侧卵巢直径 2～9 mm 的无回声区(卵泡)≥12 个,且围绕在卵巢边缘,形成"项链征"。

(4)孕激素试验:PCOS 月经稀发或闭经的患者体内有一定的雌激素水平,孕激素试验常呈阳性。

(5)诊断性刮宫:大于 35 岁不规则出血的 PCOS 患者应行常规诊断性刮宫,以便及早发现子宫内膜增殖症、不典型增生,甚至子宫内膜癌。

(6)腹腔镜检查:可见单侧或双侧卵巢增大,卵巢包膜增厚,表面光滑;包膜下可见多个卵泡,无排卵缩痕,无成熟卵泡或血体、黄体。

(7)激素测定:①血清 FSH 值偏低,LH 值升高且无周期性排卵前峰值出现,且 FSH/LH≥2～3;②血清睾酮水平升高,但一般不超过上限的 2 倍;③尿-17 酮类固醇正常或轻度升高;④雌二醇正常或稍偏高,无周期性变化,E_1/E_2 高于正常周期;⑤部分患者血清催乳激素(PRL)轻度升高;⑥肥胖的 PCOS 患者应定期测定空腹血糖及进行口服葡萄糖耐糖量试验(OGTT)检测。

知识链接

PCOS 远期合并症

（1）肿瘤：PCOS 持续无排卵、相对偏高的雌激素水平，使子宫内膜癌及乳腺癌的发病率增高。

（2）心血管疾病：血脂代谢异常，增加冠心病、高血压的患病风险。

（3）糖尿病：胰岛素抵抗及高胰岛素血症、肥胖易导致隐性糖尿病或糖尿病。

3. 诊断标准

目前诊断 PCOS 采用 2003 年制定的"PCOS 鹿特丹诊断标准"：①稀发排卵或不排卵（常表现为月经稀发或闭经）；②临床和/或生化的高雄激素特征，排除其他引起高雄激素血症的疾病；③卵巢多囊性改变。符合以上三项中的两项，即可诊断 PCOS。

【鉴别诊断】

1. 卵巢多囊样改变

卵巢多囊样改变（PCO）在 B 超下显示卵巢呈多囊样改变，但临床上既没有 PCOS 表现，实验室各项指标也没有 PCOS 的改变，注意 PCO 并不等于 PCOS。

2. 卵泡膜细胞增殖综合征

卵泡膜细胞增殖综合征的病因及机制不详，临床表现和内分泌特点与 PCOS 相似，但其男性化临床表现更为明显，肥胖更为严重，睾酮水平超过正常上限的 2 倍以上。本病与 PCOS 较难鉴别，通过活检证实卵巢间质内有黄素化泡膜细胞群，可诊断为本病。

3. 卵巢雄激素肿瘤

极少数卵巢肿瘤如睾丸母细胞瘤、门细胞瘤或门细胞癌可分泌大量雄激素，多为单侧、实性、渐进性增大，通过 B 超、CT 或 MRI 检查可协助诊断。

4. 肾上腺皮质增生或肿瘤

PCOS 当血清硫酸脱氢表雄酮（DHEA－S）值超过正常范围上限 2 倍时，不但会出现多毛、月经紊乱、肥胖等表现，还可出现满月脸、肩背肥厚等体征，应与肾上腺皮质增生或肿瘤相鉴别。肾上腺皮质增生者血 17－α 羟孕酮明显增高，对促肾上腺皮质激素（ACTH）兴奋试验反应亢进，地塞米松抑制试验抑制率≤0.70；肾上腺皮质肿瘤则无此反应。

知识链接

青春期 PCOS 的诊断

PCOS 患者起病于青春期，高发于生育期，并渐进发展而影响女性的一生。初潮后月经持续稀发 3 年以上者 51% 不可逆转，可进展为育龄期 PCOS。临床上，对青春期类 PCOS 症状者要严密监测、长期随诊，以免漏诊及误诊。由于青春期是生殖内分泌轴向成熟过渡的阶段，无排卵性月经稀发是一个常见现象；少女肾上腺初现，雄激素升高，导致痤疮的发生也比较普遍，青春期单纯性肥胖也不乏其人，并且青春期少女在 B 超下也常观察到多卵泡卵巢。这些一过性生殖现象与 PCOS 病理表现相似，因此诊断青春期 PCOS 时要谨慎。

【辨证论治】

本病以肾虚、肝郁、脾弱为本,由此衍生的痰浊、瘀血、郁火为标,临床虚实夹杂证多见;辨证主要根据临床症状、体征和舌、脉表现辨其寒、热、虚、实;治疗需以补肾、调肝、健脾为基础,佐以化痰、祛瘀、清热,并应根据年龄、主症、是否有生育意愿等采取个体化治疗方案。

1. 肾虚痰湿证

证候表现:月经周期延长、量少或闭经,不孕,形体肥胖,头重如裹,畏寒怕冷,腰膝酸软,小便清长,舌淡红,苔白滑,脉沉滑。

证候分析:肾虚生精化血不足,故月经不调、量少甚或闭经、不孕;痰湿壅盛,膏脂充溢于肌表,则形体肥胖;痰湿阻滞,清阳不升,故头重如裹;肾虚,四肢及腰府失于温煦,故畏寒肢冷、腰膝酸软;膀胱气化不利,故小便清长;舌淡红、苔白滑、脉沉滑均为肾虚痰湿之征。

治法:补肾化痰,养血调经。

方药:补肾化痰汤(《中医临床妇科学》)。

当归　白芍　怀山药　山萸肉　熟地黄　牡丹皮　茯苓　续断　菟丝子　郁金　贝母　陈皮　苍术

方中当归、白芍、熟地黄补血养血,助经血化生之源;怀山药、山萸肉、续断、菟丝子补肾填精益髓,顾护肾精之本;茯苓健脾以助化痰;郁金行气;牡丹皮活血,以防滋腻太过;贝母、陈皮、苍术化痰散结。全方共奏补肾填精,燥湿化痰之功。

若胸闷呕恶,口干不欲饮,酌加制半夏、制胆南星化痰;若伴经血有块者,酌加泽兰、丹参、川牛膝活血;若大便溏薄,加炒白术、砂仁健脾。

2. 肾虚血瘀证

证候表现:月经后期甚或闭经,经色暗红有块,性欲淡漠,婚久不孕,腰膝酸软,头晕耳鸣,面色黧黑,口干不欲饮,舌紫暗,有瘀斑,苔薄白,脉沉涩。

证候分析:肾虚血瘀,冲任不调,故月经后期甚或闭经、经色暗红有块;肾主生殖,肾虚则性欲减退、不孕;肾虚腰府失养,则腰膝酸软,髓海失养,则头晕耳鸣;面色黧黑、口干不欲饮、舌紫暗、有瘀斑、苔薄白、脉沉涩均为肾虚血瘀之征。

治法:补肾调经,活血化瘀。

方药:补肾活血汤(《伤科大成》)。

熟地黄　杜仲　枸杞子　补骨脂　菟丝子　当归尾　没药　山萸肉　红花　独活　肉苁蓉

方中熟地黄、枸杞子、山萸肉、菟丝子补肾滋阴;肉苁蓉、补骨脂补肾壮阳,阴阳双补,填精益髓,以助经血生化之源;杜仲补肾壮腰膝;当归尾养血活血调经;没药、红花活血化瘀;独活引诸药归经,同时散寒以助活血。全方共奏补肾调经,活血化瘀之功。

若血瘀结成癥瘕,加三棱、莪术通络化痰,祛瘀消癥;若形体肥胖,加莱菔子、白芥子、苏子行气化痰;若阴部干涩,带下量少,加覆盆子、女贞子、制何首乌补肾填精。

3. 肝经湿热证

证候表现:月经稀发或闭经,或崩中漏下,婚久不孕,肥胖,颜面痤疮,皮肤、毛发油腻光亮,胸闷,善太息,带下量多,阴痒,小便黄,舌红,苔黄腻,脉弦数或弦滑。

证候分析：肝经湿热，冲任不畅，则月经稀发或闭经，或崩中漏下、不孕；湿热壅塞于肌腠，则形体肥胖，熏蒸上扰，则面生痤疮、皮肤及毛发油腻光亮；肝失疏泄，则胸闷、善太息；湿热下注，则带下量多、阴痒、小便黄；舌红、苔黄腻、脉弦数或弦滑均为肝经湿热之征。

治法：疏肝解郁，清热利湿。

方药：龙胆泻肝汤（《医方集解》）。

方中龙胆草、黄芩、泽泻、木通、车前子清泻肝经湿热；柴胡疏肝引经；当归柔肝养血；生地黄清热凉血；甘草调和诸药。全方共奏清热利湿，疏肝化痰之功。

若热大于湿者，大便秘结加何首乌、枳实润肠通便、行气导滞，口干口渴加石斛、天花粉清热生津；若湿大于热者，则大便黏腻，加炒白术、苍术祛湿；若乳房胀痛者，加橘核、荔枝核通络行气止痛；若头晕头痛者，加白蒺藜、夏枯草平肝解郁、清泻肝火。

4. 脾虚痰湿证

证候表现：月经稀发或闭经，婚久不孕，形体肥胖，头重如裹，胸闷呕恶，倦怠乏力，带下量多，舌体胖大，有齿痕，苔白腻，脉沉滑。

证候分析：脾不运化，气血生化乏源，痰湿内生，冲任不调，血海不能按时满溢，则月经稀发，甚或闭经；痰湿阻滞，冲任二脉不能相滋，则难以受孕；脾虚痰湿，清阳不升，则头重如裹；胸阳不振，则胸闷呕恶；下注冲任，则带下量多；痰湿脂膜壅塞于肌腠，则形体肥胖；倦怠乏力、舌体胖大、苔白腻、脉沉滑均为脾虚痰湿之征。

治法：健脾调经，化痰除湿。

方药：苍附导痰丸（方见闭经）。

若头晕嗜睡，加菖蒲、川贝母化痰开窍；若胸膈满闷，加郁金、瓜蒌宽胸散结。

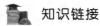 知识链接

PCOS 的西医治疗

对于有生育诉求的 PCOS 患者，一般以短效避孕药调整月经周期，合并螺内酯降低促黄体生成素及睾酮水平；以二甲双胍改善 PCOS 的胰岛素抵抗状态；以氯米芬促排卵，改善排卵障碍，并监测血脂、血糖、血压及子宫内膜厚度，防止远期并发症的产生。

【临证技巧】

（1）月经稀发、闭经合并肥胖、多毛、痤疮是指引医生筛查 PCOS 的重要线索。

（2）PCOS 常见的中医证型有肾虚痰湿、肾虚血瘀、肝经湿热及脾虚痰湿，临床要结合患者的体质因素、全身症状以及舌、脉表现，详查病起何脏，细辨痰、瘀、火之轻重，审症求因，辨证论治。

（3）若患者大于 35 岁，子宫有不正常出血者，应常规行诊断性刮宫，通过病理检查排除子宫内膜癌。

（4）对肥胖及有糖尿病家族史的 PCOS 患者，应常规进行血压、血脂、空腹血糖、糖耐量试验及血胰岛素监测，以便进一步排查有无胰岛素抵抗、糖耐量异常及高脂血症；对过度肥胖者，要注意筛查有无代谢综合征。

(5)少食高糖、高脂食物,少量多餐,坚持体育运动,降低体重,为 PCOS 肥胖者首要的基础治疗。

(6)PCOS 以降低促黄体生成素及睾酮水平、逆转胰岛素抵抗、调整月经周期为近期目标;有生育要求者,以调经助孕、安胎助育为要;最终以改善体质、提高生活质量、截断 PCOS 病情进展、预防远期并发症的产生为治疗目标。

第九节　崩　漏

崩漏是指经血非时暴下不止或余沥不尽,前者称为崩中,后者称为漏下。由于崩与漏二者常相互转化,故概称崩漏。崩漏是月经周期、经期、经量均发生严重紊乱的月经病,既是妇科常见病,也是疑难重症。西医学之无排卵性功能失调性子宫出血可参照本病进行辨证施治。

【病因病机】

崩漏的发病是肾-天癸-冲任-胞宫轴的严重失调;主要病机是冲任损伤,不能制约经血,使子宫藏泻失常;病因较为复杂,但可概括为虚、热、瘀三个方面。

1. 肾虚

禀赋不足,天癸初至,肾气稚弱,或绝经前后肾气渐衰,或育龄期房劳多产,损伤肾气,或大病久病,穷必及肾,肾气虚则封藏失职,冲任不固,不能制约经血,子宫藏泻失常,发为崩漏;或素体阳虚,命门火衰,或久崩久漏,阴损及阳,阳不摄阴,封藏失职,冲任不固,不能制约经血而成崩漏;或素体肾阴亏虚,或多产房劳耗伤真阴,阴虚失守,虚火动血而成崩漏。

2. 脾虚

忧思过度,或饮食劳倦损伤脾气,脾气亏虚,统摄无权,冲任失固,不能约制经血而成崩漏。

3. 血热

素体阴虚,或久病失血伤阴,阴虚内热,虚火内炽,扰动血海,故经血非时妄行;血崩失血则阴愈亏,冲任更伤,以致崩漏反复难愈;素体阳盛,肝火易动,或素性抑郁,郁久化火,或感受热邪,或过服辛温香燥助阳之品,热伏冲任,扰动血海,迫血妄行而成崩漏。

4. 血瘀

情志所伤,肝气郁结,气滞血瘀,或经期、产后余血未净,又感受寒、热邪气,寒凝热灼而致血瘀,瘀阻冲任,血不归经,发为崩漏;或因元气虚弱,无力行血,血运迟缓,因虚而瘀或久漏成瘀。

综上所述,崩漏虽有肾虚、脾虚、血热、血瘀等不同病因,但由于损血耗气伤阴,日久均可转化为气血俱虚或气阴两虚,或阴阳俱虚;无论病起何脏,"四脏相移,必归脾肾","五脏之伤,穷必及肾",以致肾脏受病;也有崩漏日久不愈而复感邪气,或久漏致瘀而见虚实夹杂,反复难愈的。由此可知,崩漏的发病机制复杂,常因果相干,气血同病,多脏受累,故属妇科难治证、重证。

知识链接

无排卵性功能失调性子宫出血的病因与发病机制

机体受到内、外各种因素影响,如精神过度紧张、情绪急剧变化、环境气候骤变、营养不良、代谢紊乱、贫血、甲状腺或肾上腺功能异常时,均可引起下丘脑-垂体-卵巢轴的调控功能失常,导致功能失调性子宫出血的发生。

无排卵性功能失调性子宫出血因生殖轴调控失常,导致无优势卵泡形成,无成熟卵子排出,月经失去其周期性。子宫内膜无孕激素作用,其出血机制为雌激素突破性出血和雌激素撤退性出血。此外,出血还与缺乏孕激素引起子宫内膜剥脱出血的自限性机制缺陷有关,包括:①子宫内膜组织脆性增加;②子宫内膜剥脱不完整;③内膜血管结构与功能异常,小动脉螺旋化缺乏;④纤溶亢进和凝血功能异常;⑤子宫肌层合成前列环素增多,使血管扩张并抑制血小板的凝集。

【诊断要点】

1. 病史

(1)患者既往多有月经先期、先后无定期、经期延长、月经过多等病史。

(2)注意询问患者年龄及孕产史、目前采取的避孕措施、激素类药物的使用史。

(3)询问患者有无肝病、血液病、高血压以及甲状腺、肾上腺、脑垂体疾病等病史。

2. 临床表现

患者月经来潮无周期规律,出血量多,如山崩之状,或量少,但余沥不止。出血情况有多种表现形式,如停经数月而后骤然暴下,继而余沥不断;或余沥量少,累月不止,突然又暴下量多如注;或出血时断时续、血量时多时少。患者常继发贫血,甚至发生失血性休克。

3. 检查

(1)妇科检查:出血来自子宫腔,生殖器官无器质性病变。

(2)辅助检查:具体如下。①B超检查:了解子宫大小及内膜厚度,排除妊娠、生殖器肿瘤或赘生物等;②血液检查:如血常规、血小板计数、出凝血时间和凝血功能检查等,以了解贫血程度,并排除血液病;③卵巢功能及激素测定:基础体温监测,血清雌、孕激素及垂体激素测定等;④诊断性刮宫:可止血,并明确诊断;⑤有性生活史者,应做妊娠试验,以排除妊娠疾病。

【鉴别诊断】

崩漏应与月经不调、胎漏、异位妊娠、产后出血、赤带、癥瘕、外伤、全身出血性疾病等鉴别。

1. 月经先期、月经过多、经期延长

月经先期是周期缩短7~10天,月经过多是经量过多,经期延长是行经时间长达8~15天,分别是周期、经量、经期的各自改变,且有一定限度;而崩漏是周期、经期、经量同时严重失调。

2. 月经先后无定期

月经先后无定期主要是月经的周期或先或后,即提前或推后7天以上,2周以内,经期、经量基本正常。

3. 经间期出血

崩漏与经间期出血都是经血非时而下，但经间期出血发生在两次月经中间，颇有规律，且出血时间仅2～3天，一般7天左右自然停止；而崩漏是周期、经期、经量的严重失调，出血不能自止。

4. 赤带

赤带与漏下的鉴别要询问病史和进行检查，赤带以白带中有血丝为特点，月经正常。

5. 胎产出血

崩漏首先应与妊娠早期的出血性疾病如胎漏、胎动不安、异位妊娠、葡萄胎相鉴别，通过询问病史、妊娠试验和B超检查可以明确诊断。产后出血病以恶露不绝为多见，可通过询问病史、恶露不绝发生在产后进行鉴别。

6. 生殖器肿瘤出血

生殖器肿瘤可表现如崩似漏的阴道出血，必须通过妇科检查或B超、MRI检查、诊断性刮宫等检查手段进行鉴别。

7. 生殖系统炎症出血

生殖系统炎症如宫颈息肉、子宫内膜息肉、盆腔炎性疾病等，若其临床表现有漏下不止，可通过妇科检查、B超、诊断性刮宫或宫腔镜检查以助鉴别。

8. 外阴阴道外伤出血

本病应注意排除外阴阴道外伤性出血，如跌扑损伤、暴力性交等，一般可通过询问病史和妇科检查进行鉴别。

9. 内科血液病

内科出血性疾病如再生障碍性贫血、血小板减少性疾病等，在月经来潮时可因原发内科血液病导致阴道出血过多，甚至暴下如注，或余沥不尽，通过血液分析、凝血因子检查或骨髓细胞的分析，与崩漏不难鉴别。

知识链接

无排卵功能失调性子宫出血的激素止血方法

1. 性激素止血原则

性激素止血原则包括：最低有效剂量；8小时内显效，24～48小时内血止；血止后每隔3天递减1次，每次减1/3量。

2. 性激素止血常用方案

(1)雌、孕激素联合用药：性激素联合用药的止血效果优于单一药物，目前使用的是第三代口服避孕药，如去氧孕烯炔雌醇片、复方孕二烯酮片或炔雌醇环丙孕酮片，用法为每次1～2片，每8～12小时1次，血止3日后逐渐减量至每日1片，维持至21日周期结束。

(2)单纯雌激素：应用大量雌激素可迅速促使子宫内膜生长，短期内修复创面而止血。①苯甲酸雌二醇注射液：3～4 mg/d，分2～3次肌内注射；若出血量明显减少则维持,若出血量未见明显减少则加量;出血停止 3 日后开始减量。②结合雌激素片 1.25 mg,或戊酸雌二醇,每次 2 mg,口服,4～6 小时 1 次,血止 3 日后按每 3 日减 1/3 量。所有雌激素疗法在血红蛋白增加至 90 g/L 以上后,均必须加用孕激素撤退;有血液高凝或血栓性疾病史的患者,应禁忌应用大剂量雌激素止血;绝经过渡期患者慎用雌激素。

(3)单纯孕激素:也称子宫内膜脱落法或药物刮宫,停药后短期即有撤退性出血。炔诺酮,首次剂量为 5 mg,每 8 小时 1 次,血止 3 日后,每隔 3 日递减 1/3 量,直至维持量(每日 2.5～5.0 mg),持续用至血止后 21 日停药,停药后 3～7 日可发生撤药性出血,也可用左炔诺孕酮片 1.5～2.25 mg/d,血止后按同样原则减量。

【辨证论治】

崩漏的辨证有虚、实之异:虚者多因脾虚、肾虚;实者多因血热、血瘀。由于崩漏的主证是血证,病程日久,反复发作,故临证时应首辨是出血期还是止血后。一般而言,出血期多见标证或虚实夹杂证,血止后常显本证或虚证。出血期当根据血证呈现的量、色、质等特点,初辨其证之寒、热、虚、实;临证时,须结合全身脉症和必要的检查进行综合分析。

崩漏的治疗多根据发病的缓急和出血的新久,本着"急则治其标,缓则治其本"的原则,灵活掌握和运用塞流、澄源、复旧的治崩三法。

塞流:即止血,用于暴崩之际,急当塞流而止血防脱,方法参见"急症处理"。

澄源:即正本清源,亦是求因治本,是治疗崩漏的重要阶段,一般用于出血减缓后的辨证论治,切忌不问缘由,概投寒凉或温补之剂,或专事炭涩,犯"虚虚实实"之戒。

复旧:即固本善后,是巩固崩漏治疗的重要阶段,用于止血后恢复健康;根据不同年龄阶段选择不同的治法,调整月经周期,或促排卵,治当补肾、扶脾、疏肝,三经同调,各有偏重,目的是使身体恢复正常。

治崩三法,各不相同,但又不可截然分开,临证中必须灵活运用。塞流须澄源,澄源当固本,复旧要求因。三法互为前提,相互为用,各有侧重,但均须贯彻辨证求因之精神。具体论治崩漏,应当分清出血期和止血后的不同而进行辨证论治。

(一)出血期辨证论治(塞流为主,结合澄源)

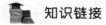 **知识链接**

妇科常用止血中药

(1)凉血止血药:地榆、茜草根、侧柏叶、大蓟、小蓟。

(2)温经止血药:艾叶炭、炮姜炭、鹿角霜、伏龙肝。

(3)收敛止血药:煅龙骨、煅牡蛎、海螵蛸、陈棕炭、仙鹤草。

(4)祛瘀止血药:炒蒲黄、三七、益母草、血余炭。

(5)益气升提止血药:人参、黄芪、升麻、柴胡。

(6)养血止血药:阿胶、龟甲胶、鹿角胶、旱莲草。

1. 肾虚证

※肾阴虚证

证候表现:经乱无期、出血余沥不净或量多、色鲜红、质稠,头晕耳鸣,腰膝酸软,或有心烦,舌质偏红,苔少,脉细数。

证候分析:肾阴亏虚,阴虚失守,封藏失司,冲任不固,故经乱无期、量多或余沥不净;阴虚生内热,热灼阴血,则血色鲜红、质稠;肾阴不足,不能上荣于脑,故头晕耳鸣,阴精亏虚,外府不荣,作强无力,则腰腿酸软;水不济火,故心烦;舌红苔少、脉细数亦为肾阴亏虚的之象。

治法:滋肾益阴,固冲止血。

方药:左归丸(《景岳全书》)(去川牛膝)合二至丸(方见月经先期)。

左归丸:熟地黄　山药　枸杞子　山茱萸　川牛膝　菟丝子　鹿角胶　龟甲胶

方中熟地黄滋阴养血,龟甲胶益阴潜阳敛血,枸杞子、山茱萸、菟丝子、山药补肝肾益冲任,鹿角胶补养精血,合二至丸滋养肝肾。因川牛膝引血下行,故不用。全方滋水填精,补益冲任,使肾阴足,奇经固,则经血自止。

若咽干、眩晕者,为肝阴失养,加玄参、牡蛎、夏枯草养阴平肝清热;如肾水不能上济心火,见心烦、睡眠差者,加五味子、柏子仁、夜交藤养心安神;阴虚火旺者,加知母、黄柏平相火,导真阴。

※肾阳虚证

证候表现:经来无期、出血量多或余沥不净、色淡、质清,畏寒肢冷,面色晦暗,腰腿酸软,小便清长,夜尿多,舌质淡,苔薄白,脉沉细。

证候分析:肾阳虚弱,阳不摄阴,封藏失司,冲任不固,故经来无期、量多或余沥;阳虚则真火不足,血失温煦,故经血色淡、质清;腰为肾之府,肾主骨生髓,肾虚则腰膝酸软;肾虚命火不足,不能温化膀胱,故见小便清长、夜尿多;舌淡、苔薄白、脉沉细均为肾阳不足之象。

治法:温肾益气,固冲止血。

方药:右归丸(《景岳全书》)去当归、肉桂,加黄芪、覆盆子、赤石脂。

制附子　肉桂　熟地黄　山药　山萸肉　枸杞子　菟丝子　鹿角胶　当归　杜仲

方中制附子温补命门之火,以强壮肾气;杜仲、菟丝子温补肾阳;鹿角胶温肾气、养血、固冲任;熟地黄、山萸肉、枸杞子补养精血;山药补脾固气,加黄芪补气摄血;补骨脂、赤石脂固肾涩血。因肉桂温血、当归辛温活血,故应去之。全方可温肾益气,补益冲任。

若为年少肾气不足,可于上方中加紫河车、仙茅、仙灵脾,以加强补肾益冲之功;若形寒肢冷、小便清长,则加用补骨脂、鹿角霜以补肾固摄;若腰腿酸软,周身无力,加用杜仲、川续断以益肾强腰;若脾肾阳虚,见浮肿、纳差、四肢不温,加茯苓、砂仁、炮姜以温中健脾,有五更泄泻者,常合四神丸(补骨脂、吴茱萸、肉豆蔻、五味子);若久崩不止,出血色淡、量多者,宜加党参、黑荆芥、炙黄芪等益气固精。

2. 脾虚证

证候表现:经血非时而至,崩中暴下,继而余沥不尽,血色淡而质薄,气短神疲,面色㿠白,或面浮肢肿,手足不温,舌质淡,苔薄白,脉弱或沉细。

证候分析:脾虚气陷,统摄无权,故忽然暴下,或日久不止而成漏下;气虚则火不足,故经血色淡而质薄;中气不足,清阳不升,故气短神疲;脾阳不振,则四肢不温、面色㿠白;脾虚水湿不运,泛溢肌肤,则面浮肢肿;舌淡、脉弱或沉细均为脾虚而阳气不足之象。

治法:健脾益气,固冲止血。

方药:固冲汤(《医学衷中参西录》)。

白术　黄芪　煅龙骨　煅牡蛎　山茱萸　白芍　海螵蛸　茜草根　陈棕炭　五倍子

方中黄芪、白术健脾益气以摄血;龙骨、牡蛎、海螵蛸固摄冲任;山茱萸、白芍益肾养血,酸收止血;五倍子、陈棕炭涩血止血;茜草根活血止血,血止而不留瘀。全方共奏健脾益气,固冲止血之功。

久崩不止,症见头昏、乏力、心悸、失眠者,酌加制何首乌、柏子仁、五味子养心安神;脘腹胀闷者,加黑荆芥、煨木香、炒枳壳宽中行气;崩中量多者,加侧柏叶、仙鹤草、血余炭敛阴涩血止血。

3. 血热证

※虚热证

证候表现:经血非时而下、量少余沥或量多势急、血色鲜红而质稠,心烦潮热,小便黄少或大便干燥,舌质红,苔薄黄,脉细数。

证候分析:阴虚失守,冲任不固,故经血非时而下;阴血生热,虚热扰血,热迫血行,阴虚血少,则月经量少而余沥不尽,热炽则血量增多;热灼阴血,故血色鲜红而质黏稠;心烦潮热、尿黄便结、舌红苔黄、脉细数均为虚热之象。

治法:养阴清热,固冲止血。

方药:上下相资汤(《石室秘录》)。

人参　沙参　玄参　麦冬　玉竹　五味子　熟地黄　山萸肉　车前子　牛膝

方中熟地黄、山萸肉滋肾养阴;人参、沙参益气润肺;玄参、麦冬、沙参、玉竹增液滋水降火;《名医别录》谓车前子"养肺强阴益精";牛膝补肝肾。方内含增液汤滋水,更有生脉散益气养阴止血,清心除烦安神。全方以滋肾为主,而佐以润肺之品,上润肺阴,下滋肾水,子母相资,上下兼润,使精生液足,血生津还,共奏养阴清热、固冲止血之功。

如暴崩下血者,加仙鹤草、乌贼骨涩血止血;余沥不断者,加茜草、三七化瘀止血;心烦少寐者,加炒酸枣仁、柏子仁养心安神;若阴虚阳亢,见烘热汗出、眩晕耳鸣者,加白芍、龟甲、龙骨育阴潜阳。

※实热证

证候表现:经血非时暴下,或余沥不净,又时而增多,血色深红,质稠,或有血块,烦热口渴,或大便干结,小便黄,舌红苔黄,脉滑数。

证候分析:热盛于内,损伤冲任,血海沸腾,迫血妄行,故血崩暴下或余沥不净;血为热灼,则色鲜红;热灼阴津,则质稠或有块;实热伤津,则烦热口渴,或大便干结、小便黄;舌红苔黄、脉滑数均为实热之象。

治法:清热凉血,固冲止血。

方药:清热固经汤(《简明中医妇科学》)。

生黄芩　焦栀子　生地黄　地骨皮　地榆　阿胶(烊化)　生藕节　陈棕炭　炙龟甲

牡蛎粉　生甘草

方中黄芩、焦栀子、地榆、藕节清热止血;生地黄、地骨皮、沙参既清热凉血,又可滋阴生津;阿胶养血止血;龟甲、牡蛎育阴敛血;陈棕炭涩血止血。全方寓滋阴敛血于清热凉血之中,使热除血止。

若少腹及两胁胀痛、心烦易怒、脉弦者,为肝经火炽,宜清肝泻热,加柴胡、夏枯草清肝热;兼见少腹疼痛、苔黄腻,为湿热阻滞冲任,加黄柏、败酱草清热利湿;实热耗气伤阴,出现气阴两虚者,当以本方合生脉散加沙参益气养阴。

4.血瘀证

证候表现:经血非时而下,时下时止,或余沥不净,色紫黑有块,或有小腹疼痛,舌质紫黯,苔薄白,脉涩或细弦。

证候分析:胞脉瘀滞,旧血不去,新血难安,故经乱无期;离经之血时停时流,故经血时来时止;瘀阻则气血不畅,故小腹疼痛;血色紫黑有块、舌紫黯、脉涩均为有瘀血之征。

治法:活血化瘀,固冲止血。

方药:逐瘀止崩汤(《安徽中医验方选集》)。

当归　川芎　三七　没药　五灵脂　牡丹皮炭　炒丹参　炒艾叶　阿胶(蒲黄炒)

龙骨　牡蛎　乌贼骨

方中当归、川芎补血行血,使瘀去而不伤正;没药、五灵脂活血化瘀,瘀行则血得归经;三七、炒丹参、牡丹皮炭行血止血,止血而不留瘀;阿胶、炒艾叶养血止血;乌贼骨、龙骨、牡蛎固涩止血。诸药合用,行中有补,涩中有养,既可活血化瘀,涩血止血,又可达养血固冲之功。

若兼气滞,胸胁及少腹作胀者,加柴胡、香附、川楝子理气行滞;若少腹冷痛,经色黯黑夹块,为寒凝血瘀,加炮姜炭温经涩血止血;口干苦,血色红而量多,苔薄黄者,为瘀久化热,加炒地榆、贯仲炭、侧柏叶凉血止血。

(二)血止后治疗(复旧为主,结合澄源)

崩漏血止后以复旧为主,结合澄源求因,是治愈崩漏的关键,临证中应根据不同年龄的要求给予个体化治疗。治疗青春期崩漏的目标是使肾气充盛,冲任气血充沛,建立规律的月经周期;治疗育龄期崩漏的目标是使肾气平均,肝肾精血旺盛,阴阳平衡,恢复卵巢排卵功能与月经的周期,保持生殖功能正常;治疗围绝经期崩漏的目标则是重在控制出血,补益脾气,固摄经血,以后天养先天,促使肝肾、脾肾、心肾功能协调,恢复阴阳平衡,延缓衰老进程。崩漏血止后,临床常用的治疗方法有以下几种。

(1)辨证求因,审因论治:寒、热、虚、实均可导致崩漏,针对病因病机进行辨证论治,澄源以复旧,可参照出血期各证型的辨证治疗方法,但应去除各方中的止血药。

(2)调整月经周期疗法:中药调整月经周期疗法简称"调周法",是根据月经周期中脏腑阴阳气血的生理性变化,在月经周期不同时段采用不同的治法,因势而治,以达到调整月经周期和恢复排卵的目的。其用药原则是:经后期滋肾养血,促进卵泡生长发育;经间期补肾活血，以促排卵；经前期调补阴阳，补肾疏肝，以维持黄体功能；行经期活血化瘀通经；一般连续治疗 3～6 个周期，可望恢复或建立规律的月经周期，有的可建立或恢复排卵功能。

（3）按盈虚消长规律论治：根据月经的产生是肾的阴阳转化、气血盈虚变化的结果，经期冲任血海空虚，血止后开始以滋肾填精、养血调经为主，从第 4 周开始，在胞宫渐盈的基础上，改用活血化瘀通经。这是传统的调周法，同样可以达到调整月经周期或促进排卵的目的。

【急症处理】

崩漏属血证、急症，根据"急则治其标，缓则治其本"的原则，暴崩之际，急当塞流止崩，以防厥脱，视病情及条件可选择下列方法及方药。

（1）补气摄血止崩：暴崩下血，"留得一分血，便是留得一分气"，补气摄血止崩之法常用独参汤或丽参注射液。

（2）温阳止崩：若出现阴损及阳，虚阳妄动，血无气护时，可见血崩如注，动则大下，卧不减势，神志昏沉，头仰则晕，胸闷泛恶，四肢湿冷，脉芤或脉微欲绝，血压下降，病情已陷入阴竭阳亡之危象，急需中西医结合抢救。中药宜回阳救逆，温阳止崩，急投参附汤（《伤寒论》）：高丽参 10 g，熟附子 10 g，急煎服；亦可选参附汤或六味回阳汤（《景岳全书》）：人参、制附子、炮姜、炙甘草、熟地黄、当归。原方治中寒或元阳虚脱，危在顷刻者。

（3）滋阴固气止崩：可使气固、阴复、血止，急用生脉注射液或参麦注射液，或生脉二至止血汤（《中医妇科验方集锦》）：人参、北沙参、麦冬、五味子、女贞子、墨旱莲、乌贼骨、茜草根、补骨脂、赤石脂、益母草、甘草。

（4）祛瘀止崩：可使瘀祛血止，用于瘀阻血海，子宫泻而不藏，下血如注。

1）三七末 3～6 g，温开水冲服。

2）云南白药 1 支，温开水冲服。

3）宫血宁胶囊，每次 2 粒，每日 3 次，温开水送服。此胶囊为单味重楼（七叶一枝花）研制而成。

（5）针灸止血：可艾灸百会、大敦（双）、隐白（双）。

（6）西药或手术止血：主要是输液、输血，补充血容量以抗休克，或用激素止血。

对于反复发作的崩漏，务必进行诊断性刮宫并送病理检查，一方面止血，另一方面及早排除子宫内膜腺癌，以免贻误病情。

【临证技巧】

（1）崩漏的诊断要点是月经的周期、经期、经量均异常。

（2）崩漏应注意与其他出血性月经病、妊娠病、产后病及杂病相鉴别。另外，崩漏还应与内科疾病所造成的出血相鉴别。

（3）崩漏应根据出血的量、色、质等变化，结合全身兼症，以及舌、脉表现和患者体质，辨别虚、实、寒、热。

（4）治疗崩漏当根据"急则治其标，缓则治其本"的原则，灵活采用塞流、澄源、复旧三法，还需考虑患者不同的年龄阶段，以及女性生理特点、月经周期规律等因素进行辨证施治。

第十节　痛　经

女性正值经期及行经前后,出现周期性小腹疼痛,或痛引腰骶,甚至剧痛昏厥者,称为痛经。西医学将痛经分为原发性痛经和继发性痛经两种,原发性痛经无盆腔器质性病变,多为功能性痛经;继发性痛经是盆腔器质性疾病引起的痛经,如子宫内膜异位症、盆腔炎性疾病或宫颈狭窄、宫内异物等所致的痛经。

【病因病机】

痛经的病位在子宫、冲任,以不通则痛或不荣则痛为主要病机。经期及其前后血海由满而泻,冲任、胞宫气血变化急骤,加重了原有的虚损或阻滞,使冲任、胞宫失于濡养或气血运行不畅,故本病随月经周期而发作。

知识链接

原发性痛经的发病机制

据报道,原发性痛经的发生率为 83.77%,其中轻度占 75.29%,中度占 18.95%,重度占 5.76%。原发性痛经的产生与行经时子宫内膜释放前列腺素(PG)比例失调有关。前列腺素的比例失调可导致子宫收缩,子宫张力升高而引发痛经。内在或外来的精神刺激可使痛阈降低,引起疼痛的主观感受不同。思想焦虑、恐惧以及生化代谢物质均可通过中枢神经系统刺激盆腔神经纤维而引起疼痛。此外,母亲有痛经者,女儿痛经的发生率亦较高。

1. 气滞血瘀

素性抑郁或恚怒伤肝,气机郁结,血行失畅,瘀滞子宫、冲任;经前、经期气血下注冲任,气血壅滞更甚,不通则痛,发为痛经。

2. 寒凝血瘀

经期、产后感受寒邪,或过食寒凉生冷,寒客冲任,与血相搏,以致子宫、冲任气血失畅;经前、经期气血下注冲任,气血更加壅滞,不通则痛,发为痛经。

3. 阳虚内寒

素体阳虚或久病大病伤阳,阴寒内盛,冲任、胞宫失于温煦,经期气血下注冲任,经血运行迟滞,发为痛经。

4. 湿热瘀阻

素体湿热内蕴,或经期、产后感受湿热之邪,与血相搏,流注冲任,蕴结胞中,气血失畅。经前、经期气血下注,子宫、冲任气血壅滞更甚,不通则痛,发为痛经。

5. 气血虚弱

脾胃素虚,化源匮乏,或大病久病,或大失血后,气血不足,冲任气血虚少,行经后血海气血愈虚,不能濡养冲任、子宫;兼之气虚无力流通血气,因而发为痛经。

6. 肾气亏损

禀赋素弱,或多产房劳伤肾,精血不足,经后血海空虚,冲任、子宫失于濡养,不荣则痛,发为痛经。

【诊断要点】

1. 病史

患者有伴随月经周期规律性发作的小腹疼痛史,或有经量异常、不孕、盆腔炎性疾病、放置宫内节育器等妇科手术感受邪毒病史。

2. 临床表现

痛经的主要症状是下腹部疼痛,多发生在经前或经期的前1～2天,疼痛持续数小时至两三天后自行缓解,呈阵发性绞痛、刺痛、灼痛、掣痛、隐痛、坠痛等,拒按或喜按。疼痛位于下腹部耻骨上,可放射至腰骶、外阴、肛门、大腿内侧等部位,疼痛剧烈时可伴有恶心、呕吐、面色苍白、冷汗淋漓、四肢厥冷等症,甚至可发生晕厥。

3. 检查

(1)妇科检查:无阳性体征者属功能性痛经;器质性痛经则可发现盆腔粘连、附件区增厚、包块、子宫直肠窝触痛性结节或子宫体增大等征象,部分患者可见子宫体极度屈曲或宫颈口狭窄。

(2)辅助检查:功能性痛经盆腔超声检查无器质性病变;器质性痛经则可有相应改变,有助于诊断。

【鉴别诊断】

本病应与发生在经期的其他腹痛如急性阑尾炎、结肠炎、卵巢囊肿蒂扭转、黄体破裂等鉴别,并应与异位妊娠或堕胎相鉴别。

1. 异位妊娠

异位妊娠破裂或流产多有停经史,表现为阴道不规则出血,一侧少腹疼痛,甚者晕厥或休克,妊娠试验阳性;妇科检查时宫颈有摇举痛,腹腔内出血较多时,子宫有漂浮感;盆腔B超常可见子宫腔以外有孕囊或混合性包块存在;阴道穹后部穿刺可抽出不凝血。痛经虽可出现剧烈的小腹痛,但无上述妊娠征象及表现。

2. 卵巢囊肿蒂扭转

卵巢囊肿蒂扭转表现为突发一侧少腹剧痛,伴恶心、呕吐,甚至休克;腹部检查可见患侧少腹部压痛、反跳痛、肌紧张;妇科检查可触及一侧附件肿物张力较大,有压痛且以蒂部明显;B超可探及一侧附件肿物。

3. 胎动不安

胎动不安有停经史和早孕反应,妊娠试验阳性,表现为阴道少量出血、轻微小腹疼痛,可伴有腰酸和小腹下坠感;B超可见宫腔内有妊娠囊和胚芽,或可见胎心。痛经无停经史和妊娠反应,B超无妊娠征象。

【辨证论治】

本病实证多而虚证少,亦有虚实夹杂者,辨证时主要根据疼痛发生的时间、性质、部位以及程度以辨其寒、热、虚、实。一般而言,痛发于经前或行经之初,多属实证;月经将净或经后始作痛者,多属虚证;掣痛、绞痛、灼痛、刺痛、拒按,多属实证。腹痛拒按,喜温者多属实寒,喜温喜按者多属虚寒。痛在少腹一侧或双侧,多属气滞,病在肝;若痛及腰脊,多属病在肾。隐痛、疠痛、坠痛、喜揉喜按属虚;痛甚于胀,持续作痛属血瘀;胀甚于痛,时痛时止属气滞。临证时尚须结合月经的经期、量、色、质、伴随症状,舌、脉表现以及素体和病史进行综合分析。

本病的治疗以调理子宫、冲任气血为主,本着"急则治标,缓则治本"的原则,治法分两步,疼痛将作或痛经期间重在调血止痛以治标,及时控制、缓减疼痛;平时审证求因而治本。

知识链接

痛经常用的止痛药物

(1)温经止痛药:艾叶、小茴香、炮姜、肉桂、乌药、吴茱萸。

(2)行气止痛药:香附、川楝子、延胡索、九香虫、木香、枳壳、青皮。

(3)活血止痛药:川芎、乳香、没药、三七、姜黄、蒲黄、五灵脂。

(4)清热止痛药:川楝子、赤芍、牡丹皮。

1. 气滞血瘀证

证候表现:经前或经期小腹胀痛,拒按,经血量少,经行不畅,经色紫黯、有块,块下痛减,伴乳房胀痛、胸闷不舒,舌质紫黯或有瘀点,脉弦。

证候分析:肝失条达,冲任气血郁滞,经血不利,不通则痛,故经前或经期小腹胀痛拒按、经量少、经行不畅、色黯有块,块下气血暂通,故而疼痛暂减;肝郁气滞,经脉不利,故乳胀胸闷;舌紫黯、脉弦均属气滞血瘀之征。

治法:行气活血,化瘀止痛。

方药:膈下逐瘀汤(《医林改错》)加减。

当归 川芎 赤芍 桃仁 红花 枳壳 延胡索 五灵脂 牡丹皮 乌药 制香附 甘草

方中以枳壳、乌药、香附理气调肝,当归养血和血,川芎、赤芍、桃仁、红花、牡丹皮活血行瘀,延胡索、五灵脂化瘀止痛,甘草缓急调和诸药,气顺血调,则疼痛自止。

若郁而化热,见心烦口苦、舌红苔黄、脉数者,加栀子、黄柏、夏枯草以疏肝清热;小腹胀坠或二阴坠胀不适者,加柴胡、川楝子、升麻行气升阳;肝气挟冲气犯胃,痛而恶心、呕吐者,加吴茱萸、竹茹、法半夏、陈皮和胃降逆止呕。

2. 寒凝血瘀证

证候表现:经前或经期小腹冷痛、拒按、得热痛减,或月经推后、量少、色黯有块,面色青白,肢冷畏寒,舌黯苔白,脉沉紧。

证候分析:寒凝子宫、冲任,血行不畅,故经前或经期小腹冷痛,寒得热化,瘀滞暂通,故得热痛减;寒凝血瘀,冲任失畅,可见月经推后、经色黯而有块;寒邪内盛,阻遏阳气,故面色青白、肢冷畏寒;舌黯、脉沉紧均为寒凝血瘀之候。

治法:温经散寒,化瘀止痛。

方药:少腹逐瘀汤(《医林改错》)。

小茴香　干姜　延胡索　没药　当归　川芎　肉桂　赤芍　蒲黄　五灵脂

方中肉桂、干姜、小茴香温经散寒,当归、川芎、赤芍养营活血,蒲黄、五灵脂、没药、延胡索化瘀止痛。诸药合用,使寒散血行,冲任、胞宫血气调和流畅,自无疼痛之虞。

若经量过少、色黯,可加鸡血藤、桃仁活血通经;冷痛较甚,加艾叶、吴茱萸;痛甚而厥,四肢冰凉,冷汗淋漓,加炮附子、细辛、巴戟天回阳散寒;痛而胀者,酌加乌药、香附、九香虫;若伴肢体酸重不适,苔白腻,或有冒雨、涉水、久居阴湿之地史,乃寒湿为患,宜加苍术、茯苓、薏苡仁、羌活以散寒除湿。

3. 阳虚内寒证

证候表现:经期或经后小腹冷痛、喜按、得热则舒,月经量少、色暗淡,手足不温,小便清长,舌淡胖,苔白润,脉沉。

证候分析:寒从中生,冲任、胞宫失于温煦,虚寒滞血,经期气血下注冲任,运行不畅,故经期或经后小腹疼痛;寒得热则化,故小腹冷痛喜温,非实寒之凝滞,故喜按;阳虚则血不得化,故经量少、色暗淡;肢体不得温煦,故手足不温;阳虚膀胱气化不利,则小便清长;苔白润、脉沉均为阳虚之象。

治法:温经扶阳,暖宫止痛。

方药:温经汤(方见闭经)。

如手足不温,面色青白,可去麦冬、阿胶,以防其阴柔碍阳滞血;若小腹冷痛明显,可加附子、艾叶、小茴香以加强温肾暖宫、散寒止痛之效。

4. 湿热瘀结证

证候表现:经前或经期小腹疼痛或胀痛、拒按、有灼热感,或痛连腰骶,或平时小腹疼痛,经前加剧,月经量多或经期延长、色黯红、质稠或夹有较多黏液,平时带下量多、色黄、质稠、有臭味,或伴有低热起伏、大便不爽、小便短黄,舌质红,苔黄腻,脉滑数或弦数。

证候分析:湿热之邪盘踞冲任、胞宫,气血失畅,经前血海气血充盈,湿热与血互结,壅滞不通,故腹痛拒按、痛连腰骶、有灼热感;湿热扰血,故经量多或经期长、经色黯红、质稠或夹有较多黏液;累及任带,则带下异常;湿热缠绵,故伴低热起伏;小便黄赤、舌红、苔黄腻、脉滑数或弦数均为湿热蕴结之候。

治法:清热除湿,化瘀止痛。

方药:清热调血汤(《古今医鉴》)。

牡丹皮　黄连　生地黄　当归　白芍　川芎　红花　桃仁　延胡索　莪术　香附

若痛甚,连及腰骶部,加续断、狗脊、秦艽以清热除湿止痛;若经血量多或经期延长,酌加地榆、槐花、马齿苋、黄芩凉血止血;带下量多、色黄、质稠、有臭味者,加黄柏、土茯苓、椿根皮除湿止带。

5. 气血虚弱证

证候表现:经期或经后小腹隐隐作痛、喜按,或小腹及阴部空坠不适,月经量少、色淡、质清稀,面色无华,头晕心悸,神疲乏力,舌质淡,脉细无力。

证候分析：气血不足，冲任亦虚，经行之后，血海更虚，子宫、冲任失于濡养，故经期或经后小腹隐隐作痛、喜按，气虚下陷则空坠不适；气血两虚，血海未满而溢，故经量少、色淡、质清稀；面色无华、神疲乏力、头晕心悸、舌淡、脉细无力皆为气血不足之象。

治法：益气养血，调经止痛。

方药：八珍汤（《正体类要》）。

当归　白芍　川芎　熟地黄　人参　白术　茯苓　炙甘草

若气虚兼寒，痛喜温热者，加艾叶、乌药、肉桂温经散寒止痛；血虚甚，加阿胶、鸡血藤、酸枣仁养血安神；若脾虚气弱者，加砂仁、佛手。本型痛经亦可选用十全大补汤（《太平惠民和剂局方》）：人参、肉桂、川芎、熟地黄、茯苓、甘草、黄芪、当归、白芍、生姜、大枣。

6. 肝肾不足证

证候表现：经期或经后小腹绵绵作痛，伴腰骶酸痛，经色淡黯、量少、质稀薄，头晕耳鸣，面色晦暗，健忘失眠，舌质淡红，苔薄，脉沉细。

证候分析：肾气虚损，冲任俱虚，精血本已不足，经行之后，血海更虚，子宫、冲任失养，故小腹绵绵作痛；外府不荣，则腰骶酸痛不适；精亏血少，阳气不足，故面色晦暗，经色黯淡、量少、质稀薄；肾虚脑失所养，则见头晕耳鸣、健忘失眠；舌、脉表现亦为肾气不足之征。

治法：滋肾养肝，止痛。

方药：调肝汤（《傅青主女科》）。

当归　白芍　山药　阿胶　山茱萸　巴戟天　甘草

方中当归、白芍、阿胶养血柔肝；山药、山茱萸填补肝肾之精血而养冲任；巴戟天温补肾元，于水中补火；甘草调和诸药。全方重在补肾柔肝。

若腰骶痛甚者，加杜仲、桑寄生、川续断；少腹痛兼胸胁胀痛者，加川楝子、延胡索；经血量少、色黯，加鹿角胶、淫羊藿；夜尿频数者，加益智仁、桑螵蛸、补骨脂。

知识链接

原发性痛经的西医学药物治疗

1. 解痉、镇静和镇痛

非甾体抗炎药物可抑制子宫收缩，降低子宫腔内压力，如布洛芬、酮洛芬等；氯丙嗪有镇静作用，可阻断儿茶酚胺受体，抑制外周副交感神经系统的作用。

2. 口服避孕药

口服避孕药可通过抑制排卵，减少月经血中前列腺素含量，达到镇痛效果，适用于要求避孕的痛经女性，如去氧孕烯炔雌醇片（妈富隆）、炔雌醇环丙孕酮片（达英-35）等。

【临证技巧】

(1)痛经的诊断要抓住腹痛随月经周期性发作的特点。

(2)痛经有原发性痛经和继发性痛经之分，具体鉴别需通过临床表现的特点以及妇科检查、B超等确定有无器质性病变。

(3)痛经辨证的要点是腹痛的特点，即痛经发生的时间、部位、性质以及疼痛的程度，并结合月经情况、全身情况及舌、脉表现,以辨别虚、实、寒、热。

（4）痛经的治疗分为经期治标和平时治本两个阶段,实证的治疗侧重于经期及疼痛发作时,虚证则应更侧重于平时服药。

附:子宫内膜异位症与子宫腺肌病

子宫内膜异位症（EMs）简称内异症,是指具有活性的子宫内膜组织（腺体和间质）种植在子宫腔被覆黏膜及宫体肌层以外的部位,病灶可累及全身任何部位,以宫骶韧带、子宫直肠陷凹及卵巢最为常见。异位病灶随着卵巢周期反复发生周期性出血,经缓慢吸收后,与周围组织粘连。本病以不孕、痛经、月经失调、性交痛为主要临床表现。本病虽是良性病变,却具有增生、浸润、转移、复发等恶性行为,是育龄期女性常见的疑难疾病之一,严重影响着女性的身心健康。

子宫腺肌病（AM）指子宫内膜腺体与间质仅种植在子宫肌层中,并伴随周围肌层细胞的代偿性肥大和增生,过去曾称之为内在性子宫内膜异位症。

子宫内膜异位症常与子宫腺肌病并见,二者除具有异位内膜的共同特点外,在发病机制乃至组织发生学等方面均有差异,目前认为他们是两种不同的疾病,但其中医病因病机及证候特点相近,故一并论治。

在祖国医学典籍中,并没有与子宫内膜异位症和子宫腺肌病完全对应的病种,根据他们的主要临床表现,常见于不孕、痛经、癥瘕、月经不调等论述中。

【病因病机】

子宫内膜异位症和子宫腺肌病的主要病理变化在于异位内膜病灶随着卵巢周期的变化而发生反复周期性出血。此血不循常道,瘀于脉外,属"离经之血",可以在全身种植。此两种疾病常发生于盆腔,甚至发生于盆腔外,其侵害部位不一,临床表现也各有所异。"离经之血"周期性反复刺激,旧积未愈,新患又起,瘀积于内,渐进发展,导致瘀血内停;瘀血停积于胞脉、冲任,则可致子宫内膜异位症的妇科典型症状。

瘀血阻滞,留结于胞脉,冲任不畅,不通则痛,导致渐进性、发展性痛经;冲任二脉不能相资,难以摄精成孕,导致不孕;冲任不调,新血难安,致月经紊乱;瘀阻冲任,留而不去,渐而形成癥瘕。瘀血既是病理产物,又是新的致病因素;既是引起临床症状和体征的主要因素,又是疾病发生、发展的病理基础。

瘀血阻滞乃子宫内膜异位症和子宫腺肌病的中心环节。无论寒、热、虚、实所致的血瘀,均因经前、经期胞宫由满而溢,气血变化急骤而血瘀益甚,导致气机逆乱,阴阳之气不相顺接,严重者不但痛经程度加重,还可出现阳气不达四末之四肢厥冷、胃气不降之恶心呕吐、清阳不升之腹泻、清窍失养之晕厥、阳不温煦之面色苍白、阳不维阴之冷汗淋漓等伴随症状;临证时应详察细审四诊资料,辨其瘀血成因,辨证施治,指导治疗。

1. 肝郁血瘀

素性抑郁或郁怒伤肝,肝失疏泄,气滞血瘀,而致血瘀留结于胞脉,冲任阻滞,发为子宫内膜异位症。

2. 寒凝血瘀

经后、产后感受寒邪,或冒雨涉水、居处寒冷,感受寒邪,血因寒凝,而致血瘀留结于胞脉,冲任阻滞,发为子宫内膜异位症。

3. 热灼血瘀

素体阳盛或肝郁化热,血稠致瘀,瘀阻冲任,或过食辛辣,或感受热邪,热灼血脉,煎熬津液,而致血瘀留结于胞脉,冲任阻滞,发为子宫内膜异位症。

4. 气虚血瘀

素体脾胃虚弱,或饮食、劳倦、思虑伤脾,脾气虚弱,运血无力,而致血瘀留结于胞脉,冲任阻滞,发为子宫内膜异位症。

5. 肾虚血瘀

先天禀赋不足,或房事不节,久病及肾,肾气虚弱,运血无力,或肾阳不足,血失温煦,或肾阴亏少,脉道涩滞,均可致血瘀留结于胞脉,冲任阻滞,发为子宫内膜异位症。

知识链接

子宫内膜异位症引起不孕的原因

(1)盆腔粘连或盆腔环境的改变,从而影响精卵结合、传送和受精卵的种植。

(2)免疫功能异常,破坏了子宫内膜正常代谢及生理功能。

(3)卵巢巧克力囊肿或未破裂卵泡黄素化综合征(LUFS)导致排卵障碍或黄体功能不足。

(4)子宫内膜异位症增加了胚胎发育不良和自然流产率,使自然流产率高达40%。

【诊断要点】

(一)子宫内膜异位症

1. 病史

子宫内膜异位症具有明显的家族遗传史,渐进性痛经史,不孕或剖宫产、人工流产、诊断性刮宫等宫腔手术史,或有阴道横隔、宫颈闭锁等病史。

2. 症状

(1)痛经:继发性、渐进性痛经是子宫内膜异位症的典型症状。疼痛部位多为下腹及腰骶部,并常向会阴、肛门、大腿放射,多在月经来潮时出现,月经第1天最为剧烈,并可持续整个月经期,多数患者出血愈多,疼痛越重;或平素即有下腹隐隐作痛,于经期加重,其痛经程度与病灶程度不成正比。

(2)不孕:不孕为子宫内膜异位症主要的临床表现和临床结局之一,发生率高达40%。

(3)性交痛:一般表现为深部性交痛,于月经来潮前更为明显。

(4)月经失调:可表现为月经周期缩短、经期延长、经量增多或非经期的不规则出血。

(5)急腹症:卵巢子宫内膜异位囊肿由于经期反复出血,囊内压力逐渐增加,出现破裂,引起剧烈疼痛。

(6)其他症状:任何有子宫内膜异位症病灶种植的部位均可出现局部周期性出血、疼痛和经期肿块明显增大及相应症状;胃肠道子宫内膜异位症可出现便秘或腹泻、里急后重、周期性少量便血;泌尿系统子宫内膜异位症可于月经周期出现尿频、尿痛、血尿,病灶压迫输尿管可见腰痛和血尿;剖宫产的手术瘢痕或会阴侧切术后出现周期性的瘢痕处疼痛,且瘢痕部可出现随时间延长而不断增大的包块。

3. 检查

(1)妇科检查:子宫常后倾后屈、大小正常或增大、固定、不活动,宫骶韧带、子宫直肠陷凹、子宫后壁下方可扪及一个或多个触痛、质硬结节,可在一侧或双侧附件扪及囊实性包块,位置固定,有压痛。

(2)腹腔镜检查:由于腹腔镜具有诊断及治疗的双重功能,较肉眼更容易发现腹腔及脏器表面的微小异位病灶,是目前公认的诊断子宫内膜异位症的金标准。对于 B 超检查无阳性发现、临床可疑子宫内膜异位症的不孕患者,应首选腹腔镜检查,以确认隐匿性子宫内膜异位症,并同时进行治疗。

(3)影像学检查:B 超显像可见囊肿多呈圆形或椭圆形,界限清晰,一般直径为 5～6 cm,大者可达 25 cm,其大小随月经周期变化,经前最小,经后较月经来潮前增大,与周围组织粘连,囊内有点状细小的絮状光点。MRI 与 CT 对盆腔子宫内膜异位症的诊断检查与 B 超相当,但费用较高。根据临床症状,对怀疑其他部位的子宫内膜异位症可以有选择地采用胸片、直肠镜、膀胱镜、肾盂造影等检查。

(4)实验室检查:中、重度子宫内膜异位症患者血清 CA125 水平可能升高,重症患者更为明显,但变化范围很大,临床上多用于重度子宫内膜异位症和疑有深部异位病灶者。诊断早期子宫内膜异位症时,腹腔液 CA125 较血清值更有意义。

(二)子宫腺肌病

1. 病史

子宫腺肌病多见于 40 岁以上的经产妇,近年有年轻化趋势,或有宫腔手术史、子宫内膜异位症病史。

2. 症状

(1)痛经:有渐进性痛经,程度比子宫内膜异位症更为严重,以下腹正中疼痛为剧,痛经常在经前 1 周开始,持续至月经结束。

(2)月经失调:可表现为经量增多、经期延长,或有月经中期阴道流血、疼痛。

3. 检查

(1)妇科检查:子宫呈球形,均匀性增大或有局限性结节隆起,子宫一般不会超过妊娠 3 个月大小。经前子宫有触痛感;经期子宫增大,压痛尤甚;经期后子宫缩小,压痛减轻。双侧附件无明显异常。

(2)影像学检查:B 超可在子宫肌层见到不规则增强回声,肌壁增厚,无边界。

(3)实验室检查:血清 CA125 可升高。

【鉴别诊断】

(一)子宫内膜异位症

1. 卵巢恶性肿瘤

卵巢恶性肿瘤早期一般无症状,有症状时病情已迅速进展,出现持续腹胀、腹痛,压迫周围神经可出现腰痛、下肢疼痛,并伴有腹水、水肿;三合诊检查可触及盆腔质硬肿块,表面凹凸不平,粘连固定;B超显示肿瘤为囊实性或实性包块,血流丰富;血清 CA125 值多大于 100 U/mL,必要时可行剖腹探查以确诊之。

2. 盆腔炎性包块

盆腔炎性包块多有急性盆腔感染史及反复发作史,疼痛无周期性,非仅限于经期而发,多为持续性,活动或性交后加重;急性期可伴有发热、白细胞增多;妇科检查可发现宫颈举痛,子宫活动受限、压痛,附件处可触及界限不清的包块;抗生素治疗有效。

3. 子宫腺肌病

子宫腺肌病的痛经程度比子宫内膜异位症更为严重,尤以下腹正中疼痛为剧;妇科检查可见子宫呈球形,均匀性增大,质硬;常与子宫内膜异位症合并存在。

(二)子宫腺肌病

子宫腺肌病应与子宫肌瘤相鉴别。子宫肌瘤一般无痛经,子宫多呈结节性增大,而非均匀性增大,甚至可增大至 3 个月妊娠大小,能轻易从下腹正中触及,但子宫无压痛;B超显示子宫体积增大,或轮廓变形,子宫肌壁内等回声或中强回声,围绕肌瘤区有环状实性暗区或低回声线状的假包膜;子宫肌瘤患者血清 CA125 正常。约半数子宫腺肌病患者可同时合并子宫肌瘤。

【辨证论治】

瘀血阻于胞宫、胞脉,冲任不畅,为子宫内膜异位症及子宫腺肌病影响女性生理功能的病理基础。其病来势虽渐,去势亦缓;用祛瘀之法,不能一气荡尽,要缓化图功,尤其在经后,胞脉空虚,脱落之离经之血不能及时消散吸收,单用活血化瘀攻伐之品,往往损伤正气,事倍功半。子宫内膜异位症及子宫腺肌病应以"扶正祛瘀"为基本治疗原则,同时根据四诊资料辨其血瘀之由,或疏肝,或温经,或补肾,或健脾,或清热,进行辨证施治。

1. 肝郁血瘀证

证候表现:经前或经期少腹胀痛,逐年加重,经行不畅,经色黯红、有血块,块下痛减,平素烦躁易怒,经前乳房、胸胁胀痛,或胞中积块,固定不移,舌黯红,边有瘀斑,苔薄白,脉弦涩。

证候分析:患者素有抑郁,或行经之时情志不畅,致肝气郁滞,血液运行不畅,阻于冲任、胞脉;经前血海充盈,瘀滞益甚,故经前或经期少腹疼痛、经行不畅、有血块,血块排出后瘀阻减轻,故疼痛缓解;离经之血反复周期性刺激,瘀积不去,故痛经逐年加重;经前乳房、胸胁胀痛,平素烦躁易怒均为肝气郁滞之征;离经之血久而成瘀,故出现胞中积块,固定不移;舌黯红、边有瘀斑为肝郁血瘀之征。

治法:行气活血,化瘀止痛。

方药:膈下逐瘀汤(方见痛经)。

若郁而化热,见心烦、口苦者,加栀子、夏枯草以清泻肝火;若疼痛剧烈者,加全蝎、水蛭活血通络止痛;若肝气犯胃,痛甚作呕者,加白芍柔肝和胃止痛;月经量多者,去桃仁、红花,加蒲黄、三七、茜草活血止血。

2. 寒凝血瘀证

证候表现：经前或经期小腹冷痛、绞痛，遇寒尤甚，得热痛减，痛甚则呕吐、泄泻，经行不畅，经色黯红、有血块，块下痛减，不孕，形寒肢冷，面色苍白，胞中有积块，固定不移，舌紫黯，有瘀斑，苔薄，脉沉紧。

证候分析：寒邪客于冲任、胞络，寒凝血瘀，冲任阻滞，故每于经前或经期小腹冷痛、绞痛；血得热则行，得寒则凝，故疼痛遇寒尤甚，得热痛减；寒凝血瘀，经络不畅，胃气不降则呕吐，脾气不升则泄泻；寒凝血瘀，气血运行不畅，则经行不畅、色黯红、有血块、块下则痛减；寒气内盛，阻遏阳气，胞宫失于温煦则不孕；阳气不达肢末，则形寒肢冷、面色苍白；舌紫黯、有瘀斑、苔薄、脉沉紧均为寒凝血瘀之象。

治法：温经散寒，活血止痛。

方药：少腹逐瘀汤（方见痛经）。

若经量过少，可加牛膝、泽兰活血通经；痛甚呕吐者，加姜半夏、吴茱萸温胃止呕；泄泻者，加山药、肉豆蔻健脾止泻；若腰骶疼痛明显者，酌加杜仲、桑寄生、川续断等补肾强筋骨。

3. 热灼血瘀证

证候表现：经期或经行前后发热，小腹灼热疼痛、拒按，口渴，小便黄，大便干结，舌质红，有瘀斑、瘀点，苔黄，脉弦数。

证候分析：热灼血瘀，正邪相争，故经行前后胞宫气血变化急骤，营卫失和，则经期或经行前后发热；热灼血瘀，冲任不畅，则小腹灼热疼痛、拒按；热邪灼伤津液，则口渴、小便黄、大便干结；舌质红、有瘀斑或瘀点、苔黄、脉弦数均为热灼血瘀之征。

治法：清热凉血，活血化瘀。

方药：清热调血汤（方见痛经）合小柴胡汤（方见产后发热）。

方中牡丹皮、生地黄清热凉血；白芍、当归养血调经；黄连清热泻火；川芎、桃仁、红花活血祛瘀止痛；香附、延胡索、莪术行气活血，以助祛瘀止痛；柴胡、黄芩、半夏辛开苦降，调畅气机；生姜和胃降逆止呕；人参扶正以助驱邪；甘草调和诸药。

若经量过多或余沥不净，加茜草止血、马齿苋凉血化瘀；若头晕头痛，酌加夏枯草、白蒺藜清肝泻火。

4. 气虚血瘀证

证候表现：经期或经后小腹坠痛、喜按，经血色淡、质稀，或夹有血块，肛门坠胀，面色㿠白，少气懒言，语声低微，神疲倦怠，舌淡或边有瘀斑、瘀点，苔白，脉细涩。

证候分析：气虚运血无力，血运不畅成瘀，冲任不调，经行气随血泄，胞脉失养，则经期、经后小腹坠痛、喜按；气虚，血失温化致瘀，则经血色淡、质稀或夹有血块；中气不足，清阳不升，则见面色㿠白、少气懒言、语声低微、神疲倦怠、肛门坠胀；舌淡、边有瘀斑或瘀点、苔白、脉细涩均为气虚血瘀之象。

治法：益气活血，化瘀止痛。

方药：补中益气汤（方见月经先期）加延胡索、蒲黄、血竭、五灵脂。

补中益气汤健脾益气升阳，加蒲黄、血竭、五灵脂活血化瘀止痛，延胡索理气以助活血化瘀。全方共奏益气活血,化瘀止痛之功。

若腹冷痛甚,加制附子、干姜、桂枝温经止痛;腰骶酸痛,加川续断、桑寄生补肝肾强腰骨。

5.肾虚血瘀证

证候表现:经期或经后小腹、腰骶坠痛,痛牵阴户及下肢,月经先后无定期、量或多或少、血色黯淡或夹有血块,头晕耳鸣,面色晦暗,小便清长或夜尿频数,不孕或屡孕屡堕,舌黯淡,或有瘀斑,苔白,脉沉细而涩。

证候分析:肾虚血瘀,冲任不调,胞脉不畅,故经期或经后小腹、腰骶坠痛,痛牵阴户及下肢;肾虚血瘀,血海蓄溢失常,则月经先后不定、量或多或少;血失温煦,则血色黯淡或夹有血块;肾精不足,不能上荣清窍,故头晕耳鸣、面色晦暗;膀胱气化失常,则小便清长或夜尿频数;肾虚血瘀,胞宫失于温煦,则胎孕不受而不孕或屡孕屡堕;舌黯淡或有瘀斑、苔白、脉沉细均为肾虚血瘀之征。

治法:补肾养血,活血调经。

方药:归肾丸(《景岳全书》)合桃红四物汤(方见经期延长)。

归肾丸:熟地黄 山药 山萸肉 茯苓 当归 枸杞子 杜仲 菟丝子 川芎 白芍 桃仁 红花

方中熟地黄、枸杞子、山萸肉补肾益精养血;山药、茯苓健脾以助生化之源;当归、白芍养血调经;菟丝子补肝肾、益精血;杜仲补肾强筋骨;川芎活血养血;桃仁、红花活血化瘀止痛。全方共奏补肾养血,活血调经之功。

若痛经较甚,加艾叶、炙附子、巴戟天增强温肾助阳之功;若腰骶疼痛明显,酌加杜仲、桑寄生、川续断等补肾强筋骨;若婚久不孕,酌加覆盆子、川续断温养肝肾,调补冲任;若腹痛甚,加五灵脂、血竭化瘀止痛;盆腔有包块者,酌加三棱、莪术、皂角刺化瘀消癥。

【临证技巧】

(1)继发性痛经、进行性加重是子宫内膜异位症及子宫腺肌病最典型的症状,疼痛部位多为下腹及腰骶部,甚至可迁延至肛门、下肢。

(2)子宫内膜异位症患者不孕率高达40%,不孕症患者中约80%有子宫内膜异位症。

(3)子宫内膜异位症具有3～12年的潜伏期,其隐匿性成为临床误诊、漏诊的原因之一。不孕症患者若发现宫骶韧带或子宫直肠陷凹可扪及触痛性、质硬结节,或子宫后倾、活动度不良时,虽然B超没有阳性发现,仍需高度警惕,必要时行腹腔镜诊断及治疗。

(4)异位病灶反复周期性出血刺激,其病情呈渐进性发展,无论是药物还是手术治疗,复发率均较高。

(5)子宫内膜异位症与子宫腺肌病以扶正祛瘀为基本治疗原则,同时根据四诊资料辨其血瘀之由,或疏肝,或温经,或补肾,或健脾,或清热,进行辨证施治;再结合月经周期的不同时期及个体情况加减用药,从而控制疼痛、促进生育、缩减病灶、预防复发。

第十一节 月经前后诸证

女性每值经期或月经前后出现某些症状,如乳房胀痛、头晕、头痛、身痛、发热、肿胀、泄泻、口舌糜烂、吐血衄血、情志异常、痤疮等,严重影响工作和生活质量者,称为月经前后诸证,又称月经先后诸证。以上症状可单独出现,也可三两症同见,多在月经前 7～14 天出现,经前 3～5 天加重,月经来潮后症状即减轻、消失。据统计,月经前后诸证的发生率为 30%～40%,症状严重者占 5%～10%,常见者有经行乳房胀痛、经行头痛、经行感冒、经行发热、经行身痛、经行眩晕、经行口糜、经行吐衄、经行肿胀、经行泄泻、经行风疹块、经行情志异常。西医学的经前期综合征可参照本病进行辨证施治,代偿性月经可参照经行吐衄治疗。

【病因病机】

本病的发生与月经周期关系密切,具有经前、经期发病,经后自然缓解,下次月经期重现的特点。女性行经之前,阴血下注冲任,血海充盈,冲脉之气较盛;经血下行,全身阴血相对不足,若因禀赋体质之差异,阴阳气血有所偏盛或偏虚,或受到情志、生活因素的影响,在这个生理阶段则易致脏腑功能失调,气血失和,从而出现一系列证候。

月经以血为本,月经的产生和调节与肾、肝、脾的关系尤为密切,故肾、肝、脾功能失调,气血失和是导致月经前后诸证的重要机制,而素体禀赋又是引发本病的关键因素。究其病因,大多与肝郁、脾虚、肾虚、血热、阴虚和血虚有关,这些因素可单独发病,也可几种因素互相影响而发病。

1. 肝郁

素性抑郁,情志不舒,郁怒伤肝,肝失条达,经前阴血下注血海,冲脉之气较盛,气机受阻,冲气挟肝气上逆,上扰清窍,发为经行头痛;经期阴血下泄,肝血不足,失于柔养,肝气更郁,肝失疏泄,可致经行乳房胀痛、情志异常;肝郁气滞,气机不畅,水湿宣泄不利,溢于肌肤,可发为经行肿胀;气滞血瘀,久而化火,随冲气上逆,灼伤血络,可发为经行吐衄。

2. 脾肾亏虚

素体脾肾虚弱,阳气不足,经行之时阳气随之下泄,脾肾阳气更虚。脾虚运化不健,则水湿停滞,肾阳不足,则气化无力,关门不利,水湿泛于肌肤,则为经行肿胀;水湿下注大肠,则为经行泄泻;若素体脾虚,平素嗜食甜腻之物,湿浊停滞,蕴而化热,湿热熏蒸,循经随冲气上逆,可发为粉刺。

3. 阴虚

素体阴虚,经行之际,阴血下注冲任、胞宫,阴血更虚。肝肾阴虚,精血同源,肝血不足,气机不畅,乳头属肝,肾经入乳内,乳络不畅,致经行乳房胀痛;阴虚不能制阳,肝阳上亢,则经行头痛、头晕;阴虚火旺,热乘于心,心火上炎,致口舌糜烂;肺肾阴虚,虚火上炎,灼伤肺络,络损血溢,以致吐衄。

4. 血热

素体阳盛,或嗜食辛辣,或肝郁日久化热,气火偏盛,经行之际,冲气旺盛,冲气挟气火上逆,灼伤血络,致经行吐衄;素有痰湿,蕴久化热,或因肝郁乘脾,肝郁日久化热,脾虚日久生痰,致成痰火,经期冲气旺盛,挟痰火上扰清窍,神明逆乱,发为经行情志异常;平素嗜食辛辣香燥或肥甘厚味,胃中蕴热,经行冲气挟胃热上逆,热灼口舌,则发为经行口舌生疮、糜烂。

5. 血虚

素体血虚,行经之前,阴血下注冲任、胞宫,机体阴血更虚。血虚不能上荣于脑,而致经行头痛、头晕;不能荣养四肢百骸,或复感风寒,经脉不利,以致经行身痛;血虚生风,搏于肌肤,则发为经行风疹块。

6. 痰湿

素有痰湿内蕴,或脾虚运化不及,痰湿内生。经期冲气偏盛,挟痰湿上扰清窍,以致头痛、眩晕;痰湿阻络,气血阻滞,痰湿与瘀血相结,经行之际,扰动痰湿瘀血,凝滞于颜面肌肤,可致经行粉刺。

7. 风热

素体阳盛,或嗜食辛辣,血分蕴热,经行之际,阴血相对不足,风热之邪乘虚而入,搏于肌肤腠理,发为经行风疹块;肺经蕴热,复受风邪,风热熏蒸面部,发为经行粉刺。

知识链接

经前期综合征的病因

经前期综合征的确切病因尚不清楚,可能与以下因素有关。①雌、孕激素比例失调:孕激素水平不足,雌激素水平增高。雌激素影响肾素-血管紧张素-醛固酮系统的功能,引起水钠滞留而发生颜面水肿、腹胀腹泻等。②内啡肽异常释放:内啡肽可抑制中枢神经系统,使去甲肾上腺素或多巴胺释放减少,致患者出现情绪变化、食欲增加和口渴等;还可使催乳素和血管升压素水平增高,并有抑制前列腺素的作用,引起体液潴留、乳房胀痛、便秘、腹胀等。③维生素 B_6 缺乏:维生素 B_6 可促进体内过多的雌激素在肝内代谢,增加脑的单胺基生物合成,调节行为和情绪。

【诊断要点】

1. 病史

患者多为 25～45 岁女性,伴随月经周期反复发作,症状出现在月经前 7～14 天,经前 2～3 天症状明显加重,月经来潮后症状明显减轻或消失;常因情绪激动、人际关系紧张等因素诱发。

2. 症状

患者可有经行前后乳房胀痛、头晕、头痛、身痛、肿胀、泄泻、口舌糜烂、吐血衄血、粉刺、情志异常、烦躁易怒、失眠等,常见症状可归纳为三类。①躯体症状:头痛、乳房胀痛、腹部胀满、颜面及肢体浮肿、体重增加、运动协调功能减退;②精神症状:烦躁易怒、焦虑、抑郁、情绪不稳定、疲乏以及饮食、睡眠、性欲改变;③行为改变:注意力不集中,工作效率低,有意外事故倾向,易有犯罪行为或自杀意图。

3. 体征

患者每随月经周期出现颜面及下肢凹陷性水肿,或乳房有触痛性结节,或有口腔黏膜溃疡,或见荨麻疹、痤疮;病变程度轻重不一,月经干净后可逐渐消失;妇科检查无器质性病变。

4. 辅助检查

（1）激素、宫颈黏液检查及基础体温测定：符合有排卵周期的相关特点。

（2）内外科检查：如血常规、尿常规、大便常规、肝肾功能检查、血浆蛋白检查、乳腺超声波、颅脑 CT 等检查，可排除全身性疾病及肿瘤引起的眩晕、泄泻、水肿、头痛、乳房胀痛等。

【鉴别诊断】

月经前后诸证与某些器质性病变的临床表现相似，必须加以鉴别，减少误诊。例如，头痛、眩晕、水肿、乳房胀痛、吐衄等月经前后诸证应与内、外科相关疾病如高血压、脑肿瘤、肾病综合征、乳腺增生、乳腺癌，以及肺、支气管、鼻部疾患等所致的类似表现进行鉴别。鉴别要点是月经前后诸证的症状、体征具有明显的周期性，一般都是在月经前出现，经净即止，相关辅助检查均正常。

【辨证论治】

月经前后诸证应根据症状、舌脉表现以及症状出现与月经周期的关系进行辨证。一般来说，经前出现症状者，多属实；经将净或经后出现症状者，多属虚。其治疗重在补肾、健脾、疏肝理气、活血祛瘀，使脏腑功能平衡，阴阳气血互济；平时辨证施治以治本，经前、经期则随证加减以控制症状。

（一）经行乳房胀痛

1. 肝气郁结证

证候表现：经前或经行乳房胀痛，甚则痛不可触衣，或乳头痒痛，精神抑郁，胸闷胁胀，时欲叹息，小腹胀痛，经行不畅，血色黯红，舌黯红，苔薄白，脉弦。

证候分析：平素肝郁气滞，气血运行不畅，经前阴血下注冲任，冲气偏盛，循肝脉上逆，肝经气血郁滞，乳络不畅，不通则痛，故经行乳房胀痛，或乳头痒痛；肝失条达，则精神抑郁、时欲叹息；肝郁气滞，冲任阻滞不通，故小腹胀痛、经行不畅、血色黯红；肝气不和，气机不畅，则胸闷胁胀；舌黯红、苔薄白、脉弦也为肝郁之象。

治法：疏肝解郁，理气止痛。

方药：柴胡疏肝散（《景岳全书》）加橘叶、川楝子、王不留行。

柴胡　枳壳　香附　陈皮　芍药　川芎　炙甘草

方中柴胡、川楝子疏肝解郁调经；枳壳、香附、陈皮理气行滞消胀；白芍、炙甘草缓急止痛；川芎行血中之气，配以王不留行通络行滞止痛。诸药合用，共奏疏肝解郁，通络止痛之功。

若乳房胀硬，结成块者，加夏枯草、橘核以通络散结；若见心烦易怒、口苦口干、尿黄便结、舌苔薄黄、脉弦数者，乃肝郁化热之象，治以疏肝清热，加牡丹皮、栀子。

2. 肝肾阴虚证

证候表现：经行或经后两乳胀痛，乳房柔软无块，月经量少、色红，耳鸣，目涩，咽干，腰膝酸软，舌红少苔，脉细数。

证候分析：肝肾同源，精血互生，素体肝肾阴血不足，肝血虚则疏泄不及，气机不畅；乳头属肝，经行时阴血下注冲任、血海，肝肾精血愈虚，乳络失于滋养，故经行或经后两乳胀痛、乳房柔软无块；阴血虚，故月经量少，阴虚有热，故色红；肾开窍于耳，肾经过咽喉，肝开窍于目,肝肾精血不足,不能上荣耳目及咽喉,则两目干涩、耳鸣、咽干;舌红少苔、脉细数均为肝肾阴虚之候。

治法:滋肾养肝,疏肝止痛。

方药:一贯煎(《柳州医话》)。

沙参 麦冬 当归 生地黄 川楝子 枸杞子

本方是在滋养肝肾药中稍加疏肝理气之川楝子组成,使肝体得养,气机条达,则乳胀自除。

(二)经行头痛

1. 阴虚阳亢证

证候表现:经行头痛,甚或巅顶掣痛,头晕目眩,烦躁易怒,口苦咽干,手足心热,月经量稍多、色鲜红,舌质红,苔少,脉弦细数。

证候分析:素体阴虚,精血不足,经期阴血下注冲任,阴虚更甚,阴不制阳,肝阳上亢,上扰清窍,肝脉过巅顶,故致经行头痛,甚或巅顶掣痛,头晕目眩;阴虚阳亢,热扰冲任,故月经量稍多、色鲜红;肝阳上亢,则烦躁易怒;阴虚内热,故口苦咽干、手足心热;舌红苔少、脉弦细数均为阴虚阳亢之象。

治法:滋阴潜阳,平肝止痛。

方药:杞菊地黄丸(《医级》)加钩藤、石决明、藁本。

熟地黄 山茱萸 山药 茯苓 牡丹皮 泽泻 枸杞子 菊花

方中以六味地黄滋肾养肝,枸杞子、菊花平肝,酌加钩藤、石决明、藁本以平肝潜阳。全方共奏滋肾养肝、平肝潜阳之功。

若肝火旺,头痛剧烈者,加夏枯草、苦丁茶以清肝泻火。

2. 血瘀证

证候表现:每逢经前、经期头痛剧烈,痛如锥刺,经行量少、色紫黯、有块,小腹刺痛、拒按,胸闷不舒,舌黯或尖边有瘀点,脉弦涩。

证候分析:素有瘀血停滞,络脉不通,经行之际,气血变化急骤,冲气偏盛,瘀血随冲气上逆,故经行头痛;血行不畅,瘀阻于胞宫,则经行不畅、色紫黯、有块,小腹刺痛、拒按;瘀血阻滞,气机不利,故胸闷不舒;舌黯或尖边有瘀点、脉弦涩均为血瘀之象。

治法:活血化瘀,通窍止痛。

方药:通窍活血汤(《医林改错》)。

赤芍 川芎 桃仁 红花 老葱 麝香 生姜 大枣

方中赤芍、桃仁、红花活血化瘀;川芎、麝香、老葱行气活血通窍止痛;大枣调和营卫。本方可活血祛瘀,通窍止痛,故能调经脉,止头痛。

3. 血虚证

证候表现:经期或经后头部绵绵作痛,头晕眼花,月经量少,色淡质稀,心悸少寐,神疲乏力,舌淡苔薄,脉虚细。

证候分析:素体血虚,或久病体虚,遇经行则血愈虚,血虚不能上荣,故头部绵绵作痛、头晕眼花;血虚冲任失养,则月经量少、色淡质稀;血虚不养心神,则心悸少寐;血虚气弱,故神疲乏力;舌淡苔薄、脉虚细均为血虚之候。

治法：养血益气，通络止痛。

方药：八珍汤（方见痛经）加蔓荆子、鸡血藤。

（三）经行泄泻

1. 脾虚证

证候表现：月经前后或正值经期，大便溏泻，脘腹胀满，神疲肢软，或面浮肢肿，经行量多，色淡质薄，舌淡红，苔白，脉濡缓。

证候分析：脾虚失运，经行气血下注血海，脾气更虚，不能运化水湿，湿渗大肠，则大便溏薄、脘腹胀满；脾阳不振，则神疲肢软；水湿泛溢肌肤，则面浮肢肿；脾虚不能统血，则经量多，脾虚气血化源不足，则经色淡、质稀薄；舌淡红、苔白、脉濡缓均系脾虚之候。

治法：健脾益气，除湿止泻。

方药：参苓白术散（《太平惠民和剂局方》）。

人参　白术　扁豆　茯苓　甘草　山药　莲子肉　桔梗　薏苡仁　砂仁

方中用人参、白术、茯苓、甘草、山药健脾益气，扁豆、莲子肉、薏苡仁健脾化湿，砂仁和胃理气，桔梗载药上行。诸药合用，使脾气散精，水精四布，自无泄泻之疾。

若肝郁脾虚，症见经行腹痛即泻、泻后痛止、嗳气不舒，治宜柔肝扶脾，理气止泻，方用痛泻要方（《丹溪心法》）。

白术　白芍　陈皮　防风

方中白术健脾燥湿；白芍柔肝，缓急；防风搜风舒脾；陈皮理气和中。本方为扶脾抑肝之剂，使土旺脾健，则痛泻自止。

2. 肾虚证

证候表现：经行或经行前后五更泄泻，腰膝酸软，头晕耳鸣，畏寒肢冷，月经量少、经色淡、质清稀，舌淡苔白，脉沉迟。

证候分析：素有肾阳虚衰，命火不足，经行气血下注冲任，肾阳虚益甚，火不暖土，水湿不运，下注大肠，五更之时，阴寒较盛，阳气更虚，故天亮前泄泻；肾虚则外府失荣，故腰膝酸软；阳虚经脉失于温煦，则畏寒肢冷；髓海失养，则头晕耳鸣；肾阳虚衰，脾气不运，血失生化，故月经量少、色淡而质清稀；舌淡苔白、脉沉迟均为肾阳虚衰之候。

治法：温肾健脾，除湿止泻。

方药：健固汤（《傅青主女科》）合四神丸（《校注妇人良方》）。

健固汤：人参　白术　茯苓　薏苡仁　巴戟天

四神丸：补骨脂　吴茱萸　肉豆蔻　五味子　生姜　大枣

方中以人参、白术、茯苓、薏苡仁健脾渗湿，巴戟天、补骨脂温肾扶阳，吴茱萸温中和胃，肉豆蔻、五味子固涩止泻。诸药合用，使肾气温固，脾气健运，湿浊乃化，泄泻遂止。

（四）经行浮肿

1. 脾肾阳虚证

证候表现：经行面浮肢肿，按之没指，经行量多、色淡、质稀，纳呆腹胀，大便溏薄，畏寒乏力，腰膝酸软，舌淡，苔白腻，脉沉缓。

证候分析:脾肾阳虚,水湿内停,经前及经期气血下注冲任,脾肾益虚,脾失健运,肾失温化,水湿泛溢于肌肤,则见四肢浮肿、按之没指;脾肾虚损,经血失固,则经行量多、色淡、质稀;脾阳不振,运化无力,故见倦怠乏力、纳呆腹胀、大便稀溏;腰为肾之外府,肾阳虚,则腰膝酸软、畏寒;舌淡、苔白腻、脉沉缓均为脾肾阳虚之候。

治法:温肾化气,健脾利水。

方药:苓桂术甘汤(《伤寒论》)加熟附子、党参、巴戟天。

茯苓　白术　桂枝　甘草

方中茯苓、白术、甘草、党参健脾益气,以运化水湿;熟附子、巴戟天、桂枝补肾温阳,以化气行水。全方共奏温肾健脾、化气行水之功。

2. 气滞证

证候表现:经前及经行肢体肿胀,两手不能握固,皮色不变,按之随手而起,月经量少、色黯、有块,胸胁、乳房胀痛,善叹息,舌苔薄白,脉弦。

证候分析:情志内伤,肝失条达,平素气滞,经前、经期气血下注,冲任气血壅盛,气滞湿停,则头面肢体肿胀、两手不能握固;气滞湿郁,故皮色不变,按之随手而起;气滞冲任,经血运行不畅,故月经量少、色黯、有块;肝郁气滞,故胸胁、乳房胀痛,善叹息;苔白、脉弦亦为气滞之征。

治法:理气行滞,化湿消肿。

方药:八物汤(《济阴纲目》)去熟地黄,加泽兰、茯苓皮。

当归　川芎　芍药　熟地黄　延胡索　川楝子　炒木香　槟榔

方中以四物汤养血活血;川楝子、木香、延胡索理气行滞止痛;泽兰活血利水消肿;茯苓皮、槟榔行气利水化湿。全方共奏理气行滞、化湿消肿之功。

(五)经行吐衄

1. 肝经郁火证

证候表现:经前或经期吐血、衄血,月经量较多、色红,或见月经提前、量少甚或不行,胸闷胁胀,头晕目眩,心烦易怒,口苦咽干,尿黄便结,舌红苔黄,脉弦数。

证候分析:素性肝郁,郁久化热,伏于冲任,值经前或行经之时,冲气偏盛,挟肝火上逆,热伤血络,故吐血、衄血,火盛则血量较多而色红;热扰冲任,则经期提前;血随气逆而不得下行,故经行量少,甚或不行;肝气郁结,气机不利,则胸闷胁胀;肝郁化火,则心烦易怒、口苦咽干;肝火上扰清窍,则头晕目眩;热灼阴津,则尿黄便结;舌红苔黄、脉弦数均为肝经郁火之象。

治法:疏肝清热,引血下行。

方药:清肝引经汤(《中医妇科学》四版教材)。

当归　白芍　生地黄　牡丹皮　栀子　黄芩　川楝子　茜草　牛膝　白茅根　甘草

方中当归、白芍养血柔肝;生地黄、牡丹皮凉血清热;栀子、黄芩清热降火;川楝子疏肝理气;茜草、白茅根佐生地黄,以增清热凉血之功;牛膝引血下行;甘草调和诸药。

若小腹疼痛,经行不畅、有血块者,为瘀阻胞中,加桃仁、红花活血祛瘀调经。

2. 肺肾阴虚证

证候表现：经前或经期吐血、衄血，月经量少，色鲜红，头晕耳鸣，两颧潮红，手足心热，咽干口渴，舌红少苔或无苔，脉细数。

证候分析：素体肺肾阴虚，经行阴血下注冲任，阴虚更甚，虚火上炎，损伤肺络，故见吐血、衄血；阴虚有热，则经血量少、色鲜红；阴虚内热，故头晕耳鸣、手足心热、两颧潮红，灼肺伤津，则咽干、口渴；舌红少苔或无苔、脉细数均为阴虚内热之象。

治法：滋阴润肺，引血下行。

方药：顺经汤（《傅青主女科》）加牛膝。

当归　熟地黄　沙参　白芍　茯苓　黑荆芥　牡丹皮

方中当归、白芍养血调经，沙参润肺，熟地黄滋肾养肝，牡丹皮清热凉血，茯苓健脾宁心，黑荆芥引血归经，牛膝引血下行。

知识链接

代偿性月经

代偿性月经是与月经相似的周期性子宫以外部位的出血，临床最常见的出血部位是鼻黏膜，多数伴有月经量减少或闭经。此外，胃、肠、膀胱、肺、乳腺、皮肤、外耳道、眼等部位也可发生出血，以青春期女子多见，一般出血量不多，常能自止，但流血量多时需治疗。临证时，应检查血常规、出凝血时间、肝功能等，以排除血液病及肝硬化引起的出血，并做相关的专科检查，如鼻镜、胃镜、肠镜、膀胱镜等，做活体组织病检，以排除器质性病变，包括恶性肿瘤。

（六）经行情志异常

1. 肝气郁结证

证候表现：经前、经期精神抑郁不乐，情绪不宁，胸闷胁胀，不思饮食，苔薄白，脉弦细。

证候分析：病由情志所伤，肝失条达，经前阴血下注冲任，冲气旺盛，肝血不足，肝之疏泄愈加不畅，故见精神抑郁、情绪不宁；足厥阴肝经布于胁肋，肝郁气滞，则胸闷胁胀；肝气犯脾，故不思饮食；苔薄白、脉弦均为肝郁之象。

治法：疏肝解郁，养血调经。

方药：逍遥散（方见月经先后无定期）。

若肝郁化火，见经前烦躁易怒，甚至怒而发狂，经后复如常人，月经量多、色红、经期提前等，加牡丹皮、栀子。

2. 痰火上扰证

证候表现：经行狂躁不安，语无伦次，头痛失眠，面红目赤，心胸烦闷，经后复如常人，尿黄便坚，舌红，苔黄厚或腻，脉弦滑而数。

证候分析：素有痰火内蕴，经前冲气旺盛，痰火挟冲气上逆，蒙闭清窍，扰乱神明，则狂躁不安、语无伦次、头痛失眠，经后气火渐平和，则症状逐渐消失，复如常人；痰火上扰头面,故面红目赤;痰火结于胸中,则心胸烦闷;火热伤津,故尿黄便坚;舌红、苔黄厚或腻、脉弦滑数均属痰火内盛、阳气独亢之象。

治法:清热化痰,宁心安神。

方药:生铁落饮(《医学心悟》)加郁金、黄连。

天冬　麦冬　贝母　胆南星　橘红　远志　连翘　茯苓　茯神　玄参　钩藤　丹参　辰砂　石菖蒲　生铁落

方中生铁落重镇降逆,胆南星、贝母、橘红清热涤痰,菖蒲、远志、辰砂宣窍安神,天冬、麦冬、玄参、连翘、钩藤养阴清热。诸药合用,使热去痰除,则神清志定而病自除。

大便秘结者,加生大黄、礞石通腑泻热除痰;痰多者,加天竺黄化痰清热。

【临证技巧】

(1)月经前后诸证的表现与某些内科、外科、耳鼻喉科疾病相似,但其发生与缓解都与月经周期关系密切,症状周期性反复出现与消退为其诊断之关键所在。

(2)月经前后诸证的病机与肝、脾、肾关系最为密切,以肝的功能失调为主,病久累及心、脾、肾等脏腑。

(3)月经前后诸证在辨证时要注意主症与次症、主症与宿疾的关系。

(4)月经前后诸证的治疗应在辨证的基础上,以调肝为大法,兼顾心、脾、肾等脏,并于经前半月或一周用药,一般以3个月经周期为1个疗程。

(5)若症状反复难愈,应定期复查,以排除器质性病变。经行情志异常之重症者当配合西药镇静剂以迅速控制症状,以免发生自杀、犯罪等严重后果。

第十二节　绝经前后诸证

女性在绝经前后出现烘热汗出,烦躁易怒,情绪不安,头晕目眩,耳鸣心悸,胸闷不舒,失眠健忘,腰酸背痛,手足心热,面浮肢肿,皮肤瘙痒,尿频,尿失禁,或伴有月经不调等与绝经有关的症状,称为绝经前后诸证。古代医籍无本病的专篇论述,根据其临床表现侧重的不同,绝经前后诸证当归属于中医的脏躁、不寐、百合病、年老血崩、郁证、眩晕等范畴。西医学的绝经期综合征可参照本病进行辨证施治。

【病因病机】

肾为水火之宅,主藏元阴、元阳,为五脏六腑之根。妇人至七七之年,肾气不足,脏腑化生气血功能减退,机体由高水平阴阳向低水平阴阳过渡,其升降出入、气血阴阳的平衡处于极为脆弱的状态。若先天禀赋不足,或久病失养,或七情所伤,或饮食失节,或社会、精神因素影响,由肾虚累及他脏,如水不济心、水不涵木、火不暖土等,涉及心、肝、脾,进而导致痰浊、瘀血、郁火等病理改变,机体难以承受绝经前后的生理转变,使肾中阴阳进一步失衡,脏腑气血不和,产生绝经前后诸证。因此,肾虚是绝经前后诸证产生的病机关键。

1. 肾阴虚

绝经前后,天癸将竭,若素体肾阴不足,或房事不节,或久病及肾,精血耗伤,或女性多郁,忧愁思虑,营阴暗耗,脏腑失养,阴阳失和,则可导致绝经前后诸证。

2. 肾阳虚

绝经前后,若素体肾阳虚衰,或房事不节,或大惊猝恐,损伤肾气,命门火衰,火不暖土,脾肾阳虚,脏腑失煦,可致绝经前后诸证。

3. 肾阴阳失和

肾藏元阴而寓元阳,为水火之宅,绝经前后,肾气渐虚,若素体肾阴不足或肾阳虚损,复加情志内伤,五志化火,耗气伤阴,导致脏腑、气血、阴阳、营卫失和,而致绝经前后诸证。

【诊断要点】

1. 病史

绝经前后诸证的发病年龄多在 45～55 岁,或伴有月经紊乱的病史,注意有无心血管疾病史及双侧卵巢切除术史,有无放疗、化疗史。

2. 症状

(1)月经改变:90% 的女性在绝经前经历 2～8 年无排卵性月经,表现为月经周期不规则,持续时间长及月经量增多;或见月经推后、量少、数月不行。

(2)与雌激素下降有关的症状:血管舒缩症状,如烘热汗出;精神神经症状,如烦躁易怒、抑郁失眠、情绪低落、喜怒无常、头痛眩晕;泌尿生殖系统症状,如阴道干涩、性交困难,以及反复发生阴道炎、尿路感染;心血管系统表现,如心悸、胸闷疼痛、血压波动或升高;骨、关节症状,如关节及肌肉疼痛、项背不舒;皮肤症状,如皮肤干燥、瘙痒,老年斑,皮肤感觉有蚁走感;其他,如腹胀、水肿、体重增加等。

3. 检查

(1)妇科检查:绝经后可有不同程度的外阴、阴道、子宫萎缩,宫颈、阴道分泌物减少。

(2)实验室检查:血中雌二醇水平正常或降低;FSH、LH 升高;FSH＞40 U/L,则表示卵巢功能衰竭。

(3)B 超检查:可了解子宫内膜厚度,排除子宫、卵巢肿瘤。

(4)分段诊刮及子宫内膜病理检查:可排除子宫内膜病变。

(5)放射线检查:测定骨密度等,可确定有无骨质疏松。

(6)心电图、血压检查:测量血压、做心电图检查,确认有无心血管疾病。

【鉴别诊断】

1. 本病与内、外科相关疾病的鉴别诊断

由于绝经前后诸证的症状无明显特异性,加之绝经前后又是高血压、冠心病等疾病及各种恶性肿瘤(如乳腺癌)的高发期,因此,女性患者出现头晕、头痛、胸闷、心悸、水肿、泄泻、乳房胀痛等症状时,应注意与内、外科相关疾病进行鉴别。

2. 本病与妇科肿瘤疾病的鉴别诊断

绝经前后诸证患者伴有不规则出血者,应常规做妇科检查及 B 超,必要时通过宫颈脱落细胞、分段诊刮组织病理,排除宫颈癌及子宫内膜癌。

3. 抑郁症

绝经前后是抑郁症的高发时点,78% 的绝经前后诸证患者有抑郁倾向,21% 左右的患者可诊断为抑郁症,表现为持久的情绪低落、兴趣减低、精力下降、主动活动减少,常伴焦虑,严重者可出现幻觉、妄想等精神症状,具有高复发、高危害、高自杀率等特征。妇科医生需注意在绝经前后诸证背景下抑郁症的诊断与治疗。

【辨证论治】

绝经前后诸证以肾虚为本,肾阴阳失衡常累及心、肝、脾等脏,从而出现多脏受累、虚实错杂、寒热并见的复杂证候;以调补肾中阴阳治其本,清心、调肝、健脾顾其标为治疗大法,可结合心理疏导、生活方式调整等提高临床疗效。

1. 肾阴虚证

证候表现:绝经前后,烘热汗出,五心烦热,口干便结,失眠多梦,头晕耳鸣,腰酸腿软,足跟疼痛,皮肤干燥、瘙痒,或伴月经周期紊乱,月经量少或多,或崩或漏,经色鲜红,舌红苔少,脉细数。

证候分析:绝经前后,肾阴不足,阴不维阳,虚阳上越,故烘热汗出;肾阴不足,阴虚内热,故五心烦热、口干便结;水亏不能上制心火,心神不宁,故失眠多梦;肾阴不足,经血衰少,髓海失养,故头晕、耳鸣;腰为肾之外府,肾主骨,肾之精亏血少,故腰酸腿软、足跟疼痛;精亏血少,肌肤失养,血燥生风,故皮肤干燥、瘙痒;肾阴不足,天癸渐竭,冲任失调,血海蓄溢失常,故月经周期紊乱,月经量少或多,或崩或漏,经色鲜红;舌红苔少、脉细数均为肾阴虚之征。

治法:滋阴补肾,佐以潜阳。

方药:六味地黄丸(《小儿药证直诀》)合生龟甲、制何首乌、玉竹。

熟地黄　山药　山萸肉　茯苓　牡丹皮　泽泻

方中熟地黄补肾滋阴;山药补脾益肾;山萸肉补益肝肾;泽泻清肾火,防熟地黄滋腻;茯苓健脾渗湿,助山药补脾;牡丹皮清肝火,制山萸肉之温;生龟甲滋肾潜阳;制何首乌补肝肾,益精血;玉竹养阴润燥,除烦止渴。诸药合用,补中有泻,以补为主,相辅相成,共奏滋阴补肾之功。

若肾阴不足,精不生血,肌肤失养,导致皮肤瘙痒者,酌加蝉蜕、防风祛风止痒。

若肾水不足,心火失济,以致心肾不交者,症见心烦不宁、失眠多梦、心悸怔忡、善惊易恐,甚至情志失常、头晕健忘、腰酸乏力,舌红苔少,脉细数;治宜滋阴补血,养心安神;方用天王补心丹(《摄生秘剖》)。

人参　玄参　当归　天冬　麦冬　丹参　茯苓　五味子　远志　桔梗　酸枣仁　生地黄　朱砂　柏子仁

若肾阴亏虚,水不涵木,肝肾阴虚者,症见头晕耳鸣,视物昏花,两胁胀痛,口苦吞酸,肢麻抽搐,舌红而干,脉弦细;治宜滋肾养肝;方用杞菊地黄丸(方见经行前后诸症)。

若肝肾阴虚,肝阳上亢,症见头目眩晕,耳鸣耳胀,烦躁易怒,面色潮红,舌红,苔薄黄,脉弦有力;治宜滋阴潜阳,镇肝息风;方用镇肝熄风汤(《医学衷中参西录》)。

怀牛膝　生代赭石　生龙骨　生牡蛎　生龟甲　生杭芍　玄参　天冬　川楝子　生麦芽　茵陈　甘草

若肾阴不足,水不涵木,肝气郁而化热,以致肾虚肝热者,症见口苦、咽干、目眩,胸胁苦满,腰膝酸软,口渴饮冷,便秘溲赤,舌红苔黄,脉弦数;治宜补肾疏肝,清热凉血;方用六味地黄丸(《小儿药证直诀》)合丹栀逍遥散(《成方便读》)。

熟地黄　山药　山萸肉　茯苓　牡丹皮　泽泻　栀子　柴胡　当归　白芍　白术　甘草　生姜　薄荷

2. 肾阳虚证

证候表现:绝经前后,头晕耳鸣,腰痛如折,腹冷阴坠,畏寒肢冷,腰背冷痛,小便清长,夜尿频数,面色晦暗,月经不调、量多或少、色淡、质稀,带下清冷,性欲减退,舌淡,苔白滑,脉沉细。

证候分析:肾主骨生髓,腰为肾之外府,肾虚则髓海、外府失养,故头晕耳鸣、腰痛如折;肾阳虚衰,下焦失于温煦,故腹冷阴坠;火不暖土,中阳不振,故畏寒肢冷;膀胱气化失常,故小便清长、夜尿频数;肾水上犯,故面色晦暗;冲任失司,故月经不调、量多或少,血失阳气温化,故色淡、质稀;气化失常,水湿内停,下注冲任,故带下量多;性欲减退、舌淡、苔白滑、脉沉细均为肾阳虚衰之征。

治法:温肾扶阳,佐以育阴。

方药:右归丸(方见崩漏)。

若肾阳虚,火不暖土,脾肾阳虚,症见面色㿠白,腰膝酸痛,食少腹胀,畏寒肢冷,大便溏薄,舌淡胖,苔薄白,脉沉细缓;治宜温肾健脾;方用健固汤(方见月经前后诸证)加仙灵脾、山药、鹿角片、赤石脂。

3. 肾阴阳失和证

证候表现:绝经前后,腰膝酸软,头晕耳鸣,胸满烦惊,面浮肢肿,小便不利,心悸怔忡,失眠多梦,或小便短赤,烦躁易怒,情志抑郁,胸胁胀满,时欲太息,食欲不振,腹胀便秘,忽而烘然而热,忽而恶风怕冷,肌肤起粟,或心胸热而四肢冷,或上有热而下有寒,经期或先或后,经量或多或少,或经水断绝,舌红苔薄,脉沉弦。

证候分析:肾虚枢机不利,导致脏腑、气血、阴阳、营卫失和,临床症状千变万化,虚实兼见,寒热错杂,多脏受累,可有肾脏之虚,如腰膝酸软、头晕耳鸣;或有气郁水停之实,如胸满烦惊、面浮肢肿、小便不利;或有脏腑不和之心肾不交,如心悸怔忡、失眠多梦、小便短赤;或有肝脾不和,如烦躁易怒、情志抑郁、胸胁胀满、时欲太息、食欲不振、腹胀便秘;或有营卫失和之寒热错杂,如忽而烘然而热,忽而恶风怕冷,肌肤起粟,或心胸热而四肢冷,或上有热而下有寒;经期或先或后、经量或多或少、经水断绝、舌红苔薄、脉沉弦均为肾虚之征。

治法:和解枢机,调和阴阳。

方药:柴胡加龙骨牡蛎汤(《伤寒论》)合二仙汤(《中医方剂临床手册》)。

柴胡加龙骨牡蛎汤:柴胡　龙骨　黄芩　生姜　人参　桂枝(去皮)　茯苓　半夏　大黄　牡蛎　大枣

二仙汤:仙茅　仙灵脾　当归　巴戟天　黄柏　知母

方中柴胡、桂枝、黄芩和里解外;黄芩、柴胡配伍,辛开苦降,宣畅气机;龙骨、牡蛎重镇安神;半夏、生姜和胃降逆;大黄泻里热,和胃气;茯苓安心神;人参、大枣益气养营,扶正祛邪。《医宗金鉴》评价柴胡加龙骨牡蛎汤:"是证也,为阴阳错杂之邪,是方也,亦攻补错杂之药……斯为以错杂之药而治错杂之病也。"仙茅、仙灵脾、巴戟天温肾阳，补肾精；当归、黄柏、知母滋肾阴而泻相火。诸药合用，共奏和解枢机、调和阴阳之功。

若烘热汗出，加百合、浮小麦、乌梅滋阴敛阴固汗；若心前区闷、舌胖大、苔腻，加瓜蒌、薤白理气宽胸化痰；若心前区刺痛、舌紫暗，加五灵脂、蒲黄活血化瘀止痛；若胸前憋闷、呃逆，加桔梗、枳壳理气行滞；若项背不舒，加葛根疏经解肌；若目干涩、偏头痛，加牡丹皮、栀子、白蒺藜清泻肝火，凉血明目；若尿热、尿痛、遗尿，加桑椹、益智仁固精缩尿；若口苦，加竹叶、莲子心、黄连清心火；若食欲不振，加砂仁、鸡内金健运脾胃；若便秘，加何首乌、火麻仁滋阴润燥；若阴道干涩，加菟丝子补肾益精。

📖 知识链接

绝经前后诸证的激素补充治疗

以雌激素为核心的激素补充治疗（HRT）是缓解绝经前后诸证的合理、有效治疗手段之一，对绝经10年以内、60岁以前的女性进行激素补充治疗，获益最大，风险最小。

（1）治疗原则：最好采用天然雌激素，需要保留子宫的患者应结合孕激素治疗，应用最低有效量，排除禁忌证后使用。

（2）HRT适用于：缓解绝经期综合征症状，预防骨质疏松症。

（3）禁忌证：原因不明的阴道流血者，已知或可疑妊娠、已知或可疑患有性激素依赖性恶性肿瘤、已知或可疑患有乳腺癌者，最近6个月内患活动性静脉或动脉血栓栓塞性疾病者，有严重的肝功能及肾功能障碍者等。

（4）慎用指征：性激素依赖性疾病，如子宫肌瘤、子宫内膜异位症、子宫颈鳞癌、子宫内膜癌、卵巢上皮性癌等；有子宫内膜增生史或乳腺良性疾病、乳腺癌家族史；尚未控制的糖尿病；严重的高血压、胆囊疾病、癫痫、偏头痛、哮喘、高催乳素血症、系统性红斑狼疮。

【临证技巧】

（1）肾虚是绝经前后诸证的基本病机，肾中阴阳失衡每易波及其他脏腑，常累及心、肝、脾，从而表现出多脏受累、虚实错杂、寒热并见的复杂证候。

（2）患者往往主诉症状繁多，特异性差，临证时务必详细询问病史、辨清主症、兼症，结合舌、脉表现进行综合辨证。

（3）治疗应在补肾基础上调肝、健脾、清心，且用药须柔润，不宜刚燥，清热不宜过于苦寒，祛寒不宜过于温燥，更不可妄用克伐之品，以免劫伤阴津。

（4）绝经前后诸证往往是老年疾病的萌芽阶段，对有骨质疏松症、心血管疾病、抑郁症、泌尿生殖道萎缩、子宫不正常出血等相关疾病者，应结合B超、实验室相关检查以明确诊断，避免误诊及延误病情。

（5）严格掌握HRT使用的适应证及禁忌证，单用雌激素治疗仅适用于子宫已切除者，剂量和用药方案应个体化，以最小剂量且有效为佳。

（6）要关注绝经前后诸证患者的心理健康，加强抑郁症筛查，通过调畅情志、合理饮食、加强体育锻炼等方式减轻其症状，帮助患者建立战胜疾病的信心。

第八章 带下病

带下病是指带下量明显增多或减少,其色、质、气味发生异常,或伴有全身、局部症状者。带下明显增多者称为带下过多,带下明显减少者称为带下过少。女性在某些生理情况下,如月经期前后、经间期、妊娠期带下量略增多而无其他不适,为生理性带下过多,不属于病态。绝经前后带下减少而无明显不适者,也为生理现象。

带下有广义和狭义之分。广义带下泛指经、带、胎、产、杂等多种妇科疾病,因其多发生在带脉以下,故古人称妇产科医生为带下医。狭义带下又有生理性带下和病理性带下之分。生理性带下属女性体内的一种阴液,为润泽于阴户的色白或透明,无特殊气味的黏液,其量不多;病理性带下则是指带下量明显增多或减少,其色、质、气味发生异常,或伴有全身、局部症状者。

带下往往是多种妇产科疾病的一个主要症状,常常合并有月经不调、闭经、阴痒、阴痛、妇人腹痛、不孕、癥瘕等。西医学的各类阴道炎、子宫颈炎、急性盆腔炎、慢性盆腔炎等疾病以及内分泌失调均可引起阴道分泌物异常,如与中医学带下病的临床表现相类似时,可参照本病进行辨证施治。妇科肿瘤引起的阴道分泌物异常也与中医学带下病的临床表现相似,本章不作详细论述。

第一节　带下过多

带下过多是指带下量明显增多,其色、质、气味发生异常,或伴有全身、局部症状者。西医学的各类阴道炎、子宫颈炎、盆腔炎性疾病及其后遗症,以及内分泌失调等均可引起阴道分泌物增多,如与中医学带下病的临床表现类似时,可参照本病进行辨证施治。

【病因病机】

本病主要是湿邪为患,湿邪伤及任、带二脉,使任脉不固,带脉失约。

1. 脾虚

素体脾虚,或被饮食、劳倦或情志所伤,脾虚而运化失职,水湿内停,流注下焦,浸渍任带,遂发为带下。

2. 肾阳虚

禀赋不足,或后天伤肾,肾阳虚损,命门火衰,气化失常,水湿内停,下注冲任,损伤任带,或封藏失职,精关不固,精液滑脱,遂致带下过多。

3. 阴虚夹湿

素禀阴虚,或年老真阴渐亏,相火偏旺,阴虚失守,复下焦感湿热之邪,损及任带,约固无力而致带下过多。

4. 湿热下注

经行产后摄生不洁,湿热内侵,或淋雨涉水,久居湿地,感受湿邪,蕴而化热,或脾虚生湿,湿蕴化热,肝郁化火,肝火挟脾湿流注下焦,或外感或内生之湿热互结,流注下焦,损伤任带,约固无力而致带下过多。

5. 湿毒蕴结

经期产后摄生不慎,或阴部手术消毒不严,湿毒之邪乘虚直犯阴器、子宫,热毒损伤任、带二脉,从而发为带下过多。

【诊断要点】

1. 病史

经期、产后余血未净,摄生不洁,或不禁房事,或有妇科手术后感受邪毒或素体虚弱病史。

2. 临床表现

带下明显增多,其色白或淡黄,或黄绿如脓,或赤白相间;其质地或黏稠如脓,或清稀如水,或如泡沫,或如豆腐渣样;带下无味,或腥臭,或恶臭难闻;或伴有阴部瘙痒、灼热、疼痛、小腹痛、腰骶痛、发热等局部及全身症状。

3. 检查

(1)妇科检查:患者可有阴道炎(表8-1)、宫颈炎或盆腔炎性疾病的体征。

(2)辅助检查:阴道炎患者阴道分泌物涂片检查,阴道清洁度为Ⅲ度以上,或可查到相应病原体;盆腔炎性疾病患者血白细胞计数可增高;必要时行宫颈拭子病原体培养、宫颈活组织检查、卵巢功能检测;B超对盆腔炎症及盆腔肿瘤有诊断意义。

表8-1 常见阴道炎的鉴别诊断

病名	症状	体征	辅助检查
滴虫阴道炎	外阴瘙痒,白带呈灰黄色或黄绿色稀薄的液体,呈泡沫状,有臭味	阴道黏膜充血,严重者有散在的出血点	分泌物可检出滴虫
外阴阴道假丝酵母菌病	外阴瘙痒灼痛,白带呈凝乳状或豆腐渣样	外阴红斑、水肿,阴道黏膜上附着白色膜状物,擦除后露出红肿黏膜面;基底部或可见表浅溃疡	分泌物可检出白色假丝酵母菌的芽生孢子或假菌丝

（续表）

病名	症状	体征	辅助检查
细菌性阴道病	部分患者无症状；有症状者白带呈白色、稀薄、匀质，有腥臭味，或伴有外阴瘙痒、灼热感	阴道黏膜无充血，无明显体征	取白带镜检，可找到线索细胞，阴道分泌物 pH 值＞4.5，氨试验阳性
萎缩性阴道炎	外阴灼热不适、瘙痒及阴道分泌物增多，分泌物稀薄，呈淡黄色，严重者呈脓血性白带	阴道呈萎缩性改变，上皮皱襞消失、萎缩、菲薄潮红，可见小出血点及小溃疡	阴道分泌物 pH 值升高，取阴道分泌物镜检，可见大量基底层细胞及白细胞

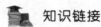 **知识链接**

宫颈炎

宫颈炎是常见的女性下生殖道炎症，临床多见的宫颈炎是宫颈管黏膜炎。宫颈炎的病原体有淋病奈瑟菌、沙眼衣原体等性传播疾病病原体，也有部分宫颈炎的病原体与细菌性阴道病、生殖支原体感染有关。本病大部分患者无症状，有症状的主要表现为阴道分泌物增多，呈黏液脓性，外阴瘙痒及灼热感。妇科检查见宫颈充血、水肿、黏膜外翻，有黏液脓性分泌物附着，甚至从宫颈管流出，宫颈管黏膜质脆，易诱发出血。本病在西医学主要进行抗生素治疗，如果得不到及时彻底治疗，可引起上生殖道炎症。

【鉴别诊断】

1. **白浊**

白浊是指尿窍流出混浊如米泔样物的一种疾患，色白者，谓之白浊，需与白带相鉴别。白浊多随小便时排出，初起可有小便淋沥涩痛，尿液混浊；而带下秽物出自阴道。

2. **漏下**

经血非时而下，量少而余沥不断为漏下，易与赤带相混。赤带者月经正常，为经净后从阴道流出的赤白黏液，以黏液为主，夹有少量血液，绵绵不断。

3. **经间期出血**

经间期出血是两次月经之间，氤氲之时，有周期性的阴道少量出血，仅持续 2～3 天，一般无臭味；而赤带是似血非血的黏液，无周期性。

【辨证论治】

带下过多的辨证要点主要是带下的色、质、气味的特点，临证时还需结合全身症状、舌象、脉象、病史等综合分析。一般而论，带下色淡、质稀、无味或味腥者，多为虚寒；带下色黄、质稠、有臭秽气味者，多为实热。

本病的治疗以除湿为主。外湿的治疗，重点在于清利湿热、解毒杀虫；内湿的治疗，重在调理肝、脾、肾三脏之功能。

1. **脾阳虚证**

证候表现：带下量多、色白或淡黄、质稀薄、无臭气、绵绵不断，神疲倦怠，四肢不温，纳少便溏,面色㿠白,舌质淡,苔白腻,脉缓弱。

证候分析:脾阳虚弱,运化失职,湿浊下注,损伤任、带二脉,约固无力,故带下量多、色白或淡黄、质稀薄、无臭气、绵绵不断;脾虚中阳不振,则神疲乏力、四肢不温;脾虚运化失职,则纳少便溏;脾虚清阳不升,则面色㿠白;舌淡、苔白腻、脉缓弱均为脾阳不足之征。

治法:健脾益气,升阳除湿。

方药:完带汤《傅青主女科》。

人参　白术　白芍　淮山药　苍术　陈皮　柴胡　黑荆芥　车前子　甘草

方中人参、白术、山药、甘草益气健脾;苍术、陈皮燥湿健脾,行气和胃;白芍柔肝,稍佐柴胡疏肝解郁,并升阳除湿;黑荆芥祛风胜湿;车前子利水渗湿。全方寓补于散,寄消于升。

若脾虚及肾者,可加用续断、杜仲、菟丝子温补肾阳,固任止带;滑脱不止者,可加芡实、龙骨、牡蛎、乌贼骨、金樱子等固涩止带。

若脾虚湿郁化热,带下黄稠,有臭味者,宜健脾除湿,清热止带,方可选《傅青主女科》之易黄汤。

黄柏　车前子　山药　芡实　白果

2. 肾阳虚证

证候表现:带下量多、色白清冷、稀薄如水、余沥不断,头晕耳鸣,腰痛如折,畏寒肢冷,小便频数,夜间尤甚,大便溏薄,面色晦暗,舌质淡润,苔薄白,脉沉迟。

证候分析:肾阳不足,命门火衰,气化失常,寒湿内盛,致带脉失约,任脉不固,故带下量多、色白清冷、余沥不断;膀胱失于温煦,气化失常,故小便频数、夜间尤甚;火不暖土,则大便溏薄;阳虚寒从内生,故畏寒肢冷;头晕耳鸣、腰痛、面色晦暗、舌质淡润、苔薄白、脉沉迟均为肾阳虚之征。

治法:温肾助阳,涩精止带。

方药:内补丸(《女科切要》)。

鹿茸　肉苁蓉　菟丝子　潼蒺藜　肉桂　制附子　黄芪　桑螵蛸　白蒺藜　紫菀茸

方中鹿茸、肉苁蓉补肾阳,益精血;菟丝子补肝肾,固冲任;潼蒺藜温肾,止腰痛;肉桂、制附子补火壮阳,温养命门;黄芪补气助阳;桑螵蛸收敛固精;白蒺藜疏肝祛风;紫菀茸温肺益肾。

若腹泻或便溏者,去肉苁蓉,酌加补骨脂、肉豆蔻;若阳虚寒湿内盛,见带下清稀如水、畏寒蜷缩、小腹冷痛者,重用肉桂、附子,加艾叶、小茴香温阳散寒。

3. 阴虚夹湿证

证候表现:带下量略多、色黄或赤白相间、质稠或有臭气,阴部干涩不适,或有灼热感,腰膝酸软,头晕耳鸣,颧赤唇红,五心烦热,舌红,苔少或黄腻,脉细数。

证候分析:肾阴不足,相火偏旺,损伤血络,复感湿邪,伤及任。带二脉,故带下量略多、色黄或赤白相间、质稠、有臭气,阴部有灼热感;阴精亏虚,阴部失润,故干涩不适;腰膝酸软、头晕耳鸣、五心烦热均为肾阴虚之征;舌红、苔少或黄腻、脉细数均为阴虚夹湿之征。

治法:滋阴益肾,清热祛湿。

方药:知柏地黄丸(《医宗金鉴》)加芡实、金樱子。

知母　黄柏　牡丹皮　熟地黄　山萸肉　淮山药　泽泻　茯苓

本方可滋补肝肾、清热除湿,加芡实、金樱子以涩精止泻。

若出现带下赤白相间或为血性带下者,可加赤芍;尿急者,可加金钱草;舌苔厚腻者,加薏苡仁、扁豆、车前草清热祛湿。

4. 湿热下注证

证候表现:带下量多、色黄质稠、有臭气,阴部瘙痒,胸闷心烦,口苦咽干,纳食较差,小腹或少腹作痛,小便短赤,舌红,苔黄腻,脉滑数。

证候分析:湿热蕴结于下,损伤任、带二脉,故带下量多、色黄、黏稠、臭秽;湿热熏蒸,则胸闷心烦、口苦咽干;湿热内阻,则纳食较差;湿热蕴结,瘀阻胞脉,则小腹或少腹作痛;湿热伤津,则小便短赤;舌红、苔黄腻、脉滑数均为湿热之征。

治法:清热利湿止带。

方药:止带方(《世补斋不谢方》)。

猪苓　茯苓　车前子　泽泻　茵陈　赤芍　牡丹皮　黄柏　栀子　牛膝

方中猪苓、茯苓、车前子、泽泻利水渗湿止带;赤芍、牡丹皮清热凉血活血;茵陈、黄柏、栀子泻热解毒,燥湿止带;牛膝利水通淋,引药下行。

若肝经湿热下注者,症见带下量多、色黄或黄绿如脓、质黏稠或呈泡沫状、有臭气,伴阴部痒痛,头晕目眩,口苦咽干,烦躁易怒,便结尿赤,舌红,苔黄腻,脉弦滑而数,治宜泻肝清热除湿,方用龙胆泻肝汤(《医方集解》)加苦参、黄连。

龙胆草　黄芩　栀子　泽泻　通草　车前子　生地黄　当归　柴胡　甘草

若湿浊偏甚者,症见带下量多、色白、如豆渣状或凝乳状,阴部瘙痒,脘闷纳差,舌红,苔黄腻,脉滑数,治宜清热利湿、疏风化浊,方用萆薢渗湿汤(《疡科心得集》)加苍术、藿香。

萆薢　薏苡仁　黄柏　赤茯苓　牡丹皮　泽泻　通草　滑石

5. 湿毒蕴结证

证候表现:带下量多、黄绿如脓,或赤白相间,或五色杂下,状如米泔、臭秽难闻,小腹疼痛,腰骶酸痛,烦热头晕,口苦咽干,小便短赤,舌红,苔黄腻,脉滑数。

证候分析:湿毒内侵,损伤任、带二脉,秽浊下流,故带下量多、色黄如脓,或赤白相间,甚或五色杂下、秽臭难闻;湿毒蕴结,瘀阻胞脉,故小腹疼痛、腰骶酸痛;热毒伤津,故口苦咽干、小便短赤;舌红、苔黄腻、脉滑数均为湿毒蕴结之征。

治法:清热解毒除湿。

方药:五味消毒饮(《医宗金鉴》)加土茯苓、薏苡仁。

蒲公英　金银花　野菊花　紫花地丁　紫背天葵

方中蒲公英、金银花、野菊花、紫花地丁、紫背天葵清热解毒,加土茯苓、薏苡仁加强清热解毒、利水除湿之功。

若腰骶酸痛,带下恶臭难闻者,可加用半枝莲、穿心莲、鱼腥草以清热解毒除秽。

【临证技巧】

(1)带下过多有时只是其他妇科疾病的一个临床症状,临床上应根据妇科检查及相关实验室检查进行鉴别诊断。

(2)带下过多的辨证应以带下的量、色、质、气味为要点,临床上实证多而虚证少,也有病情复杂、虚实夹杂者。

(3)带下过多的治疗以除湿为主,实证多清热利湿解毒,虚证多补肾健脾固涩,虚实夹杂证多滋阴利湿;局部症状明显者,可配合中药外治法。

第二节 带下过少

带下过少是指带下量明显减少,导致阴中干涩痒痛,甚至阴道萎缩者。西医学因卵巢功能早衰、手术切除卵巢后、盆腔放疗后、严重卵巢炎、希恩综合征、某些药物抑制卵巢功能及绝经综合征等引起的类似症状可参照本病进行辨证施治。

【病因病机】

带下过少的主要病机是阴液不足,不能润泽阴户。

1. 肝肾亏损

先天禀赋不足或年老体弱,或房劳多产,大病久病,耗伤精血,肝肾阴虚,阴液不充,任带失养,不能滋润阴窍,发为带下过少。

2. 血瘀津亏

素性抑郁,致气滞血瘀,或摄生不慎,感受寒热湿邪,与血搏结,瘀阻冲任,阴精津液不能运达阴股,无以润泽阴窍,以致带下过少。

【诊断要点】

1. 病史

患者可有卵巢早衰、手术切除卵巢、盆腔放疗、盆腔炎症、反复流产、产后大出血或长期服用某些药物来抑制卵巢功能等病史。

2. 临床表现

带下过少,甚至全无,阴道干涩、痒痛,甚至阴部萎缩,或伴有性欲低下、性交疼痛、烘热汗出、月经错后、月经稀发、经量偏少、闭经、不孕等。

3. 检查

(1)妇科检查:阴道黏膜皱褶明显减少或消失,或阴道壁菲薄充血、分泌物极少,宫颈、宫体或有萎缩。

(2)实验室检查:卵巢功能低下者,血促卵泡生成素(FSH)、促黄体生成素(LH)升高,而雌二醇(E_2)下降;希恩综合征者,卵巢、肾上腺、甲状腺激素水平均下降。

【辨证论治】

本病的辨证主要根据阴部局部症状结合全身症状以及舌、脉表现,辨其属肝肾亏损或血瘀津亏证。

带下过少的根本是阴血不足,治疗重在滋补肝肾之阴精,佐以养血、化瘀等;用药不可肆意攻伐,或过用辛燥苦寒之品,以免耗津伤阴,犯虚虚之戒。

1. 肝肾亏损证

证候表现:带下过少,甚至全无,阴部干涩灼痛,或伴阴痒、阴部萎缩、性交疼痛,头晕耳鸣,腰膝酸软,烘热汗出,夜寐不安,尿黄便结,舌红少苔,脉细数或沉弦细。

证候分析:肝肾亏损,阴液不足,不能润泽阴窍,则见带下过少、阴部萎缩、干涩灼痛;精血两亏,清窍失养,则头晕耳鸣;肾虚外府失养,则腰膝酸软;阴虚内热,则烘热汗出、夜寐不安、尿黄便结;舌红少苔、脉细数或沉弦细均为肝肾亏损之征。

治法:滋补肝肾,养阴填精。

方药:左归丸(方见崩漏)加知母、肉苁蓉、紫河车、麦冬。

左归丸滋补肝肾,滋阴壮水;加紫河车大补精血,麦冬养阴润燥,知母养阴清热。全方共奏滋补肝肾、养精益津之功。

若阴虚阳亢,头痛甚者,加天麻、钩藤、石决明;心火偏盛者,加黄连、炒酸枣仁、龙齿;皮肤瘙痒者,加蝉蜕、防风、白蒺藜;大便干结者,加生地黄、玄参、何首乌。

2. 血瘀津亏证

证候表现:带下过少,甚至全无,阴中干涩,或精神抑郁,烦躁易怒,小腹或少腹疼痛、拒按,胸胁、乳房胀痛,经量少或闭经,舌紫暗或舌边有瘀斑,脉弦涩。

证候分析:瘀血阻滞,阴精不能运达阴股,故带下过少、阴中干涩;肝气不舒,故抑郁或烦躁、胸胁及乳房胀痛;瘀阻冲任,故腹痛拒按、月经量少或闭经、舌紫暗或舌边有瘀斑、脉弦涩均为血瘀之征。

治法:活血化瘀,佐以滋阴。

方药:膈下逐瘀汤(方见痛经)加麦冬、枸杞子、覆盆子、龟甲。

【临证技巧】

(1)本病以带下过少导致阴中干涩痒痛为主要表现,常是卵巢功能低下的表现。

(2)本病多为虚证,辨证主要结合局部症状和全身症状及舌、脉表现。

(3)本病的治疗以滋补肝肾之阴为主,佐以养血化瘀。

第九章 妊娠病

妊娠期间，发生与妊娠有关的疾病，称为妊娠病，又称胎前病。临床常见的妊娠病有妊娠恶阻、妊娠腹痛、异位妊娠、胎漏、胎动不安、堕胎、小产、滑胎、胎萎不长、子满、子肿、子晕、子痫、子嗽、妊娠小便淋痛、妊娠小便不通等。因子肿、子晕、子痫的发病与发展关系密切，故合并进行论述。

妊娠病的发病机制可概括为四个方面：其一，阴血不足，冲气上逆。由于孕后精血下注冲任以养胞胎，最易形成阴血偏虚，阳气偏盛的状态，可致妊娠呕吐、妊娠眩晕等。其二，气滞。由于胎体渐长，阻塞气机，升降失常，又易形成痰浊中阻，气滞痰郁，可致妊娠肿胀、胎水肿满等。其三，脾虚。因孕妇素禀脾胃气虚，生化之源不足，胎失所养，而致胎漏、胎动不安、胎萎不长等。其四，肾虚。胞脉系于肾，若先天肾气不足，胞失所系，则胎元不固，易致胎动不安、堕胎、小产、滑胎等。

妊娠病的诊断首先要明确是否妊娠。除根据停经史、早孕反应、乳头及乳晕着色、滑脉等临床表现外，还需结合辅助检查如妊娠试验、基础体温、B超以及妇科检查以明确诊断；并应注意与激经、闭经、癥瘕等病的鉴别。妊娠病的诊断始终要注意胎元已殒与未殒的鉴别，还要注意母体的身体状况和胎儿发育情况，排除胎儿畸形。

妊娠病的治疗原则以胎元的正常与否为前提。胎元正常者，宜治病与安胎并举，如因病而致胎不安者，当重在治病，病去则胎自安；若因胎不安而致病者，应重在安胎，胎安则病自愈。具体治疗大法有三：其一为补肾，以固胎之本，用药以补肾益阴为主；其二为健脾，以益血之源，用药以健脾养血为主；其三为疏肝，以通调气机，用药以理气清热为主。若胎元异常，胎殒难留，或胎死不下者，则安之无益，宜从速下胎益母。

此外，妊娠期间，凡峻下、滑利、祛瘀、破血、耗气、散气以及一切有毒药品，都应慎用或禁用，但在病情需要的情况下，亦可适当选用，即所谓"有故无殒，亦无殒也"，唯须严格掌握剂量，"衰其大半而止"，以免动胎、伤胎。

第一节　妊娠恶阻

妊娠早期出现严重的恶心、呕吐、头晕、厌食，甚则食入即吐者，称为妊娠恶阻，又称妊娠呕吐、子病、病儿、阻病等,是妊娠早期常见的病症之一。若妊娠早期仅有恶心择食、头晕或晨起偶有呕吐者,为早孕反应,不作病态,一般 3 个月后可逐渐消失。西医学的妊娠剧吐可参照本病进行辨证施治。

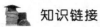 **知识链接**

Wernicke 综合征

Wernicke 综合征是妊娠剧吐的严重并发症,由维生素 B_1 缺乏所致,临床表现为眼球震颤、视力障碍、共济失调、急性期言语增多,以后逐渐出现精神迟钝、嗜睡,个别患者可发生木僵或昏迷,如不及时救治,死亡率可高达 50%。

【病因病机】

妊娠恶阻的主要病机是冲气上逆,胃失和降;常见病因为脾胃虚弱、肝胃不和,若病情渐进,可发展为气阴两虚之恶阻重症。

1. 脾胃虚弱

脾胃素虚,孕后经血不泻,冲脉气盛,冲脉隶属于阳明,冲气上逆犯胃,胃失和降,反随冲气上逆,而致恶心、呕吐,或因脾虚不运,痰湿内生,冲气挟痰饮上逆,而致恶心、呕吐。

2. 肝胃不和

素性肝旺,或郁怒伤肝,孕后血聚胞宫以养胎,冲脉气盛,冲脉附于肝,肝脉挟胃贯膈,冲气挟肝火上逆犯胃,胃失和降,遂致恶心、呕吐。

【诊断要点】

1. 病史

患者有停经史、早期妊娠反应。

2. 临床表现

呕吐发作频繁,厌食,甚则恶闻食气,食入即吐,不食也吐,甚者可致全身乏力、精神萎靡、明显消瘦,病情严重者可出现血压降低、体温升高、黄疸、嗜睡或昏迷。

3. 检查

(1)妇科检查:子宫增大如孕周大小。

(2)实验室检查:妊娠试验阳性;测定尿酮体,血红细胞计数,血细胞比容,血红蛋白,二氧化碳结合力,钾、钠、氯等电解质,以及肝肾功能、心电图等可协助诊断,并可判断疾病的严重程度。

【鉴别诊断】

1. 葡萄胎

葡萄胎患者停经后呕吐较甚,可伴有不规则阴道出血,或有水泡样物排出,子宫增大超过妊娠月份,血人绒毛膜促性腺激素(HCG)异常升高,B超检查可明确诊断。

2. 妊娠期合并病毒性肝炎

妊娠期合并病毒性肝炎患者可有恶心、呕吐,伴腹胀、腹泻及肝区痛,或有发热、黄疸,检查肝功能、血清胆红素等有助于鉴别。

3. 孕痈（妊娠合并肠痈）

孕痈患者常表现为转移性右下腹疼痛，伴恶心、呕吐、腹泻，可有发热，麦氏点有压痛、反跳痛，腹肌紧张，白细胞计数增高。

4. 妊娠合并急性胃肠炎

妊娠合并急性胃肠炎者多有饮食不洁史，呕吐宿食，伴腹痛、腹泻，粪便检查可见白细胞及脓细胞。

5. 妊娠合并急性胆囊炎

妊娠合并急性胆囊炎者进食油腻食物后，可出现右上腹绞痛向右侧肩背部放射，恶心呕吐，右上腹压痛、肌紧张、墨菲征阳性，常伴有发热，白细胞计数增高。

【辨证论治】

本病的辨证主要根据呕吐物的性状，结合全身证候、舌象、脉象等进行综合分析，以辨其寒、热、虚、实。呕吐清涎或食糜、口淡者，多为脾胃虚弱；呕吐痰涎、口中黏腻者，多为脾虚痰饮；呕吐酸水或苦水、口干、口苦者，多为肝胃不和；干呕或呕吐物有血丝、口渴不欲饮者，多为气阴两虚之重症。

本病的治疗以调气和中、降逆止呕为主，并应注意饮食和情志的调节，用药宜平和，忌辛燥、升散之品。

1. 脾胃虚弱证

证候表现：妊娠早期恶心、呕吐，甚则食入即吐，口淡，呕吐清涎或食糜，纳呆腹胀，头晕体倦，怠惰思睡，舌淡苔白，脉缓滑无力。

证候分析：脾胃素虚，孕后阴血下聚养胎，冲气上逆，胃失和降，冲气挟胃气上逆，则呕吐不食或食入即吐；脾胃虚弱，运化失职，故呕吐清涎或食糜、纳呆腹胀；中阳不振，清阳不升，则头晕体倦、怠惰思睡；舌淡苔白、脉缓滑无力均为脾胃虚弱之征。

治法：健脾和胃，降逆止呕。

方药：香砂六君子汤（《名医方论》）。

人参　白术　茯苓　甘草　制半夏　陈皮　木香　砂仁　生姜　大枣

方中四君子汤健脾养胃，益气和中；生姜、半夏降逆止呕；砂仁、木香、陈皮理气和中。全方补脾胃，降逆气，使呕吐得止。

若脾胃虚寒，症见呕吐清涎、形寒肢冷、面色苍白者，酌加丁香、白豆蔻以增强温中降逆之力。

若脾虚夹痰饮，症见胸脘满闷、呕吐痰涎、舌淡、苔厚腻、脉缓滑者，方用小半夏加茯苓汤（《金匮要略》）加白术、砂仁、陈皮。

制半夏　生姜　茯苓

若兼痰热者，酌加竹茹、黄芩清热化痰止呕。

2. 肝胃不和证

证候表现：妊娠早期呕吐酸水或苦水，胸胁满闷，嗳气叹息，头晕而胀，烦渴口苦，便秘溲赤，舌红，苔薄黄，脉弦滑。

证候分析：素体肝旺，孕后阴血下聚养胎，肝失血养，肝火偏亢，肝脉挟胃贯膈，肝火上逆犯胃,胃失和降,则恶心、呕吐;肝胆互为表里,肝气上逆,则胆火随之上升,胆热液泄,故呕吐酸水或苦水;热盛伤津,则烦渴口苦、便秘溲赤;肝热气逆,上扰空窍,则头晕而胀;胸满胁痛、嗳气叹息、舌红、苔薄黄、脉弦滑均为肝热犯胃之征。

治法:清肝和胃,降逆止呕。

方药:加味温胆汤(《医宗金鉴》)。

陈皮　制半夏　茯苓　甘草　枳实　竹茹　黄芩　黄连　麦冬　芦根　生姜

方中黄芩、黄连、竹茹清肝热,除烦止呕;麦冬、芦根养阴清热;甘草调和诸药。全方有清肝和胃、降逆止呕之效。

若呕甚伤津、口干、舌红者,酌加石斛、玉竹以养阴清热;便秘者,酌加生何首乌、胡麻仁润肠通便;若心烦不得眠,酌加炒栀子、淡豆豉清热除烦。

以上两个证型均可因呕吐不止、不能进食而导致阴液亏损,精气耗散,出现精神萎靡、形体消瘦、眼眶下陷、双目无神、四肢无力、发热口渴、尿少便结、唇舌干燥等,严重者可出现呕吐带血样物、舌红、苔薄黄或光剥、脉细滑数无力等气阴两虚的严重证候。治宜益气养阴,和胃止呕。方用生脉散(《温病条辨》)合增液汤(《温病条辨》)加陈皮、竹茹、芦根。

生脉散:人参　麦冬　五味子

增液汤:生地黄　玄参　麦冬

呕吐带血样物者,酌加藕节、乌贼骨、乌梅炭养阴清热,凉血止血。

如经治疗无好转,出现以下指征时,应考虑终止妊娠:①体温持续高于 38 ℃;②卧床休息时心率>120 次/分;③持续黄疸或蛋白尿;④出现多发性神经炎及神经性体征;⑤颅内或眼底出血,经治疗不好转者;⑥出现韦尼克脑病。

【临证技巧】

(1)妊娠恶阻以妊娠期间出现严重的恶心、呕吐为主症,须与妊娠期间出现恶心、呕吐等症状的内、外、妇科疾病相鉴别。

(2)妊娠恶阻的辨证主要根据呕吐物的性状,结合全身证候、舌象、脉象等进行综合分析,以辨其寒、热、虚、实。

(3)妊娠恶阻的中医辨证治疗以调气和中、降逆止呕为主,用药应注意固护胎元,用药宜平和,忌辛燥、升散之品,同时注意饮食和情志的调节。

(4)病情重者,出现气阴两虚之证,应配合补液,以纠正电解质、酸碱平衡紊乱;若病情严重危及孕妇生命时,则须遵循下胎益母的原则,终止妊娠。

第二节　妊娠腹痛

妊娠期间以小腹疼痛为主要症状者,称为妊娠腹痛,亦名胞阻,又称痛胎、胎痛、妊娠小腹痛等。本病属西医学之先兆流产的症状之一。

【病因病机】

本病的主要病机是胞脉阻滞或失养,不通则痛或不荣则痛。

1. 血虚

素体血虚或脾虚化源不足,孕后血聚胞宫以养胎,阴血愈虚,胞脉失养,遂致小腹疼痛。

2. 气滞

孕后血聚养胎,肝血偏虚,肝失血养而有碍疏泄,若孕妇素性忧郁,或孕后情志内伤,肝失条达,疏泄失司,或因胎体渐大,阻滞气机,气滞血阻,胞脉不通,遂致小腹疼痛。

3. 虚寒

素体阳虚,孕后复感寒邪,胞脉失于温煦,气血不能畅行,遂致小腹疼痛。

4. 血瘀

素有癥瘕,或孕后因气滞、寒凝等使瘀阻冲任、胞宫、胞脉、胞络,气血运行不畅,胞脉不通,遂致小腹疼痛。

【诊断要点】

1. 病史

患者有停经史及早孕反应。

2. 临床表现

妊娠期间以小腹疼痛为主,或小腹隐隐作痛,或小腹冷痛,或小腹连及胸胁胀痛,疼痛程度不甚,病势较缓。

3. 检查

(1)妇科检查:子宫增大如孕周,腹部柔软而不拒按。

(2)辅助检查:妊娠试验阳性,B超检查示宫内妊娠、活胎。

【鉴别诊断】

本病须与其他可致腹痛的妊娠疾病和发生于妊娠期间的内、外科疾病导致的腹痛相鉴别。

1. 异位妊娠

异位妊娠者有停经史、小腹疼痛,未破裂时疼痛程度较轻,输卵管妊娠破裂或流产时,腹痛较重,呈突发撕裂样或刀割状剧痛,常伴晕厥或休克;体征有下腹部压痛、反跳痛,尤以患侧为甚。腹腔内出血较多者,腹部胀满,叩诊有移动性浊音;妇科检查有宫颈举摆痛,一侧附件区有质软且压痛的包块;B超、阴道穹后部穿刺等可协助鉴别。

2. 胎动不安

胎动不安者妊娠期间可出现小腹疼痛、腰痛、小腹下坠,或阴道少量流血。

3. 堕胎、小产

堕胎、小产者妊娠期小腹疼痛加重,呈阵发性,且伴有阴道流血增多,或有胎块排出,妇科检查、B超可协助鉴别。

4. 妊娠合并卵巢肿瘤蒂扭转

妊娠期间卵巢肿瘤蒂扭转多发生于妊娠中期,突然出现一侧下腹部绞痛,甚至晕厥,或伴有恶心、呕吐,通过病史、妇科检查、B超等可进行鉴别。

5. 孕痈(妊娠合并肠痈)

孕痈者的腹痛特点是自中上腹部或脐周转移至右下腹,常伴恶心、呕吐、发热恶寒、体温升高,腹部检查可见腹肌紧张,麦氏点区域有压痛、反跳痛,血白细胞计数增高,但应注意的是妊娠期阑尾位置会发生改变,须注意辨析。

【辨证论治】

本病以孕期小腹疼痛为主症,辨证主要根据腹痛的性质,结合兼症及舌、脉辨其虚实;治疗以调理气血、止痛安胎为主。

知识链接

妊娠腹痛常用的止痛药物

(1)养血安胎止痛:阿胶、熟地黄、续断、白芍、当归。

(2)温经散寒止痛:艾叶、阿胶、白芍、巴戟天。

(3)行气安胎止痛:苏梗、陈皮、砂仁、香附、木香。

(4)活血化瘀止痛:桂枝、牡丹皮、赤芍、川续断。

1. 血虚证

证候表现:妊娠后小腹绵绵作痛,面色萎黄,头晕目眩,或心悸少寐,舌质淡,苔薄白,脉细滑弱。

证候分析:素体血虚,孕后血聚养胎,气血愈虚,胞脉失养,故小腹绵绵作痛;血虚不能上荣于颜面,故面色萎黄;心失血养,则心悸少寐;舌质淡、苔薄白、脉细滑弱均为血虚之象。

治法:养血安胎止痛。

方药:当归芍药散(《金匮要略》)去泽泻,加制何首乌、桑寄生。

当归　白芍　川芎　茯苓　白术　泽泻

方中当归、川芎养血活血,行血中之滞;白芍养血缓急止痛;党参、白术、茯苓健脾益气,以资生化之源;加何首乌、桑寄生养血安胎。全方使气充血沛,气血运行调畅,以收安胎止痛之功。

心悸少寐者,加酸枣仁、五味子、龙眼肉养血宁心安神。

2. 气滞证

证候表现:孕后小腹、胸胁胀满疼痛,或少腹胀痛,情志抑郁,或急躁易怒,舌苔薄黄,脉弦滑。

证候分析:孕妇素性忧郁,或情志内伤,孕后血聚养胎,肝血不足,肝气易郁,且胎体渐大,阻滞气机,气滞血阻,胞脉不通,故小腹胀痛;肝脉布胸胁,肝气郁结,故胸胁胀痛;肝郁化火,故急躁易怒;舌苔黄为郁而化热之候;脉弦病在肝,滑为有孕之象。

治法:疏肝解郁,止痛安胎。

方药:逍遥散(方见月经先后无定期)加苏梗。

若郁而化热,症见口干苦、尿黄便结、舌红苔黄,加栀子、黄芩清热除烦。

3. 虚寒证

证候表现:妊娠期间小腹冷痛,绵绵不止,喜温喜热,得热痛减,形寒肢冷,面色㿠白,纳少便溏,舌淡,苔薄白,脉沉细弱。

证候分析：素体肾阳偏虚，寒从内生，胞脉失于温煦，气血运行不畅，故孕期小腹冷痛、绵绵不止、喜温喜热、得热痛减；阳虚则阳气不能外达，故形寒肢冷、面色㿠白；肾阳虚，不能温煦脾阳，脾失健运，故纳少便溏；舌淡、苔薄白、脉沉细弱均为虚寒之象。

治法：暖宫止痛，养血安胎。

方药：胶艾汤（《金匮要略》）加补骨脂、杜仲。

阿胶　艾叶　当归　芍药　川芎　熟地黄　甘草

方中艾叶暖宫止痛；当归、川芎养血行滞；白芍、甘草缓急止痛；阿胶、熟地黄养血安胎。全方共奏暖宫止痛、养血安胎之功。

若火不暖土，见食少便溏者，加干姜、白术、砂仁温阳散寒，健脾除湿。

4. 血瘀证

证候表现：妊娠期间小腹隐痛不适，或刺痛、痛处不移，或素有妇科癥瘕，舌黯，有瘀点，脉弦滑。

证候分析：素有癥瘕，或寒凝气滞，阻滞气血运行，孕后气血失于调畅，胞脉阻滞不通，故小腹隐痛不适，甚或刺痛，痛处不移；舌黯、有瘀点、脉弦滑均为血瘀之征。

治法：活血化瘀，补肾安胎。

方药：桂枝茯苓丸（《金匮要略》）合寿胎丸（《医学衷中参西录》）。

桂枝茯苓丸：桂枝　茯苓　牡丹皮　赤芍　桃仁

寿胎丸：菟丝子　桑寄生　续断　阿胶

方中桂枝温通血脉，配茯苓渗湿健脾安胎；牡丹皮、赤芍合桃仁活血祛瘀热，合用菟丝子、桑寄生、续断、杜仲补肾填精，固冲安胎；阿胶养血安胎。全方共奏消癥安胎之功。

【临证技巧】

（1）妊娠腹痛以妊娠期间出现的小腹疼痛为特征，不伴有阴道出血、腰酸等症状。

（2）妊娠腹痛须与胎动不安、异位妊娠相鉴别，并与发生于妊娠期间的内、外科疾病导致的腹痛相鉴别。

（3）妊娠腹痛的辨证要点是腹痛的特点，以及腹痛发生的时间、部位、性质和疼痛的程度，并结合既往月经情况、全身情况及舌象、脉象，辨别寒、热、虚、实。

（4）本病的病机为胞脉气血不畅，治疗以调畅气血为主。对于血瘀所致的妊娠腹痛者，化瘀行血之品宜把握轻重，谨记治病与安胎并举，化瘀而不伤胎，瘀去而胎安。

第三节　异位妊娠

凡孕卵在子宫体腔以外着床发育，称为异位妊娠，俗称宫外孕，但两者含义稍有不同，异位妊娠包括输卵管妊娠、卵巢妊娠、腹腔妊娠、阔韧带妊娠、宫颈妊娠及残角子宫妊娠等；宫外孕不包括宫颈妊娠及子宫残角妊娠。因此，异位妊娠的含义更广。中医学古籍中无异位妊娠的病名，但在妊娠腹痛、胎动不安、癥瘕等病症中有类似症状的描述。

【病因病机】

少腹素有瘀滞，冲任、胞脉、胞络不畅，孕卵运行受阻，或先天肾气不足，后天脾气虚弱,孕卵运送无力,均可致孕卵不能按时到达子宫体腔,在输卵管内种植生长而致本病发生。气滞血瘀及气虚血瘀是本病的基本病机,少腹血瘀是其病机本质。胎元阻络、胎瘀阻滞、气血亏脱、气虚血瘀和瘀结成癥是其不同发展阶段的病理机转,胎元阻络、胎瘀阻滞发生于输卵管妊娠未破损期,此时孕卵阻滞胞络气血,留结成瘀,日久成癥;气血亏脱、气虚血瘀和瘀结成癥发生于输卵管已破损期,此时脉络破损,血液离经妄行,血亏气脱而致厥脱,可危及生命;若血液离经,瘀阻少腹日久,亦可结而成癥。

1. 胎元阻络

感染邪毒,或情志所伤,血瘀气滞,阻于冲任、胞脉、胞络,孕卵运送受阻,或气虚孕卵运送无力,使孕后胎元停于脉络,不能运达子宫体腔,从而成为输卵管妊娠未破损期的早期。

2. 胎瘀阻滞

胎元停于脉络,阻滞胞络气血,气滞血瘀,胎失血养而自殒,留滞脉络与血相结而成瘀,从而成为输卵管妊娠未破损期的晚期。

3. 气血亏脱

胎元损伤脉络,致脉络破损,血液离经妄行,气随血脱而致厥脱。

4. 气虚血瘀

胎元损伤脉络,致脉络破损,血液离经,胎失血养而自殒,气随血泄,离经之血积聚少腹成瘀,以致气虚血瘀。

5. 瘀结成癥

胎元损伤脉络,致脉络破损,血液离经,胎元自殒,与血瘀结成癥。

知识链接

异位妊娠的发病机制

异位妊娠是妇产科常见的急腹症之一,也是孕产妇死亡的主要原因之一,其发生率约为 1%,近十余年来,其发生率明显增高,可达 3.94%。异位妊娠中最常见的类型为输卵管妊娠,约占 95% 以上。输卵管妊娠的发病部位以壶腹部最多,占 55%~60%;其次为峡部,占 20%~25%;再次为伞端,占 17%;间质部妊娠最少,仅占 2%~4%。

盆腔感染是输卵管妊娠发生的最主要原因,炎症可造成输卵管周围炎或输卵管内膜炎,使输卵管粘连、扭曲、管腔狭窄、纤毛功能受损等,影响受精卵的运行。此外,输卵管发育不良或畸形、盆腔内肿瘤压迫输卵管、孕卵游走、输卵管绝育史和手术史等可使输卵管妊娠的发生率增加。输卵管妊娠破裂多发生于峡部,输卵管妊娠流产多发生于壶腹部,偶尔有流产或破裂后的胚胎存活,继续在腹腔内生长发育,成为继发性腹腔妊娠。若输卵管妊娠病程较长,胚胎死亡,血块机化,与周围组织粘连包裹,可形成陈旧性输卵管妊娠。

【诊断要点】

1. 病史

患者可有盆腔炎、不孕症或既往异位妊娠等病史。

2. 临床表现

输卵管妊娠未破损时,可无明显不适,或有停经,或有一侧下腹隐痛。若发生破裂或输卵管流产,则可出现剧烈腹痛、晕厥及休克等症状。

(1)停经:多有,也有少数患者没有明显停经史。

(2)腹痛:输卵管妊娠未破损时,可仅有一侧下腹隐痛。当输卵管妊娠破裂或流产时,可突发一侧下腹部撕裂样或刀割样疼痛,腹痛可波及下腹部或全腹。内出血刺激膈肌时,可引起肩胛区放射性疼痛或胃痛、恶心,内出血积聚在子宫直肠陷凹时,常伴有肛门坠胀感。

(3)阴道不规则流血:可有少量阴道流血,个别患者可出血量多,如月经量。

(4)晕厥与休克:输卵管妊娠破损时,可因急性大量腹腔内出血及剧烈腹痛出现晕厥和休克。晕厥和休克程度与腹腔内出血量及出血速度有关,而与阴道流血量不成正比。

3. 检查

(1)全身检查:输卵管妊娠破损,腹腔内出血较多时,出现面色苍白、脉快而细弱、血压下降等;下腹部有明显压痛及反跳痛,以患侧为甚,但腹肌紧张不明显;叩诊可有移动性浊音。

(2)妇科检查:输卵管未破损期可见子宫略增大,质稍软;一侧附件区可有轻度压痛,或可扪及质软、有压痛的包块。若输卵管妊娠破损时,阴道穹后部饱满,宫颈举摆痛明显;内出血多时,子宫有漂浮感;一侧附件区或子宫后方可触及质软肿块,边界不清,触痛明显。陈旧性宫外孕时,可在子宫直肠陷凹处触到半实质性压痛包块,边界不清楚,且不易与子宫分开。

(3)实验室检查与其他检查:具体如下。

1)β-HCG测定:输卵管妊娠时,β-HCG常低于同期的正常宫内妊娠水平,动态监测,其上升幅度也常小于同期的正常宫内妊娠的升幅。

2)B超检查:宫腔内未见妊娠囊,宫旁出现低回声或混合性回声包块,有时包块内可见妊娠囊、胚芽及原始心管搏动。输卵管妊娠破损时子宫直肠陷凹或腹腔内可见液性暗区。

3)诊断性刮宫:若见到蜕膜而无绒毛时,可排除宫内妊娠。

4)阴道穹后部穿刺或腹腔穿刺:腹腔内出血时,可经阴道穹后部穿刺抽出暗红色不凝固血液,若内出血较多时,可经腹腔穿刺抽出暗红色不凝固血液。

5)腹腔镜检查或剖腹探查:输卵管妊娠未破损时,可见患侧输卵管局部肿胀增粗,表面呈紫蓝色。输卵管妊娠破裂时,患侧输卵管管壁可见破裂口,破口处有活动性出血;输卵管妊娠流产时,患侧输卵管伞端有血块附着,或有活动性出血。

【鉴别诊断】

输卵管妊娠应与宫内妊娠流产、卵巢黄体破裂、卵巢囊肿蒂扭转、急性输卵管炎及急性阑尾炎等疾病鉴别。

1. 宫内妊娠流产

宫内妊娠流产与输卵管妊娠均有停经史,均可出现阴道不规则流血及下腹痛,

β-HCG阳性;但流产者阴道流血常先少后多,可见妊娠组织物排出,下腹痛以下腹正中阵发性坠痛为特征,B超提示宫内或可见妊娠囊或胚芽。

2. 卵巢黄体破裂

卵巢黄体破裂可出现下腹疼痛,妇科检查均可提示一侧附件区压痛,多无停经史及阴道流血,β-HCG阴性。

3. 卵巢囊肿蒂扭转

卵巢囊肿蒂扭转常因体位改变突发下腹一侧疼痛,呈持续性,可伴呕吐;妇科检查提示一侧附件区肿块边界清,有压痛,蒂部触痛明显;无停经史及阴道流血,β-HCG阴性。

4. 急性输卵管炎

急性输卵管炎以下腹持续性疼痛为特征,体温可升高,白细胞及中性粒细胞占比增高,阴道穹后部穿刺可抽出淡黄色液体或脓液,多无停经史及阴道流血,β-HCG阴性。

5. 急性阑尾炎

急性阑尾炎以转移性右下腹疼痛为特征,触诊腹肌紧张,麦氏点压痛、反跳痛明显,体温升高,白细胞及中性粒细胞占比增高,B超提示子宫附件无异常。

【辨证论治】

异位妊娠的治疗包括手术治疗和非手术治疗。

手术治疗适用于:①大量腹腔内出血或生命体征不稳定者;②血β-HCG水平较高,附件包块大,或经非手术治疗无明显效果者;③诊断不明确,或疑为输卵管间质部或残角子宫妊娠者;④要求绝育手术者;⑤有药物治疗禁忌证者。手术方式有:①根治手术,切除患侧输卵管;②保守手术,保留患侧输卵管。腹腔镜手术是目前手术治疗的主要方法。

非手术治疗包括中医药、西药及中西医结合保守治疗,中医药保守治疗是本节论述的重点。

(一)急症处理

输卵管妊娠已破损期出现休克,证属气血亏脱,是急危重症,其典型表现为突发下腹剧痛,面色苍白,四肢厥冷或冷汗淋漓,血压下降或不稳定,烦躁不安,甚或昏厥,舌质淡,苔白,脉芤或细微;阴道穹后部穿刺、腹腔穿刺或B超均提示有腹腔内出血,须立即进行抢救。

(1)患者平卧,立即测血压、脉搏、呼吸、体温及观察患者神志。

(2)急查血分析、血型及交叉配血,或做回收自身血准备。

(3)立即给予吸氧、输液,必要时输血,可用50%的葡萄糖20 mL加丽参注射液静脉推注,或用5%的葡萄糖500 mL加丽参注射液20 mL静脉滴注。

(4)如腹腔内出血多者,应立即进行手术治疗。

(二)辨治要点

本病主要根据腹痛程度、有无晕厥、休克等临床症状、血压表现、B超检查等辨别输卵管妊娠有无破损,参考血β-HCG的升降判断异位胎元之存殒,并根据全身症状,舌、脉之征进一步分辨气血之虚实。

本病以活血化瘀为基本治法。药物治疗必须要在有输血、输液及手术准备的条件保障下才能进行,治疗中必须密切观察病情的变化,治疗方案应随时根据病情进行调整,及时采取恰当的处理。

(三)分证论治

1. 未破损期

※胎元阻络证

证候表现:停经,或有不规则阴道流血,或少腹隐痛,可有宫颈举摆痛或一侧附件区轻度压痛,或有包块,质软、有压痛,血β-HCG 阳性,或经 B 超证实为输卵管妊娠,但未破损,舌正常,苔薄白,脉弦滑。

证候分析:孕后胎元停于子络,不能运达子宫体腔,成为输卵管妊娠未破损期的早期。此时胎元尚存,阻于子络,胞络瘀阻,气血运行不畅,不通则痛,故少腹隐痛或一侧附件区压痛,或有压痛之包块,β-HCG 阳性;瘀阻冲任,血不循经,则有不规则阴道出血;脉弦滑为瘀阻之征。

治法:活血化瘀杀胚。

方药:宫外孕Ⅰ号方(山西医学院第一附属医院)加蜈蚣(去头、足)、紫草、天花粉、三七。

赤芍　丹参　桃仁

血β-HCG 值较高者,可配合西药氨甲蝶呤(MTX)或米非司酮杀胚治疗。

※胎瘀阻滞证

证候表现:停经并有不规则阴道流血,下腹坠胀不适,或一侧附件区出现包块,可有压痛,β-HCG 曾经阳性,现转为阴性,舌质暗,脉弦细或涩。

证候分析:此为输卵管妊娠未破损期的晚期,瘀血阻滞,致异位胎元失血滋养而自殒,故 β-HCG 阴性;胎与血互结成瘀,瘀血阻滞胞络,血不循经,故有不规则阴道流血;瘀阻气滞,气机不畅,故下腹坠胀不适;胎瘀互结,滞于子络,故一侧附件区出现包块;舌质暗、脉弦涩均为胎瘀阻滞之征。

治法:化瘀消癥。

方药:宫外孕Ⅱ号方(山西医学院第一附属医院)加三七、水蛭。

丹参　赤芍　桃仁　三棱　莪术

若兼神疲乏力、心悸气短者,加黄芪、党参以益气健脾;兼见腹胀者,加枳壳、川楝子以理气行滞。

2. 已破损期

※气血亏脱证

证候表现:停经并有不规则阴道流血,突发下腹剧痛,面色苍白,冷汗淋漓,四肢厥冷,烦躁不安,甚或昏厥,血压下降,阴道穹后部穿刺、腹腔穿刺或 B 超均提示有腹腔内出血,舌质淡,苔白,脉芤或细微。

证候分析:异位胎元损伤脉络,致脉络破损,故突发下腹剧痛;络伤血崩,阴血暴亡,气随血脱,故面色苍白、四肢厥逆、冷汗淋漓,甚或昏厥、血压下降;亡血则心神失养,故烦躁不安;脉络破损,血液离经妄行,积于腹腔,故阴道穹后部穿刺、腹腔穿刺或 B 超均提示有腹腔内出血;脉芤或细微欲绝,为阴血暴亡、阳气暴脱之征。

治法:止血固脱。

方药:生脉散(方见崩漏)合宫外孕Ⅰ号方。

如属于输卵管妊娠流产,腹腔内出血不多,在住院密切观察下,可用中药治疗;若因输卵管妊娠破裂引起大量腹腔内出血,亡血厥脱,应及时行手术止血治疗,详见急症处理;术后辅以益气养血治疗,用八珍汤(方见月经前后诸证之经行头痛)。

※气虚血瘀证

证候表现:输卵管妊娠破损后不久,仍腹痛拒按,有不规则阴道流血,一侧附件区出现包块,有压痛,头晕神疲,舌质暗,脉弦细。

证候分析:输卵管妊娠破损后,血液离经外溢而为瘀,瘀阻脉络,不通则痛,故仍下腹痛;瘀血留结成癥,故一侧附件区出现包块,并有压痛;气随血失而虚,故头晕神疲;舌质暗、脉弦细均为气虚血瘀之征。

治法:益气养血,化瘀杀胚。

方药:宫外孕Ⅰ号方加党参、黄芪、蜈蚣(去头、足)、紫草、天花粉。

※瘀结成癥证

证候表现:输卵管妊娠破损日久,腹痛减轻或消失,小腹或有坠胀不适,一侧附件区出现包块,可有压痛,血 β-HCG 曾经阳性,现转为阴性,舌质暗,脉细弦涩。

证候分析:破损日久,胎元已殒,则血 β-HCG 阴性;络伤血溢于少腹而成瘀,瘀积日久而成癥,故腹腔有包块形成;癥块阻碍气机,则下腹坠胀不适;脉细弦涩为瘀血内阻之征。

治法:破瘀消癥。

方药:宫外孕Ⅱ号方加水蛭、穿山甲。

兼短气乏力、神疲纳呆者,加黄芪、党参、神曲以益气扶正,健脾助运;若腹胀甚者,加枳壳、川楝子以理气行滞;为加速包块吸收,可配合中医外治法,如蜜水调双柏散外敷或消癥散外敷下腹部,并可用 20% 复方毛冬青液中药保留灌肠。

消癥散(经验方):千年健 60 g,续断 120 g,追地风、花椒各 60 g,五加皮、白芷、桑寄生各 120 g,艾叶 500 g,透骨草 250 g,羌活、独活各 60 g,赤芍 120 g,当归尾 120 g,血竭60 g,乳香 60 g,没药 60 g。上药共研为末,每 250 g 一份,用纱布包,蒸 30 分钟,趁热外敷,每天 2 次,10 天为 1 个疗程。

双柏散(广州中医药大学第一临床医学院经验方):侧柏叶 60 g,大黄 60 g,黄柏30 g,薄荷 30 g,泽兰 30 g。水蜜各半,加热调匀,趁热外敷,每天 2 次,10 天为 1 个疗程。

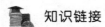 知识链接

异位妊娠的西药治疗

对于非手术治疗的患者,可酌情选用西药治疗。常用药物有:①氨甲蝶呤(MTX)50 mg/m³ 单次肌注,以抑制滋养细胞增生,并使其死亡;②米非司酮 150 mg,每天 1 次,连服 5 天,使妊娠黄体萎缩,输卵管蜕膜变性坏死、胚胎消亡。

【临证技巧】

（1）异位妊娠是妇科的急危重症，重在早期诊断；对于有不孕史、盆腔炎史、异位妊娠病史、放置宫内节育器的女性一旦妊娠，须尽早明确胚胎着床的部位。

（2）停经、下腹痛、阴道不规则流血是异位妊娠常见的三大症状，动态监测血 β - HCG 水平及经阴道彩超等检查有助于进一步明确诊断，综合腹痛程度、B 超等判断输卵管妊娠是未破损还是已破损。对于已破损期之气血亏脱证，须当机立断，尽快行手术治疗以挽救生命。

（3）对于异位妊娠的治疗，可依据输卵管妊娠病情影响因子评分，决定下一步治疗方案，主要包括中药治疗、中西医结合治疗、手术治疗。药物治疗成功的关键在于：一是早期诊断；二是能确切杀胚。药物治疗过程中应定期复查血 β - HCG 和 B 超；密切观察腹痛、生命体征及药物的毒副作用；同时要把握手术的适应证及急症的处理措施。对于血 β - HCG 已转为阴性，病灶包块尚未能完全吸收者，仍需密切随访。

（4）少腹血瘀是输卵管妊娠的病机本质，中药治疗的基本治法是活血化瘀。中西医结合治疗输卵管妊娠，既可加快血 β - HCG 转阴，又可加速输卵管妊娠包块的吸收。

第四节　胎漏、胎动不安

妊娠期间阴道少量流血，时作时止，或余沥不断，而无腰酸腹痛、小腹坠胀者，称为胎漏，亦称胞漏或漏胎。妊娠期间出现腰酸、腹痛或下腹坠胀，或伴有少量阴道流血者，称为胎动不安。胎漏、胎动不安常是堕胎、小产的先兆，西医学称之为先兆流产，多发生于妊娠早期，少数发生在妊娠中期。前置胎盘可在妊娠中、晚期发生阴道流血，也属本病范畴。胎漏与胎动不安临床表现虽不相同，但其病因病机、辨证论治相近，故一并叙述。

【病因病机】

胎漏与胎动不安的主要病机是冲任损伤，胎元不固；病因有母体与胎元两个方面。

胎元方面：因父母之精气不足，两精虽能结合，但胎元不固，或胎元有所缺陷，胎多不能成实，正如《景岳全书·妇人规》所言："父气薄弱，胎有不能全受而血之漏者。"

母体方面：引起胎漏、胎动不安的病因有肾虚、气血虚弱、血热以及父母精气不足等。此外，孕母不慎为跌扑所伤，或误食毒药、毒物，或因痼疾，或孕后而患它病，或因胞宫病变，亦可影响母体气血或直伤胎元，引起胎漏、胎动不安。

1. 肾虚

先天禀赋不足，肾气虚弱，或多产、房劳，或孕后不节房事，损伤肾中精气；肾虚，冲任不固，胎失所系，遂致胎漏、胎动不安。

2. 气血虚弱

素体气血虚弱，或劳倦过度，饮食不节，或孕后恶阻所伤，或因它病损伤气血，致脾虚气弱，化源不足；气虚胎失所载，血虚胎失所养，胎元不固而病胎漏、胎动不安。

3. 血热

素体阳盛，或因孕后过食辛热，或外感热邪，或因七情内伤而化热，或阴虚生热，热伤冲任,冲任失固,发为胎漏、胎动不安。

4. 血瘀

素有癥瘕占据子宫,或孕后不慎跌扑闪挫,或孕期手术创伤,均可致气血失和,瘀阻胞宫、胞脉,胎失所养,胎元失固,导致胎漏、胎动不安。

知识链接

流产的病因及临床过程

1. 流产的病因

(1)胚胎因素:胚胎染色体异常是流产的主要原因,包括染色体数目异常、结构异常。遗传、感染、药物等不良反应等都可以引起子代染色体异常,常在妊娠 12 周前发生流产。

(2)母体因素:具体如下。

1)全身性疾病:如高热、病原体感染、心力衰竭、严重贫血、高血压、严重营养不良等缺血缺氧性疾病。

2)内分泌异常:如黄体功能不全、甲状腺功能异常等。

3)子宫异常:如畸形子宫、黏膜下或肌壁间子宫肌瘤、宫颈功能不全等。

4)强烈应激和不良习惯:躯体及心理的不良刺激、过量吸烟、酗酒等均可导致流产。

(3)免疫功能异常:如封闭抗体不足、母儿血型不合、抗磷脂抗体过多等。

(4)环境因素:过多接触某些化学物质和放射线,亦可导致流产。

2. 临床过程

根据流产发展的不同阶段,可将流产分为先兆流产、难免流产、不全流产及完全流产,临床过程如下图所示:

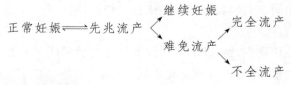

【诊断要点】

1. 病史

患者有停经史及早孕反应。

2. 临床表现

妊娠期间出现阴道少量流血,或时作时止,或余沥不净,而无腰酸腹痛症状,即可诊断为胎漏。妊娠期间出现腰酸、腹痛、下腹坠胀,或伴阴道少量流血者,即可诊断为胎动不安。诸症不必俱悉,但见二三症便是。

3. 检查

(1)妇科检查:阴道流血来自宫腔,但流血量少,色鲜红或暗红,子宫颈口闭合,子宫增大与孕周相符。

(2)辅助检查:妊娠试验阳性;B超检测提示宫内妊娠,胚胎大小符合孕周,孕 7 周左右可见胚胎原始心管搏动。

【鉴别诊断】

1. 堕胎、小产

胎漏、胎动不安、堕胎、小产均为妊娠期间出现阴道流血或（和）腰酸、腹痛，但堕胎、小产阴道流血既可量少，也可量多，B超提示胚胎即将或已经殒堕。

2. 异位妊娠

异位妊娠B超提示宫内无孕囊，宫外有包块或见胚胎结构。

3. 葡萄胎

葡萄胎可出现阴道有水泡状物排出，子宫异常增大、变软，B超提示宫腔内见弥漫分布的光点和小囊样无回声区，可资鉴别。

4. 导致宫颈出血的其他疾病

宫颈赘生物、急性炎症、宫颈上皮内瘤样病变、宫颈癌等妇科检查时可见宫颈活动性出血或赘生物接触出血，必要时需进一步检查。

【辨证论治】

胎漏、胎动不安当根据阴道流血、腹痛、腰酸、下坠的性质，并结合全身症状以及舌、脉之表现进行辨证，应重视患者禀赋、体质、情志因素，以及其他病史、服药史、生育史、外伤史等情况。

胎漏、胎动不安的治疗以安胎为大法，安胎以补肾固肾为基本治法，根据不同情况，配合健脾益气、补血养阴、清热凉血、化瘀固冲等治法；有因母病而胎动者，治母病则胎自安，有因胎病而致母病者，当安胎则母病自愈。

知识链接

妇科常用安胎药物

（1）补肾养血安胎：菟丝子、杜仲、桑寄生、续断、狗脊、巴戟天、熟地黄、阿胶。

（2）健脾益气安胎：党参、白术、黄芪、太子参、山药。

（3）滋阴清热安胎：黄芩、苎麻根、墨旱莲、女贞子、生地黄。

（4）活血化瘀安胎：当归、丹参、三七、赤芍、牡丹皮、桃仁（注意此类药物多属慎用类，应谨慎使用，中病即止）。

1. 肾虚证

证候表现：妊娠期间阴道少量流血、色淡暗，腰酸，腹坠痛，或曾屡孕屡堕，头晕耳鸣，小便频数，夜尿多，甚至失禁，舌质淡，苔白，脉沉滑尺弱。

证候分析：肾为冲任之本，胞系于肾，肾虚而冲任失固，系胞无力，故孕后出现阴道少量流血、色淡暗，小腹坠痛不适；腰为肾之外府，肾虚外府失荣，故腰酸；肾气素虚，冲任不固，难于系胎，故屡孕屡堕；肾虚髓海不充，脑失所养，故头晕耳鸣；肾虚膀胱失约，故小便频数，夜尿多，甚或失禁；舌淡苔白、脉沉滑尺弱均为肾虚之候。

治法：补肾健脾，益气安胎。

方药：寿胎丸（方见妊娠腹痛）加党参、白术。

若阴道流血量偏多,加阿胶、仙鹤草、墨旱莲养血止血;若小便频数,甚至失禁者,加益智仁、覆盆子温肾固脬。

若偏于脾肾两虚,兼见神疲乏力、纳呆食少、大便溏、舌淡苔白、脉沉弱,治以补肾健脾,固冲安胎,方用安奠二天汤(《傅青主女科》)。

人参　熟地黄　白术　山药　山茱萸　杜仲　枸杞子　白扁豆　炙甘草

若偏于肾阳虚,兼有腰酸如折,畏寒肢冷,小便清长、频数,夜尿多,甚至失禁,大便溏,舌淡苔白,脉沉滑尺弱,治宜温补脾肾,固冲安胎,方用补肾安胎饮(《中医妇科治疗学》)。

菟丝子　续断　杜仲　桑寄生　狗脊　补骨脂　人参　白术　阿胶　艾叶

2. 气血虚弱证

证候表现:妊娠期间阴道少量流血、色淡红、质稀薄,或小腹空坠疼痛,腰酸,神疲肢倦,心悸气短,面色㿠白,舌质淡,苔薄白,脉细滑。

证候分析:气虚胎失所载,血虚胎失所养,气血虚弱,冲任失养,胎气不固,故妊娠期间阴道少量流血、色淡红、质稀薄;气虚升举无力,血虚胞脉失养,故小腹空坠疼痛;气血虚弱,不能化精滋肾,故腰酸;气虚阳气不布,故神疲肢倦、心悸气短、面色㿠白;舌质淡、苔薄白、脉细滑均为气血虚弱之征。

治法:补气养血,固肾安胎。

方药:胎元饮(《景岳全书》)去当归,加黄芪、阿胶。

人参　杜仲　白芍　熟地黄　白术　陈皮　炙甘草　当归

方中人参、白术、炙甘草、黄芪益气健脾;白芍、熟地黄、阿胶滋阴养血;杜仲固肾安胎;佐以陈皮理气和中,使熟地黄、阿胶补而不滞。

若气虚甚,加升麻益气升提、固摄胎元,或加炖服高丽参6～20 g,每周1～2 次,连服1～2 周,以大补元气;若腰酸明显,或有堕胎史,可与寿胎丸合用,以增强补肾安胎之功。

3. 血热证

证候表现:妊娠期间阴道流血、色鲜红,或腰腹坠胀作痛,心烦不安,手足心热,口干咽燥,小便短黄,大便秘结,舌质红,苔黄,脉滑数。

证候分析:热扰冲任,迫血妄行,冲任不固,血海不宁,故妊娠期间阴道流血、色鲜红,或腰腹坠胀作痛;热扰心神,故心烦不安;热伤阴津,故手足心热、口干咽燥、溲黄便结;舌红苔黄、脉滑数均为血热之征。

治法:滋阴清热,养血安胎。

方药:保阴煎(方见月经过多)加苎麻根。

若阴道流血多,可加阿胶、墨旱莲、仙鹤草养阴清热止血。

4. 血瘀证

证候表现:素有癥瘕,孕后常有腰酸腹痛下坠,阴道不时有少量流血、色黯红,或妊娠期间跌扑闪挫,继之腹痛或有少量阴道流血,舌质黯红或有瘀斑,苔白,脉弦滑或沉弦。

证候分析:癥瘕结于胞宫,阻滞气血,孕后胎体渐长,阻滞更甚,不通则痛,癥瘕损伤冲任,故腰酸、腹痛下坠;血瘀络阻,血不循经,故阴道不时有少量流血、色黯红;跌扑闪挫,气血失和,胞宫、胞脉瘀滞,损伤冲任,胎元不固,故孕后腰酸、腹痛下坠,阴道有少量流血、色黯红;舌黯红或有瘀斑、苔白、脉弦滑或沉弦均为血瘀之征。

治法:化瘀养血,固肾安胎。

方药:桂枝茯苓丸合寿胎丸(方见妊娠腹痛)。

若为跌扑闪挫所致胎漏、胎动不安,可选圣愈汤(《兰室秘藏》)合寿胎丸益气和血,固肾安胎。

圣愈汤:人参　黄芪　当归　川芎　熟地黄　生地黄

方中四物汤补血;人参、黄芪补气,使气充血足,胎元自固。

知识链接

先兆流产的西医治疗

(1)一般治疗:发生先兆流产者,应注意休息,减少活动,禁止性生活,避免不必要的阴道检查,减少对子宫的刺激,同时避免过分的精神紧张,以免引起流产。

(2)药物治疗:黄体功能不足者,可给予黄体酮 $10\sim20$ mg,每日或隔日肌内注射 1 次;或口服地屈孕酮(达芙通)片;也可口服维生素 E 保胎。甲状腺功能低下者,可口服小剂量甲状腺素片。

【临证技巧】

(1)胎漏、胎动不安以妊娠期出现阴道少量出血、腹痛、腰酸、小腹下坠为临床特征。

(2)胎漏、胎动不安的临床表现与异位妊娠相似,故临证时须参考血 β-HCG、孕酮、B 超等结果,辨明胚胎的位置是宫内还是宫外,发育是否正常,以便及时进行明确诊断。

(3)胎漏、胎动不安辨证时须重视主症,详审腰酸及腹痛的性质、程度,阴道流血的色、质、量,并结合全身症状、既往孕产史等进行综合分析。临床证型以肾虚证或脾肾两虚证、血热证最为常见。

(4)胎漏、胎动不安的治疗以安胎为大法,安胎之法以补肾固冲为基础,结合证候之虚、实、寒、热特征,或补肾健脾,或补气养血,或清热凉血,或化瘀止血,以达固冲安胎之目的。静卧养胎及禁欲宁胎是胎漏、胎动不安治疗的基础,必要时亦可根据病情结合西医进行治疗。

(5)安胎过程中须动态严密观察病情,如发现胚胎/胎儿畸形、停孕及出现堕胎、小产之势等不可安之胎,须及时下胎以益母。

第五节　堕胎、小产

凡妊娠 12 周内,胚胎自然殒堕者,称为堕胎;妊娠 12~28 周内,胎儿已成形而自然殒堕者,称为小产,亦称半产。西医学分别称之为早期流产和晚期流产。

堕胎、小产不可避免者,称为胎殒难留;部分妊娠物排出,部分残留于宫腔者,称为胎堕不全;妊娠物完全排出者,称为胎堕完全。西医学分别称之为难免流产、不全流产和完全流产,三者是疾病发展的不同阶段。

【病因病机】

堕胎、小产常从胎漏、胎动不安发展而来,其病因病机基本与胎漏、胎动不安相同,为冲任损伤、胎元不固。

1. 肾气虚弱

禀赋不足,肾气不充,或孕产频多,或久病体虚,损伤肾气,或年逾五七,肾气渐虚,则冲任不固,胎失所系,故堕胎、小产。

2. 气血不足

素体气血虚弱,或饮食、劳倦伤脾,化源不足,或大病久病,耗气伤血,则不能载胎、养胎,冲任不充,胎元不固,以致堕胎、小产。

3. 热病伤胎

摄生不慎,感受热邪,热伏冲任,扰动血海,故致堕胎、小产。

4. 跌扑损伤

素有癥瘕,或跌扑损伤,瘀阻胞宫,损及胎元,或瘀血阻滞,冲任失调,胎失所养,故致堕胎、小产。

此外,父母一方或双方之精气不足,两精虽能结合,但胎元不健,禀赋薄弱,不能成实,故致堕胎、小产。

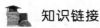 **知识链接**

流产的发病机制

流产过程是妊娠物逐渐从子宫壁剥离,然后排出子宫。孕 8 周以前的流产,胚胎物多可完全排出,出血不多。孕 8～12 周流产时,妊娠常不易完整排出而部分滞留宫腔,影响子宫收缩,出血量多,且经久不止。孕 12 周后,胎盘已完全形成,流产时先有腹痛,继而排出胎儿和胎盘,如胎盘剥离不全,可引起剥离面大量出血。

【诊断要点】

1. 病史

患者有停经史,或曾有胎漏、胎动不安,或有外伤史等。

2. 临床表现

堕胎、小产临床多见阴道出血量增多,腹痛加重,可见妊娠物部分或全部排出,甚则大量阴道出血,伴有汗出肢冷、头晕心慌等症,或随着妊娠物完全排出,阴道出血减少和腹痛减轻。

3. 检查

(1)妇科检查:阴道出血量多,宫颈口已开大,或见羊水流出,有时可见妊娠物堵塞于宫口,子宫大小与停经月份相符,或小于停经月份;若妊娠物完全排出,子宫明显小于妊娠月份或接近正常。

(2)B 超检查:可了解宫腔内是否有妊娠物残留。

【鉴别诊断】

1. 胎动不安

胎动不安与堕胎、小产均可有小腹痛及阴道流血,但后者腹痛剧烈,阴道出血量多,借助 B 超或 HCG 检查可资鉴别。

2. 异位妊娠

堕胎、小产与异位妊娠均有停经、腹痛、阴道出血史,妊娠试验阳性,但堕胎、小产阴道出血量与症状的严重程度相符,异位妊娠以腹腔内出血为主,出血多时可见失血性休克;异位妊娠破裂时腹痛剧烈;阴道穹后部穿刺可见不凝固血;妇科检查与 B 超可助鉴别。

【辨证论治】

堕胎、小产常从胎漏、胎动不安发展而致,也有直接发生的。其辨证要点主要依据阴道出血的量、色、质与妊娠物排出情况,动态观察,结合全身症状及舌、脉表现,明辨虚实,分型论治。堕胎、小产的治法主要为下胎益母。

 知识链接

急症处理

若胎漏、胎动不安,出现阴道流血增多,阵发性腹痛加剧,或阴道流液,妇科检查见宫颈口已扩张,或可见胎块堵塞于宫颈口,则为堕胎难留,应及时行刮宫术。晚期流产子宫较大者,可用缩宫素静滴促进子宫收缩。若胎堕不全,流血不止,面色苍白,头晕眼花,甚则晕厥,不省人事,手足厥冷,唇舌淡白,脉芤或微细无力,为气随血脱之危候,急宜补气固脱,方用人参黄芪汤(《证治准绳》),同时给予补液、输血等抗休克治疗,并尽快施行刮宫术或钳刮术,清除残留的胎块或胞衣。

1. 气滞血瘀证

证候表现:多由胎漏、胎动不安发展而来,阴道流血增多,腹痛腹坠加重,或有羊水溢出,舌紫暗或边有瘀点,脉沉弦。

证候分析:因故胎殒,胞脉受损,故有阴道流血增多;胎殒胞宫,故有羊水溢出;胞宫瘀阻,欲排不能,不通则痛,故有腹痛腹坠加重;舌紫暗或边有瘀点、脉沉弦均为瘀血阻滞之征。

治法:祛瘀下胎。

方药:脱花煎(《景岳全书》)加益母草。

当归 川芎 肉桂 牛膝 红花 车前子

方中当归、川芎、红花、益母草、牛膝活血祛瘀,兼有催生下胎之效;肉桂温通血脉,车前子滑利泄降。全方用于胎殒难留,有活血祛瘀、祛瘀下胎之功。

若腹痛阵作、血多、有块者,加炒蒲黄、五灵脂以助祛瘀下胎,止痛止血之效。

2. 气虚血瘀证

证候表现:胎殒之后,尚有部分残留宫腔内,阴道流血持续不止,甚至大量出血,腹痛阵作,舌淡红,苔薄白,脉沉细无力。

证候分析:胎殒已堕,堕而不全,瘀阻胞宫,新血不得归经,故阴道流血持续不止,甚至大量出血;胎堕不全,留而为瘀,瘀阻胞宫,不通则痛,块物排出,腹痛稍减,故腹痛阵作;舌暗红、苔薄白、脉沉细无力则为气虚血瘀之征。

治法:益气祛瘀。

方药:生化汤(《傅青主女科》)加人参、益母草、炒蒲黄。

当归　川芎　桃仁　炮姜　炙甘草

方中当归、川芎、桃仁活血祛瘀;炮姜温经止血;人参益气,以助下胎排瘀之力;益母草、炒蒲黄祛瘀生新,止痛止血。诸药合用,共奏补气化瘀止血之功。

若胎堕不全,伴有发热、腹痛、阴道流血紫暗如败酱、气味臭秽、舌红、苔黄腻、脉弦数,为感受热毒之邪,瘀热互结,西医诊断为感染性流产,应在祛瘀下胎的同时予以清热解毒,可用脱花煎加益母草、红藤、蒲公英、紫花地丁、牡丹皮等,同时注意抗感染治疗,尽快施行清宫术。

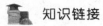 **知识链接**

流产的西医治疗

(1)难免流产:治疗原则是尽快使胚胎及胎盘组织完全排出,可行刮宫术,对刮出组织应仔细检查,并送病理检查。若子宫较大,出血较多,可用催产素 10~20 U,加入 5% 葡萄糖 500 mL 中静脉滴注,促使子宫收缩,直至胎儿排出,胎盘滞留者需清宫。术后可行 B 超检查,了解有无妊娠物残留,并给予抗感染治疗。

(2)不全流产:由于部分组织残留宫腔或堵塞于宫口,极易引起子宫大量出血,故应在输液、备血的同时行刮宫术或钳刮术,并给予抗生素预防感染。

(3)完全流产:B 超检查宫腔有无残留物,如无感染,可不予特殊处理。

【临证技巧】

(1)堕胎、小产需严密观察病情演变过程,根据病史、症状、妇科检查等,特别是超声监测胚胎及胎心的发育情况,判断胚胎是否陨堕以及其妊娠物排出情况,一旦确诊为胎殒难留或胎堕不全时,即行下胎益母法,速去其胎,必要时可采用刮宫术或钳刮术下胎。

(2)若殒堕过程中突然阴血暴下,出现气随血脱之象,应急予补液、输血等急救措施,迅速行手术清除宫内物;若胎堕完全者,则按产后处理,宜以中医调养为主,故临证时应重视调养,且不忘祛瘀生新,慎防留瘀。

第六节　滑　胎

凡堕胎、小产连续发生 3 次或 3 次以上者,称为滑胎,亦称数堕胎、屡孕屡堕,西医学称之为习惯性流产。近 20 年来,有学者主张把堕胎、小产连续发生 2 次者称为复发性流产。

【病因病机】

本病的主要病机是冲任损伤,胎元不固。《诸病源候论》已认识到母体和胎元的异常均可导致屡孕屡堕,提出"其母有疾以动胎"和"胎有不牢固以病母"两类因素。

(一)母体因素

1. 肾虚

禀赋不足,肾气不充,或孕产频多,或久病体虚,损伤肾气,或年逾五七,肾气渐虚,则冲任不固,胎失所系,故屡孕屡堕。

2.气血虚弱

素体气血虚弱,或饮食、劳倦伤脾,化源不足,或大病久病,耗气伤血,则不能载胎、养胎,冲任不充,胎元不固,以致屡孕屡堕。

3.血瘀

素有癥瘕,瘀阻胞宫,损及胎元,或瘀血阻滞,冲任失调,胎失所养,则屡孕屡堕。

(二)胎元因素

父母一方或双方之精气不足,两精虽能结合,但胎元不健,禀赋薄弱,不能成实,则屡孕屡堕。

 知识链接

习惯性流产

习惯性流产的常见病因有胚胎染色体异常、免疫因素、甲状腺功能减退、子宫畸形或发育不良、宫腔粘连、宫颈内口松弛等。每次流产常发生在同一妊娠月份,其临床过程与一般流产相同。宫颈内口松弛者,常在妊娠中期无任何症状而发生宫颈口扩张,继而羊膜囊突向宫颈口,一旦胎膜破裂,胎儿就会迅即娩出。

【诊断要点】

滑胎的诊断主要依据病史。

1.病史

患者常有堕胎或小产连续发生3次或3次以上。

2.临床表现

患者可无明显症状,或有月经后期、月经过少等症状。

3.检查

本病应系统检查引起滑胎的原因,包括:①夫妇双方染色体、地中海贫血等遗传因素;②血型及血型抗体;③男方精液分析;④女方黄体功能、垂体和甲状腺功能;⑤子宫的形态与内膜情况;⑥宫颈功能;⑦免疫功能(封闭性抗体、细胞因子和自身抗体等);⑧致畸因素(风疹、单纯疱疹、巨细胞病毒和B19微小病毒、弓形体等抗体)等。发生堕胎、小产时,可留取胚胎组织物做染色体检查。

此外,子宫发育异常,如单角子宫、双角子宫、纵隔子宫、双子宫等均可发生复发性流产。子宫输卵管造影、B超检查、磁共振显像等有助于诊断。

【辨证论治】

滑胎以虚证居多,以脏腑、气血辨证为主,论治宜分孕前、孕后两个阶段进行。再次妊娠前,务求明确病因,辨病与辨证相结合,调理脾肾气血以固本。经不调者,当先调经;他病而致滑胎者,先治他病。这是"预培其损"的第一个阶段。经过3~6个月的调理,证候改善,月经正常,方可再次妊娠,孕后应立即予保胎治疗,这是"预培其损"的第二个阶段。妊娠期间,应动态观察母体和胎元之情况,治疗期限应超过以往堕胎、小产之孕周。

若因胎元不健以致滑胎,则非药物治疗可以奏效。

1. 肾虚证

证候表现:屡孕屡堕,或每次如期而堕,头晕耳鸣,精神萎靡,目眶黯黑,或面色晦暗,腰酸膝软,舌淡黯,苔白,脉沉弱。

证候分析:肾虚冲任不固,胎失所系,故屡孕屡堕;肾虚髓海不足,清窍失养,故头晕耳鸣;肾虚命火不足,阳气不能外达,则精神萎靡、目眶黯黑或面色晦暗;腰为肾之外府,肾虚则腰酸膝软;舌淡黯、脉沉弱均为肾虚之征。

治法:补肾固冲,益气养血。

方药:补肾固冲丸(《中医学新编》)。

菟丝子　续断　巴戟天　杜仲　当归　熟地黄　鹿角霜　枸杞子　阿胶　党参　白术　大枣　砂仁

本型或可选用中成药滋肾育胎丸。该药由补肾固冲丸稍作加减而成,适用于肾虚和脾肾两虚证,每次 5 g,每日 3 次。

若肾阴不足,虚火亢盛,症见口苦咽干、心烦不寐、形体消瘦、大便干结、舌红、苔薄黄,治宜滋肾养阴,清热养血,方用保阴煎(方见月经过多)或六味地黄丸(《小儿药证直诀》)合补肾固冲丸。

干地黄　怀山药　山萸肉　牡丹皮　茯苓　泽泻

2. 气血虚弱证

证候表现:屡孕屡堕,月经量少或色淡,眩晕心悸,神疲乏力,面色苍白,舌淡白,苔薄,脉细弱。

证候分析:气虚则胎失所载,血虚则胎失所养,故屡孕屡堕;冲任不充,则经血涩少、色淡;血脉空虚,则眩晕心悸;气虚失运,则神疲乏力;气血不荣肌肤,则面色苍白;舌淡白、脉细弱均为气血两虚之征。

治法:益气养血,固冲安胎。

方药:泰山磐石散(《景岳全书》)。

人参　黄芪　当归　续断　黄芩　川芎　白芍　熟地黄　白术　炙甘草　砂仁　糯米

若再次妊娠,有胎漏下血者,宜去川芎,加阿胶、菟丝子、覆盆子以固摄安胎。

3. 血瘀证

证候表现:素有癥瘕,屡孕屡堕,月经过多或经期延长,经色紫黯,或有血块,或经行腹痛,舌暗或有瘀点、瘀斑,苔薄,脉弦细或涩。

证候分析:妇人素有癥疾,瘀血阻滞胞宫,胎元不固,故屡孕屡堕;瘀阻胞脉,新血不得循经,故经量增多,或经期延长,经色红或黯红;瘀血内阻,气机不畅,故经行腹痛;舌黯红或有瘀斑、脉弦细或涩均为癥病而有瘀血内滞之征。

治法:行气活血,消癥散结。

方药:桂枝茯苓丸(方见妊娠腹痛)加香附、橘核。

桂枝　桃仁　牡丹皮　茯苓　赤芍

若拟再次妊娠,宜停药观察。在妊娠早期,应定期检查癥瘕与胎元的情况。

知识链接

习惯性流产的西医治疗方法

对于习惯性流产患者,必须察明其原因所在,排除各种非药物所能奏效的因素,常用的治疗方法有:

(1)主动免疫治疗:对于封闭抗体不足的复发性流产,可采取白细胞免疫治疗,用其配偶或供血者的淋巴细胞,在前臂内侧做多点皮内注射,一般在孕前治疗2～4次,再次妊娠的早期加强免疫1～3次,可以改善封闭效应,提高再次妊娠的成功率。

(2)宫颈内口环扎术:如每次流产均发生在妊娠中期,检查提示宫颈内口松弛者,可以在孕前行宫颈内口修补术,孕后于妊娠12～18周行宫颈内口环扎术。

【临证技巧】

(1)滑胎以堕胎、小产连续发生3次或3次以上为诊断要点。

(2)滑胎病因复杂,防重于治。临证时必须察明原因所在,排除各种非药物所能奏效的因素。诊治之要点,首先是详尽了解病史,夫妇双方均检查,以诊察病因,必要时要进行遗传咨询,确定是否适合生育,并根据患者的体质、月经、带下以及舌、脉表现等四诊合参,辨病与辨证相结合。

(3)治疗应本着以预防为主,防治结合的阶段性原则,重视"预培其损"。在再次妊娠前应用中药调理3个月到半年,以调和气血阴阳,改善体质,做到未病先防。孕后即进行安胎治疗,以补肾健脾、调和气血为主,及时处理胎漏、胎动不安,一般需治疗至妊娠12周以上。

第七节　胎萎不长

孕妇妊娠腹形小于相应妊娠月份,胎儿存活而生长迟缓者,称为胎萎不长,亦称胎不长、妊娠胎萎燥。本病多见于妊娠中晚期,主要是胎儿发育明显小于相应妊娠月份,B型超声检查提示胎儿存活而生长缓慢,严重时可致胎死腹中或过期不产。西医学的胎儿生长受限可参照本病进行辨证施治。

【病因病机】

本病的主要发病机制是父母禀赋虚弱,或孕后调摄失宜,以致脏腑虚衰,胞脏损伤,胎养不足而生长迟缓;常见病因分型有肾气亏损、气血虚弱、阴虚血热、血寒宫冷。

1. 脾肾亏损

素体脾肾阳虚,或孕后过食生冷,损伤阳气,以致精血化源不足,胞脉失养,遂致胎萎不长。

2. 气血虚弱

素体气血不足,或孕后恶阻较重,胃纳不足,气血乏源,或胎漏下血日久,耗伤气血,冲任气血不足,胎失所养,以致胎萎不长。

【诊断要点】

1. 病史

患者既往有先天畸形、死胎、死产、不良分娩史,或有吸烟、吸毒、酗酒等不良嗜好,或孕期有高热、放射线接触史,或有妊娠剧吐、胎漏、胎动不安、妊娠期高血压疾病、妊娠期糖尿病、慢性肾炎、心脏病、贫血或营养不良等病史。

2. 临床表现

妊娠4~5个月后,孕妇腹形明显小于相应妊娠月份。

3. 检查

(1)产科检查:动态测量宫底高度、腹围,其数值明显小于相应妊娠月份,与孕期不符合。

(2)其他检查:B超测量头围与腹围比值(HC/AC)小于正常同孕周平均值的10%,胎儿双顶径增长缓慢,羊水过少,胎盘老化,脐动脉舒张期末波缺失或倒置,或孕晚期每周测量体重,若每周增长不足0.5 kg,则有诊断意义。

【鉴别诊断】

1. 胎死不下

本病与胎死不下均有宫体小于相应妊娠月份的特点,而胎死不下无胎心及胎动,借助B超可资鉴别。

2. 羊水过少

通过B超检查,显示测定羊水量可明确诊断,但羊水过少亦常合并本病。

【辨证论治】

本病以虚证为多;辨证主要依据全身症状、舌、脉等分清寒热、虚实;治疗重在补脾肾,养气血,益胎元;应动态观察、及早治疗;如在治疗过程中发现胎儿畸形或胎元已殒,则应下胎益母。

1. 脾肾阳虚证

证候表现:孕妇腹形小于妊娠月份,胎儿存活,腰膝酸软,头晕耳鸣,纳少便溏,体倦无力,畏寒肢冷,手足不温,舌淡苔白,脉沉迟。

证候分析:因胞脉系于肾,脾肾不足,精血乏源,则胞脉失养,故胎儿不长;肾虚则髓海不足,清窍失养,故头晕耳鸣;脾肾亏虚,外府失养,故见腰膝酸软、体倦无力;脾虚失运,故纳少便溏;脾肾阳气不足,不能温养胞脉肢体,则见畏寒肢冷、手足不温;舌淡苔白、脉沉迟均为脾肾不足之征。

治法:健脾益气,温肾育胎。

方药:温土育麟汤(《傅青主女科》)。

巴戟天　覆盆子　白术　人参　山药　神曲

方中巴戟天、覆盆子温肾暖胞,以养胚胎;人参、白术、山药、神曲健脾益气,以滋化源,使源盛畅流,则血有所生,胎有所养。

若小腹冷痛者,加鹿角胶温补肾阳,炙附子、炮姜祛寒暖宫;若兼血虚、头晕眼花,可加熟地黄、阿胶以养血育胎。

2. 气血虚弱证

证候表现：孕妇腹形小于妊娠月份，胎儿存活，身体羸弱，面色无华，心悸气短，神疲乏力，舌淡嫩，苔少，脉细滑无力。

证候分析：胎赖血以养，血虚气弱，则胎元失养，故胎虽存活，但生长迟缓，而腹形小于妊娠月份；血虚脑失所养，则头晕；气虚阳气不布，则气短不足以息；体瘦、面色无华、舌淡苔少、脉细弱无力均为气血不足之征。

治法：补气养血，滋营育胎。

方药：胎元饮（方见胎漏、胎动不安）加续断、枸杞子。

若兼肾虚，腰酸膝软，或有堕胎、滑胎史，可合寿胎丸（方见妊娠腹痛），以加强补肾安胎之功。

【临证技巧】

（1）胎萎不长，重在预防。妊娠前后要尽量避免影响胎儿发育的有害因素，尤其是在妊娠早期，要避免病毒感染，慎用药物。

（2）定期做产前检查，了解胎儿宫内发育情况，如发现胎儿生长受限，应早期治疗，一般应在妊娠 32 周前进行治疗。

（3）本病中医治疗有一定的优势，辨证以虚证为主，补益脾肾，调理气血，补后天以养先天，并配合饮食疗法，改善孕妇的营养状态，可取得较好的疗效。

（4）如怀疑有染色体病变、病毒感染、射线伤害等情况时，应于孕 16 周后做产前诊断，防止畸形胎儿的出生，如确诊为胎儿畸形或染色体异常，应终止妊娠。

第八节　子肿、子晕、子痫

孕妇在妊娠中晚期肢体、面目发生肿胀者，称为子肿，亦称妊娠肿胀；若头晕目眩，状若眩冒，甚者眩晕欲厥者，则为子晕，亦称妊娠眩晕、子眩；若在妊娠晚期、临产时或新产后，突然眩晕倒地，昏不知人，两目上视，牙关紧闭，四肢抽搐，角弓反张，短时即醒，醒后复发，甚或昏迷不醒者，称为子痫，亦称妊娠痫证、子冒。此三者在病机上有内在联系，病症可逐渐演变，故作为一类疾病进行论述。如妊娠晚期仅足部浮肿，平卧后自消，无其他不适者，为妊娠晚期常见现象，可不必治疗，产后自消。西医学之妊娠期高血压疾病根据不同阶段的临床表现，可参照本类疾病进行辨证施治。

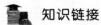 **知识链接**

妊娠期高血压疾病

妊娠高血压疾病是妊娠期特有的疾病，以往称为妊娠高血压综合征（妊高征）。全身小动脉痉挛是其基本病理变化。临床表现为高血压、水肿、蛋白尿及血液浓缩，甚则脑、心、肺、肝、肾缺血，可导致心、肝、肾功能衰竭，肺水肿和脑水肿，胎盘功能减退。

妊娠期高血压疾病分类与临床表现

分类	临床表现
妊娠期高血压	妊娠期出现血压≥140/90 mmHg,并于产后12周内恢复正常;尿蛋白(－);产后方可确诊。少数患者可伴有上腹部不适或血小板减少
子痫前期	
轻度	妊娠20周以后出现血压≥140/90 mmHg;尿蛋白≥300 mg/24 h或随机尿蛋白(＋)
重度	血压和尿蛋白持续升高,发生母体脏器功能不全或胎儿并发
子痫	子痫前期孕妇抽搐,不能用其他原因解释
慢性高血压并发子痫前期	高血压孕妇妊娠20周以前出现尿蛋白≥300 mg/24 h;高血压孕妇20周以前突然尿蛋白增加,血压进一步升高或血小板<100×10^9/L
妊娠合并慢性高血压	血压≥140/90 mmHg,孕前或孕20周以前或孕20周后首次诊断高血压并持续到产后12周后

一、子肿

【病因病机】

本病的发生主要责之于虚、实两个方面,虚者脾肾阳虚,水湿内停;实者气滞湿郁,泛溢肌肤,以致肿胀。

1. 脾虚

脾气素虚,或孕后过食生冷,内伤脾阳,或忧思劳倦伤脾,脾气不足,运化失职,水湿内停,泛溢肌肤,遂为肿胀。

2. 肾虚

素体肾虚,或孕后房室不节,久病伤肾,孕后阴血下聚冲任养胎,肾气愈虚,膀胱气化不利,肾阳不布,不能化气行水,聚水而从其类,以致水湿内停,泛溢肌肤而为肿胀。

3. 气滞

素多忧郁,气机不畅,孕后气血下聚冲任养胎,胎体渐长,气机升降受阻,两因相感,气滞湿郁,水湿宣泄不利,湿浊泛溢肌肤,遂发为肿胀。

【诊断要点】

1. 病史

本病多发生在妊娠中、晚期,慢性肾炎、高血压、糖尿病、心脏病、贫血、营养不良、高龄初孕、多胎妊娠、羊水过多等可能是本病的高危因素。

2. 症状

本病以妊娠20周后出现水肿为特点,水肿最初由踝部肿起,渐延至小腿、大腿、外阴部、腹部,甚至发展到全身。要警惕个别患者体表水肿不明显,而体重增加迅速,每周超过0.5 kg或每月超过2.3 kg之隐性水肿。

3. 检查

(1)产科检查:根据水肿部位,确定水肿的严重程度。水肿局限于膝以下为(＋),水肿延及大腿为(＋＋)，水肿达外阴及腹部为(＋＋＋)，全身水肿伴有腹水为(＋＋＋＋)。

(2)注意体重、血压、血常规、尿常规、肝肾功能等检测，及时发现子肿的原因。

(3)B超检查可可了解有无多胎、葡萄胎、羊水过多或过少及胎儿发育异常等情况。

【鉴别诊断】

1. 妊娠合并慢性肾炎

孕前有急、慢性肾炎病史，孕前水肿，孕后逐渐加重，水肿始于眼睑，尿常规检查除蛋白阳性外，可见红细胞或管型，或有血中尿素氮增高。

2. 妊娠合并心脏病

孕前有心脏病病史，孕后出现心悸、气短、踝部水肿、心动过速等，心电图、心功能检查可有助于诊断。

【辨证论治】

本病的辨证首要注意妊娠肿胀有水病和气病之分。水盛而肿者，皮薄光亮，按之压痕明显，凹陷难起，其证有脾虚、肾虚之别，病在脾者，以面目及四肢水肿为主；病在肾者，以面浮肢肿为主，下肢尤甚。气滞湿阻者，皮肤粗糙、压痕不显，随按随起。

本病的治疗原则以运化水湿为主。脾虚者，当健脾利水；肾虚者，当温肾行水；气滞者，当理气化湿；并根据"治病与安胎并举"的原则，随证加入养血安胎之品；注意慎用温燥、寒凉、滑利之药，以免伤胎。

知识链接

子肿的分类

子肿根据肿胀部位及程度之不同，分别有子气、子肿、皱脚、脆脚等名称。

1. 脾虚证

证候表现：妊娠数月，面目四肢肿胀，甚则遍身俱肿，皮薄光亮，按之凹陷，脘腹胀满，气短懒言，心悸，口淡而腻，食欲欠佳，小便短少，大便溏薄或黏腻不爽，舌体胖嫩，边有齿痕，苔薄白或薄腻，脉缓滑无力。

证候分析：脾主肌肉、四肢，脾阳不运，水湿停聚，泛溢四肢肌肤，故面目四肢肿胀，甚则遍身俱肿；水溢皮下，故皮薄光亮，按之凹陷；脾虚中阳不振，故脘腹胀满、气短懒言、心悸；脾虚不运，水湿内停，故口淡而腻、食欲欠佳；水湿流走肠间，故大便溏薄或黏腻不爽；脾气不足，不能制水，水道不利，则小便短少；舌淡胖嫩、边有齿痕、苔薄白或者薄腻、脉缓滑无力均为脾虚湿盛之征。

治法：健脾除湿，利水消肿。

方药：白术散(《全生指迷方》)。

白术　茯苓　大腹皮　生姜皮　橘皮

方中白术、茯苓健脾除湿行水；生姜皮温中理气化饮；大腹皮下气宽中行水；橘皮理气和中。全方有健脾除湿，行水消肿之效。

若肿势明显，小便短少者，酌加猪苓、泽泻、防己以利水消肿；肿甚以致胸闷而喘者，酌加葶苈子、杏仁、厚朴以宽中行气，降逆平喘；食少便溏者，酌加山药、薏苡仁、扁豆、茯实以实脾利湿；脾虚气弱，症见气短懒言、神疲乏力者，酌加人参、黄芪以补脾益气。

2. 肾虚证

证候表现：妊娠数月，面浮肢肿，下肢尤甚，按之如泥，头晕耳鸣，腰酸腿软，畏寒肢冷，心悸气短，小便不利，面色晦暗，舌淡，苔白滑，脉沉细或迟。

证候分析：肾气不足，气化失常，水湿内停，泛溢于肌肤，故面浮肢肿，按之如泥；湿性下趋，故下肢肿甚；肾虚髓海不足，外府失荣，故头晕耳鸣、腰酸腿软；肾阳不足，膀胱气化不利，则小便不利；水气上凌于心肺，则心悸气短；命火虚衰，不能温煦下元，故下肢逆冷；面色晦暗、舌淡、苔白滑、脉细或沉迟均为肾阳不足之征。

治法：补肾温阳，行气利水。

方药：济生肾气丸（《济生方》）。

熟地黄　山药　山萸肉　牡丹皮　茯苓　泽泻　桂枝　附子　车前子　牛膝

方中车前子、茯苓、泽泻利水渗湿；桂枝、附子温阳化气，助膀胱气化，使水湿自小便排出；山药、熟地黄、山萸肉补益肾气，以固冲安胎，牛膝、牡丹皮防血中之滞，且引血下行。全方共奏温阳化气，行水消肿之功。

若腰痛甚者，酌加杜仲、续断、桑寄生固肾强腰安胎；若便溏者，酌加白扁豆健脾行水。

3. 气滞证

证候表现：妊娠数月，肢体肿胀，始于两足，渐延于腿，皮色不变，压痕不显，随按随起，头晕胀痛，胸胁胀满，食少纳呆，苔薄腻，脉弦滑。

证候分析：妊娠数月，胎体渐长，气机阻滞，升降失司，清阳不升，浊阴下滞，故始于两足，渐延于腿；此因气滞而湿气内停，故皮色不变，压痕不显，随按随起；清阳不升，浊阴上扰，故头晕胀痛；气滞不宣，横侮中土，故胸胁胀满，食少纳呆；苔薄腻、脉弦滑均为妊娠气滞之征。

治法：理气行滞，化湿消肿。

方药：天仙藤散（《妇人大全良方》）。

天仙藤　香附　陈皮　甘草　乌药　生姜　木瓜　紫苏叶

方中天仙藤、香附理气行滞；陈皮、生姜温中行气；苏叶宣上焦之滞气；乌药开下焦之郁滞；木瓜行气除湿，舒筋活络；甘草调和诸药。全方共奏理气行滞，化湿消肿之功。

若兼脾虚湿阻者，症见头晕头重、胸闷腹胀、纳少呕恶、便溏尿少、苔白腻、脉弦滑，治宜解郁行气、健脾利水，方用茯苓导水汤（《医宗金鉴》）去槟榔。

茯苓　槟榔　猪苓　木香　陈皮　泽泻　白术　木瓜　大腹皮　桑白皮　苏梗

方中茯苓、猪苓、白术、泽泻行水健脾；木香、砂仁、苏梗理气醒脾；大腹皮、桑白皮、陈皮行水消胀；木瓜行气除湿。

知识链接

子肿治疗的注意事项

子肿往往是子晕、子痫的早期症状。中医药治疗该病可控制病情发展，防止其向子痫转化,疗效肯定。由于本病的发生常为脾肾不足,水湿内停,泛溢于肌肤、四肢而致水肿,治疗宜以温补脾肾、助阳行水为主。由于妊娠期间阴血下聚养胎,阴血不足,相火偏旺,过用温补燥湿之品往往伤阴耗液,风火相煽,导致子痫危候,因此在临床治疗过程中应注意妊娠特有的生理环境,同时还应注意肿胀消退后不能立即停药,因为胎儿在继续生长发育,孕妇负担会逐渐加重,所以更应重视善后调理,安养胎元。

二、子晕

【病因病机】

本病发生的主要机制是孕妇素体虚弱,因孕更虚,遂致阴虚阳亢或痰浊上扰,常见病因可概括为阴虚肝旺、脾虚肝旺、气血虚弱三种。

1. 阴虚肝旺

素体阴虚,孕后血聚养胎,阴血愈虚,阴不潜阳,肝阳上亢,上扰清空而致眩晕。

2. 脾虚肝旺

素体脾虚,运化失职,聚湿成痰;脾虚化源不足,复因孕后阴血养胎,肝失濡养,肝阳偏亢,风阳挟痰浊上扰清空,发为眩晕。

3. 气血虚弱

素体气血两虚,复因孕后气血下聚冲任以养胎,气血更虚,气虚清阳不升,血虚脑髓失养,故发为眩晕。

【诊断要点】

1. 病史

本病多发生在妊娠中晚期,可有妊娠肿胀、高血压、严重贫血、慢性肾炎、糖尿病、双胎、羊水过多等病史。

2. 症状

本病以头晕目眩为主症,常伴有头痛、视物模糊、胸闷、恶心、呕吐、心烦、浮肿、小便短少等症,往往是子痫的先兆,应予重视。

3. 检查

(1)妊娠 20 周后血压升高至 140/90 mmHg 以上,伴有蛋白尿和(或)水肿。

(2)测定血红蛋白、全血黏度、血细胞比容、二氧化碳结合力、肝肾功能、凝血功能,以及结合眼底检查、心电图检查、B 超检查胎儿情况等以了解疾病的严重程度。

【鉴别诊断】

本病应与妊娠贫血进行鉴别。妊娠贫血指妊娠中晚期出现头晕、乏力、心悸、气短,甚至出现下肢、面目水肿,但不伴有高血压、蛋白尿,血常规等检查可资鉴别。

【辨证论治】

本病以眩晕为特征,属本虚标实之证。阴虚肝旺者,以头目眩晕为主;脾虚肝旺者,头晕胀重,伴肢肿呕恶。因孕而虚是本病之本,而肝阳上亢或痰浊上扰是本病之标,因此治疗本病应分清标本缓急。同时,还应本着"治病与安胎并举"的原则,注意时时顾护胎元,忌用辛散温燥之品,以免重伤其阴,反助风火之邪而引起子痫。

1. 阴虚肝旺证

证候表现：妊娠中晚期眩晕耳鸣，视物模糊，心烦少寐，颧赤唇红，口干咽燥，手足心热，舌红或绛，少苔，脉弦数。

证候分析：素体肝肾阴虚，孕后更虚，肝阳偏亢，风阳上扰，则眩晕耳鸣、视物模糊；阴虚内热，则颧赤唇红、口燥咽干、手足心热；热扰神明，则心烦少寐；舌红少苔、脉弦数均为阴虚火旺之象。

治法：育阴潜阳，平肝息风。

方药：杞菊地黄丸（方见月经前后诸症）加石决明、龟甲、钩藤、天麻、白蒺藜。

本方以六味地黄丸滋阴补肾；枸杞子、菊花养肝明目；龟甲、石决明育阴潜阳；天麻、钩藤、白蒺藜平肝息风。全方共奏育阴潜阳、平肝息风之功。若热象明显，心烦不宁，可加知母、黄柏滋阴清热；大便干燥，加何首乌、肉苁蓉润肠通便；水肿明显，加重茯苓、泽泻利水渗湿；眩晕、视物模糊者，加羚羊角镇肝息风。

2. 脾虚肝旺证

证候表现：妊娠中晚期头重眩晕，面浮肢肿，胸闷呕恶，纳差便溏，苔白腻，脉弦滑。

证候分析：脾虚湿聚成痰，孕后阴血养胎，阴血愈虚，肝木失养，肝阳挟痰浊上扰清空，故头重眩晕；水湿泛于肌肤，则面浮肢肿；脾虚湿盛，气机不畅，则胸闷呕恶；脾虚不运，则纳差便溏；苔白腻、脉弦滑均为脾虚湿盛之象。

治法：健脾化湿，平肝潜阳。

方药：半夏白术天麻汤（《医学心悟》）加钩藤、丹参。

半夏　白术　天麻　茯苓　橘红　甘草　生姜　大枣　蔓荆子

方中半夏燥湿化痰，降逆止呕，天麻、钩藤平肝息风，三者合用，为治风痰之要药；蔓荆子疏风止痛；白术、茯苓健脾化湿，陈皮理气化痰，三者共治生痰之源；丹参养血安神；生姜、大枣、甘草和药缓急。诸药合用，共奏健脾利湿、平肝潜阳之功。

3. 气血虚弱证

证候表现：妊娠中晚期头晕目眩，心悸少寐，神疲乏力，气短懒言，面色苍白或萎黄，舌淡，脉细弱。

证候分析：素体气血不足，孕后更虚，气虚清阳不升，血虚髓海不足，则眩晕；血虚心神失养，则心悸少寐；气虚中阳不振，则神疲乏力、气短懒言；气血不能上荣于面，则面色苍白或萎黄；舌淡、脉细弱均为气血不足之象。

治法：补益气血，营养清窍。

方药：八珍汤（方见痛经）加制何首乌、钩藤、石决明。

方中八珍汤加制何首乌益气养血；钩藤、石决明平肝潜阳。

若心悸少寐，酌加远志、酸枣仁、龙眼肉养心安神；食少纳呆，加砂仁、炒麦芽醒脾助运；头晕眼花甚者，酌加菊花、枸杞子、蔓荆子养血疏风止眩。

三、子痫

【病因病机】

本病主要是由于妊娠晚期，阴血下聚冲任，或临产、产后阴血暴虚，阳失潜藏，化火生风,风阳煽动,或阴虚内热,炼液成痰,痰火上扰,蒙闭清窍而致。

1. 肝风内动

孕妇素体肝肾阴虚,孕后精血下聚冲任养胎,水不涵木,肝风内动,水不济火,心火偏亢,终因心肝失养,风火相煽,神志混沌而发为子痫。

2. 痰火上扰

孕妇素体阴虚,孕后阴血下聚养胎,或因临产伤血,阴虚内热,炼液成痰,或素体肝郁、气郁痰滞,蕴而化火,痰火交织,或素体脾虚,聚湿成痰,郁久化热,痰热壅滞,以致痰火上扰,蒙蔽清窍,发为子痫。

【诊断要点】

1. 病史

妊娠中晚期有高血压、水肿或蛋白尿病史。

2. 症状

妊娠后期、临产时或新产后忽然眩晕倒地,昏不知人,两目上视,面部充血,牙关紧闭,口吐白沫,四肢抽搐,角弓反张,须臾可醒,醒后复发,但易激惹,烦躁不安,甚或昏迷不醒。本病在抽搐发作前常有头痛、眼花、胸闷等症。

3. 检查

子痫发作前血压可明显升高,≥160/110 mmHg,尿蛋白≥5 g/24 h,或有血小板减少、血清转氨酶升高、凝血障碍等;需进行血液检查、肝肾功能测定、尿液检查、眼底检查、心电图及超声心电图检查,必要时可检查胎盘功能及胎儿成熟度。

【鉴别诊断】

妊娠合并癫痫发作:癫痫患者孕前有类似发作史,发作前一般无头痛、头晕、眼花、胸闷等子痫先兆表现,亦无子痫所伴有的高血压、水肿、蛋白尿等症状和体征。

【辨证论治】

子痫为产科急危重症,应重在预防。在子痫前期阶段,参照子晕进行调治,防止子痫的发生。一旦发生,需中西医结合抢救治疗,中医治疗以平肝息风、豁痰开窍为主。

1. 肝风内动证

证候表现:妊娠晚期或新产前后头痛眩晕,继则昏不知人,两目上视,牙关紧闭,四肢抽搐,角弓反张,时作时止,或良久不醒,颜面潮红,口燥咽干,舌红或绛,苔无或花剥,脉弦细而数。

证候分析:素体肝肾阴虚,孕后血聚养胎,或因新产伤血,使精血愈虚,肝阳上亢,故头痛眩晕;阴虚风动,筋脉拘急,故两目上视、牙关紧闭、四肢抽搐、角弓反张;风火相煽,上扰神明,故昏不知人;阴虚内热,故颜面潮红、口燥咽干;舌红或绛、苔无或花剥、脉弦细而数均为阴虚阳亢、肝风内动之象。

治法:滋阴潜阳,平肝息风。

方药:羚角钩藤汤(《重订通俗伤寒论》)。

羚羊角　钩藤　桑叶　川贝母　鲜竹茹　生地黄　菊花　白芍　茯神　生甘草

方中羚羊角、钩藤平肝息风,清热镇痉;桑叶、菊花清肝明目;竹茹、贝母清热化痰;生地黄、白芍养阴清热;茯神宁心安神;甘草和中缓急。

若兼喉中痰鸣,加胆南星、竹沥化痰清热。

2. 痰火上扰证

证候表现:妊娠晚期或新产前后头晕头痛,胸闷烦热,继则突然昏不知人,两目上视,牙关紧闭,口流涎沫,四肢抽搐,腰背反张,时作时止,气粗痰鸣,舌红,苔黄腻,脉弦滑而数。

证候分析:湿盛之体,由于妊娠耗伤,或新产前后,阴血暴亡,阴虚于下,火旺于上,炼液成痰,痰火上蒙清窍,故头晕头痛、昏不知人;阳亢风动,筋脉拘急,则两目上视、牙关紧闭、四肢抽搐、腰背反张;痰火内蕴,则胸闷烦热、口流涎沫、气粗痰鸣;舌红、苔黄腻、脉滑数均为痰火内盛之象。

治法:清热豁痰,开窍息风。

方药:半夏白术天麻汤(方见子晕)合安宫牛黄丸(《温病条辨》)。

方中半夏燥湿化痰,天麻化痰息风,二者为治风痰眩晕头痛之要药;白术、茯苓健脾燥湿,治痰之本;蔓荆子疏风止痛;陈皮理气化痰;甘草和中,调和药性。将安宫牛黄丸用温开水溶化,灌服或鼻饲半丸至一丸,以清热豁痰开窍。

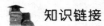 **知识链接**

西医对子痫的处理原则

西医对子痫的处理原则主要是控制抽搐,纠正缺氧和酸中毒,控制血压;抽搐控制后及时终止妊娠。

(1)用 25％硫酸镁 10 mL,加 25％葡萄糖溶液 20 mL,缓慢静脉注射,5～10 分钟推完;继而用 2～3 g/h 静脉滴注。

(2)应用镇静剂。

(3)用 20％甘露醇 250 mL 快速静脉滴注,降低颅内压。

(4)间断面罩吸氧。

(5)根据二氧化碳结合力及尿素氮值,给予适量的碳酸氢钠,以纠正酸中毒。

(6)保持环境安静,避免声、光刺激;吸氧,防止口舌咬伤;防止窒息;防止坠地受伤;密切观察体温、脉搏、呼吸、血压、神志、尿量。

(7)抽搐控制 2 小时后可考虑终止妊娠。

【临证技巧】

(1)子肿、子晕、子痫是妊娠特有病症,是妊娠疾病发展的不同阶段,与西医的妊娠期高血压疾病类似。其关键在于早期诊断和早期治疗,防止子痫的发作,降低对母儿的不良影响。

(2)子肿、子晕、子痫的发生与肝、脾、肾三脏功能失调有关,病机除了虚证和实证外,亦可见虚实夹杂,虚实转化。例如,肝阳上亢可进一步发展成为肝风内动;水湿化痰,痰与热结为痰火,痰火、肝风上扰可发为子痫;子晕未及时治疗,发展为重证,则为先兆子痫和子痫。

（3）中医诊治子肿、子晕、子痫可根据水肿、抽搐、头晕等主症的发作特点、全身症状和舌、脉表现进行辨证论治。

第九节 子 满

妊娠五六个月后出现胎水过多，腹大异常，胸膈胀满，甚或遍身俱肿，喘不得卧者，称为子满，又称胎水肿满。本病相当于西医学的羊水过多。本病常与胎儿畸形、多胎妊娠、巨大胎儿、孕妇合并症（如妊娠合并高血压病、糖尿病、贫血等）等因素有关，如有羊水过多合并胎儿畸形者，应及时终止妊娠。

【病因病机】

本病的形成多与脾肾不足、气滞湿阻有关。脾阳不振，水湿内停，肾阳不足，化气不利，气机不利，气滞湿阻，均可导致水湿内滞胞中，发为子满。

1. 脾虚湿聚

素体脾胃虚弱，或孕后饮食劳倦，损伤脾胃，孕后气血下聚养胎，脾虚益甚，水湿内停，蓄于胞中而致子满。

2. 肾虚水停

素体肾虚，或房劳伤肾，命门火衰，孕后精血聚以养胎，精不化气，肾气益虚，膀胱气化不利，水湿停聚，蓄于胞中，发为子满。

3. 气滞湿郁

素性抑郁，孕后胎体渐大，阻滞气机，气机不利，气滞湿阻，蓄于胞中，以致子满。

【诊断与鉴别要点】

1. 病史

患者有停经史，还应详细询问其有无病毒感染史、糖尿病、高血压、重度贫血、急性肝炎等病史，以及有无畸胎、双胎史。

2. 症状

在妊娠中晚期，孕妇胎水过多，腹大异常，腹皮急而发亮，或皮色不变，喘息不得平卧，出现发绀，行动不便，或伴有腹部、外阴、下肢水肿和静脉曲张，小便短少，甚至不通。

3. 检查

（1）产科检查：腹部膨大较甚，皮薄而亮，其宫底高度、腹围均大于相应妊娠月份，腹部触诊时可明显感到皮肤张力大，有液体震颤感，胎位不清，胎心音遥远或听不清。

（2）辅助检查：B超检查发现胎儿肢体与子宫壁间的距离增大，仅占宫内少部分，漂浮于羊水中，最大羊水暗区直径≥8 cm；也可采用羊水指数法（AFI），羊水暗区相加，其和≥25 cm，即可诊断本病。B超检查可同时筛查胎儿有无畸形。

【鉴别诊断】

1. 双胎妊娠

双胎妊娠至妊娠中晚期，随着胎体增长，亦可见腹部膨大，但通过B超及产科检查可探及两个胎头，在不同部位可听到两个频率不同的胎心音，可与本病鉴别。

2. 巨大胎儿

巨大胎儿至妊娠中晚期,孕妇腹部亦可膨大,但巨大胎儿双亲多体形高大,或孕母有糖尿病病史,B超检查可资鉴别。

【辨证论治】

本病的辨证重在分辨虚实。辨证时注意肢体和腹部皮肤胀满的特征,如皮薄光亮、按之凹陷者,多为脾虚;皮急而发亮,甚则全身遍肿者,多为肾虚;按之压痕不显者,多为气滞。治宜标本兼顾,本着"治病与安胎并举"的原则,以利水除湿为主,佐以益气行气之品,注意消水而不伤胎;若子满伴有胎儿畸形者,应及时终止妊娠,下胎益母。

1. 脾虚湿聚证

证候表现:妊娠中后期胎水过多,腹大异常,皮肤绷紧发亮,胸膈满闷,呼吸急促,喘不得卧,神疲体倦,纳差便溏,舌淡胖,苔白腻,脉沉滑无力。

证候分析:素体脾虚,孕后气血养胎,脾气更虚,健运失司,水湿内停,聚于胞中,故胎水过多、腹大异常;水湿泛溢于肌肤,故下肢、阴部水肿,甚则全身遍肿;水湿停聚,上迫胸膈,则胸膈满闷、呼吸急促、喘不得卧;脾不健运,中阳不振,则神疲体倦、纳差便溏;舌淡胖、苔白腻、脉沉滑无力均为脾虚湿聚之象。

治法:健脾利湿,养血安胎。

方药:鲤鱼汤(《备急千金要方》)加黄芪、桑白皮。

生姜 鲤鱼 白术 白芍 当归 茯苓

方中鲤鱼行水消肿;白术、茯苓、生姜理气健脾行水;当归、白芍养血安胎;黄芪补气行水;桑白皮下气利水。全方健脾利水,水行而不伤胎。如喘不得卧,加杏仁、紫苏宣肺平喘;如兼畏寒肢冷者,加桂枝温阳化气利水。

本证型亦可用当归芍药散(《金匮要略》)。

2. 肾虚水停证

证候表现:妊娠中后期腹大异常,胸膈胀满,皮急而发亮,下肢及阴部水肿,甚则全身遍肿,腰膝冷痛,或肢体肿胀,畏寒肢冷,面色晦暗,舌淡,苔白润,脉沉细。

证候分析:素体肾虚,孕后重虚,肾阳不足,命门火衰,膀胱气化不利,水湿停聚,蓄于胞中,故腹大异常;水湿泛溢肌肤,则肢体肿胀;水湿停聚,上迫胸膈,气机不利,故胸膈胀满;肾阳不足,外府失煦,筋骨失养,则腰膝冷痛、畏寒肢冷;面色晦暗、舌淡、苔白润、脉沉细均为肾虚水停之象。

治法:温补肾阳,利水安胎。

方药:真武汤(《伤寒论》)。

附子 茯苓 白术 白芍 生姜

方中附子化气行水,其性大热、有毒,用量宜轻;茯苓、白术健脾渗湿;白芍与阳药同用,入阴破结,以消水气,并养血安胎;生姜温中行气。全方共奏温阳补肾,化气行水之功。

若腰痛甚者,酌加杜仲、续断、桑寄生固肾强腰安胎;若小便不利,酌加泽泻、猪苓利水渗湿。

3. 气滞湿郁证

证候表现：妊娠中后期孕妇胎水过多，腹大异常，胸膈胀满，甚至喘息不得卧，肢体肿胀，皮色不变，按之压痕不明显，舌淡，苔薄腻，脉弦滑。

证候分析：气机郁滞，水湿停聚，蓄积胞中，故胎水过多、腹大异常；湿浊上迫于心肺，则胸膈胀满，甚则喘不得卧；气滞湿阻，泛溢于肌肤，故肢体肿胀、皮色不变、按之压痕不显；苔薄腻、脉弦滑均为气滞湿郁之征。

治法：理气行滞，利水除湿。

方药：茯苓导水汤（方见子肿）去槟榔。

若腹胀满闷甚者，酌加枳壳理气消胀；喘甚不得卧者，酌加葶苈子泻肺行水、下气定喘；下肢肿甚者，酌加防己消肿除湿。

【临证技巧】

（1）子满发生于妊娠中晚期，相当于西医学之羊水过多，诊治前必须判断有无胎儿畸形、死胎，如有胎儿畸形或死胎，应及时去胎益母。

（2）本病多为脾虚湿聚和肾虚水停证，可从浮肿性质及伴随症状进行辨证。

（3）本病治疗应治病与安胎并举，以利水除湿为主，用药注意顾护胎元。

第十节　子　淋

妊娠期间，以尿频、尿急、淋沥涩痛为主症者，称为子淋，亦称妊娠小便淋痛或妊娠小便难。西医学的妊娠合并肾盂肾炎、膀胱炎、尿道炎等泌尿系感染性疾病，均可参照本病进行辨证施治。

【病因病机】

本病主要的发病机制是热灼膀胱，水道不利，常由阴虚津亏、心火偏亢、下焦湿热所致。

1. 阴虚津亏

素体阴虚，孕后阴血下聚冲任养胎，阴血愈亏，虚火内生，灼伤膀胱，津液涩少，水道不利，则小便淋沥涩痛。

2. 心火偏亢

素体阳盛，孕后阴血养胎，阴不济阳，心火偏亢，或孕后过食辛辣助阳之品，热蕴于内，引动心火，心火下移小肠，传入膀胱，灼伤津液，水道不利，故小便淋沥涩痛。

3. 下焦湿热

孕期摄生不慎，感受湿热之邪，或胎压膀胱，尿液潴留，湿热入侵，湿热蕴结，膀胱气化不利，则小便淋沥涩痛。

【诊断要点】

1. 病史

患者孕前多有尿频、尿急、尿痛，或有不洁性生活史。

2. 症状

患者妊娠期间出现尿频、尿急、尿痛，甚则点滴而下，或伴有小腹坠胀、腰部酸痛。

3. 检查

晨尿细菌计数检查,若同菌种数＞10^5/mL 时有意义,或尿液镜检每高倍视野见到 1 个以上细菌有诊断意义;尿常规检查可见红细胞、白细胞或少量蛋白,有参考价值;尿细菌培养有助于明确致病菌,指导治疗。

【鉴别诊断】

1. 转胞

转胞即妊娠小便不通,表现为尿不得出或点滴而下,与子淋相似,但转胞无灼热疼痛感,尿液常规检查基本正常。

2. 妊娠遗尿

妊娠遗尿为孕期小便不能控制而自遗,但无尿痛及灼热感,尿液常规检查基本正常。

【辨证论治】

妊娠小便淋痛多属热证,其病位在肾与膀胱。辨证中应重点了解尿频、尿急、尿痛以及病程长短、发作情况等,以辨其虚实。一般而言,如病程长,伴有午后潮热、颧赤唇红者,多属阴虚津亏;如病势急迫,伴有心烦舌赤、渴欲饮冷者,多为心火偏亢;若尿黄赤、小腹坠胀、带下黄稠者,多为湿热蕴结膀胱。本病的治疗应以清润为主,不宜过用通淋、滑利之品,以免损伤胎元而致堕胎、小产。

1. 阴虚津亏证

证候表现:妊娠期间小便频数、淋沥涩痛、量少、色淡黄,形体消瘦,午后潮热,手足心热,心烦不寐,颧赤唇红,大便干结,舌红少苔或无苔,脉细滑数。

证候分析:素体阴虚,孕后阴血下聚养胎,阴虚益甚,内热津伤,膀胱气化不利,故小便频数、淋沥涩痛、量少、色淡黄;阴虚内热,则午后潮热、手足心热;虚热上浮,则颧赤唇红;阴虚内热,热扰心神,故心烦不寐;津亏液少,肠道失润,则大便干结;舌红苔少或无苔、脉细滑数均为妊娠阴虚津亏之象。

治法:滋阴清热,润燥通淋。

方药:知柏地黄丸(方见带下病)加麦冬、五味子。

方中熟地黄、山茱萸滋补肝肾,养血润燥;山药健脾益肾;牡丹皮清肝胆相火,兼泻血中之热;知母、黄柏泻命门相火;麦冬、五味子滋阴生津;茯苓、泽泻利尿通淋。全方使火平水足,津液来复,淋痛自愈。

若潮热盗汗甚者,加地骨皮、生牡蛎滋阴清热敛汗;小便带血,加女贞子、小蓟、荠菜、墨旱莲养阴清热,凉血止血。本证亦可直接服知柏地黄丸,每次 9 g(1 丸),每日 3 次。

2. 心火偏亢证

证候表现:妊娠期间小便频数、淋沥涩痛、量少、色黄,面赤心烦,渴喜冷饮,甚则口舌生疮,舌红欠润,苔薄黄,脉细滑数。

证候分析:心火偏旺,下移小肠,传入膀胱,水道不利,故小便淋沥涩痛、量少、色黄;心火上炎,故面赤心烦;灼伤心苗,则口舌生疮;热盛津伤,则渴喜冷饮;舌红欠润、苔薄黄、脉细滑数均为心火偏旺之象。

治法:清心泻火,通淋止痛。

方药:导赤散(《小儿药证直诀》)。

生地黄　甘草梢　木通　淡竹叶

方中生地黄养阴清热生津,使肾精足则心火降;淡竹叶清心除烦;木通苦寒,上清心火,下通小便,引热下行(因关木可伤肾,故应小量慎用);甘草梢直达病所,清热通淋。诸药合用,共奏清心泻火通淋之功。

若小便热甚,加栀子、黄芩清热泻火;热邪伤阴伤络,尿中带血,加生地榆、大蓟、小蓟、白茅根以清热凉血止血;小便涩少,加麦冬、玄参滋阴生津。

3. 下焦湿热证

证候表现:妊娠期间,小便频数短涩,滴沥刺痛,灼热难忍,小腹坠胀,口干不欲饮,胸闷纳少,带下黄稠、量多,舌红,苔黄腻,脉滑数。

证候分析:湿热蕴结膀胱,气化不利,故小便频数短涩、滴沥刺痛、灼热难忍;湿热蕴结下焦,伤及任带,故小腹坠胀,带下黄稠、量多;湿热困脾,则口干不欲饮、胸闷纳少;舌红、苔黄腻、脉滑数均为湿热内盛之象。

治法:清热利湿,润燥通淋。

方药:加味五淋散(《医宗金鉴》)。

黑栀子　黄芩　赤茯苓　当归　白芍　甘草梢　生地黄　泽泻　车前子　木通　滑石

方中黑栀子、黄芩、滑石、木通清热泻火;赤茯苓、泽泻、车前子利湿通淋;白芍、甘草养阴缓急止痛;当归、生地黄养血安胎,使邪去而不伤正,治病而养胎。需要注意的是,车前子、滑石性较滑利,易动胎气,须慎用。

若热盛毒甚者,酌加金银花、连翘、蒲公英以清热解毒;湿热灼伤阴络,尿中带血,酌加大蓟、小蓟、侧柏叶、炒地榆以凉血止血。

■ 知识链接

妊娠期尿路感染

妊娠期胎盘可产生大量的雌激素、孕激素,雌激素使输尿管、肾盂、肾盏及膀胱的肌层增生、肥厚;孕激素使输尿管平滑肌松弛,蠕动减弱;增大的子宫于骨盆入口处对输尿管产生机械性压迫,将膀胱向上推移变位,易造成排尿不畅、尿潴留或尿液反流入输尿管等现象。由于尿液引流不畅,不能及时排出,细菌容易繁殖,易发生尿路感染,甚至引起肾功能损害。在孕妇的感染性疾病中,尿路感染居第二位,仅次于呼吸系统感染,是常见的妊娠并发症。

【临证技巧】

(1)子淋患者以妊娠后出现尿频、尿急、小便淋沥、灼热涩痛,甚或小腹拘急为诊断要点,可结合尿常规进行诊断。

(2)子淋的病因以湿热为主,其治疗以清热通淋为大法,但应以清润为主,不可过用通利,以免损伤胎元。

(3)饮食调护对于子淋的辅助治疗具有一定的意义,应嘱患者避免辛辣刺激,多饮水,以保持尿量。

(4)若患者症状较重,应配合抗生素进行治疗。

第十一节　妊娠小便不通

妊娠中晚期小便不通,甚至小腹胀急疼痛,心烦不得卧者,称为妊娠小便不通,古称"转胞"或"胞转"。

【病因病机】

妊娠小便不通的病因病机主要是妊娠中晚期胎体渐大,压迫膀胱,以致膀胱气化不利,水道不通,小便不得下行。本病之病因有气虚、肾虚之分。

1. 气虚

胎居母腹,赖气以载之,如孕妇脾胃素弱,中气较虚,妊娠七八月胎儿增大,气不足则不能上载其胎,以致胎重下坠,压迫膀胱,尿不得出。

2. 肾虚

素体肾虚,或房劳伤肾,或久病及肾,胎系于肾,赖肾精长养,孕后肾气愈虚,系胎无力,胎体渐大,压迫膀胱,溺不得出,或肾虚不能温化膀胱之水,故小便难。

【诊断要点】

1. 病史

了解患者有无多胎妊娠、糖尿病、巨大胎儿等情况。

2. 症状

本病多发生在妊娠晚期,以小便不通、小腹胀满疼痛为主症。

3. 检查

尿常规可无异常,B超检查显示有尿潴留,可协助诊断。

【鉴别诊断】

本病应与子淋相鉴别:二者同为小便不利,子淋以小便淋沥涩痛为主,转胞以小腹胀急疼痛、溺不得出为主,可结合尿常规、B超等检查结果综合分析进行鉴别。

【辨证论治】

本病临床以妊娠期小便不通为主症,常由脾肾两脏之虚,致使小便蓄积膀胱,闭而不通所致,可结合兼症及舌、脉以辨之。症见小便胀痛、腰酸腿软,属肾虚;症见小便不通或点滴量少、神疲乏力,属气虚。本病的治疗按"急则治其标,缓则治其本"的原则,总以补气升提、助膀胱气化为主,不可妄用通利之品,以免影响胎元。

1. 气虚证

证候表现:妊娠七八月小便不通或频而少,小腹胀急疼痛,坐卧难安,心悸气短,神疲无力,头重眩晕,大便不畅,舌淡苔薄,脉虚缓而滑。

证候分析:胎在母腹赖气以载之,气虚不能上载其胎,胎重下坠,压迫膀胱,水道不通,溺不得出,是以小便点滴不通,或频数而少;溺停膀胱,膀胱胀满,故小腹胀急疼痛、坐卧难安;气虚下陷,清阳不升,故头重眩晕、心悸气短、神疲无力;气虚无力推动大肠,故大便不畅;舌淡苔薄、脉虚缓均为气虚不足之象。

治法：补中益气，升陷安胎。

方药：益气导溺汤（《中医妇科治疗学》）。

党参　白术　扁豆　茯苓　桂枝　炙升麻　桔梗　通草　乌药

方中党参、白术、茯苓、白扁豆补气扶脾以载胎；升麻、桔梗举陷，开上以启下，升提以养胎；乌药温宣下焦之气；桂枝、通草化气行水而通便。全方共奏益气导溺之功。

本型妊娠小便不通也可用补中益气汤，疗效亦佳。

2. 肾虚证

证候表现：妊娠小便频数，继则闭而不通，小腹胀痛，坐卧不安，面色晦暗，畏寒肢冷，头晕目眩，腰腿酸软，舌质淡，苔薄而润，脉沉滑无力。

证候分析：肾阳不足，不能化气行水，以致小便不通；肾司二便，与膀胱为表里，肾阳衰弱，不能温运膀胱，则膀胱化气行水的功能失职，溺不得出，故小便不通；小便溺蓄胞中，故小腹胀痛、坐卧不安；肾阳虚，水气不化，故面色晦暗，上犯清窍则头晕；肾主骨，肾虚则骨不坚，故身体倦怠、腰腿酸软；阳虚不能温煦，故畏寒肢冷；舌淡、脉沉滑无力均为肾虚而阳气不足之象。

治法：补肾助阳，化气行水。

方药：肾气丸（《金匮要略》）。

熟地黄　山药　山茱萸　泽泻　牡丹皮　茯苓　肉桂　附子

方中熟地黄补肾阴，山药滋肾补脾，山茱萸温肾益精，泽泻、茯苓利尿行水，肉桂温阳化气，附子温肾回阳，牡丹皮泻热凉血，并能制桂、附之辛燥。全方有温阳、化气、行水之力，但方中牡丹皮、肉桂、附子一般列为妊娠禁忌药，用时应针对患者具体情况，斟酌损益，亦可选用仙灵脾、巴戟天等温补肾阳。

【临证技巧】

（1）妊娠小便不通即妊娠合并尿潴留。患者以小便不通，甚至小腹胀急疼痛为特点，临床诊断应注意与子淋相鉴别。

（2）妊娠小便不通的病因多为虚，常见于脾肾两脏虚衰，以致小便蓄积于膀胱，闭而不通发病；其病机为胎气下坠，以致膀胱不利、水道不通、溺不得出。

（3）妊娠小便不通在治疗时应把握好扶正祛邪的原则，且不可因其小便不通，妄用通利之品，以免影响胎元。

（4）妊娠小便不通除内服药物治疗外，还可配合针灸及热熨法等以提高疗效。若小便不通时间长，小腹胀痛难忍，亦可急则治标，先行导尿，再予补肾助阳、化气行水以善其后。

第十二节　难　产

妊娠足月，临产时胎儿不能顺利娩出者，称为难产，又称产难、乳难。

【病因病机】

难产的主要病机是气血虚弱和气滞血瘀，但无论因虚、因滞，均能影响胞宫的正常运胎，从而导致难产。

知识链接

难产的病因

难产的原因复杂,包括产力异常、产道异常、胎儿和胎位异常,并受到产妇精神心理因素的影响。任何一个或一个以上的因素发生异常以及上述四个因素间相互不能适应,均可引起难产。其中,产道异常或胎儿及胎位异常者,在分娩之际已非药物所能奏效,往往需手术助产。

1. 气血虚弱

素体虚弱,气血不足,或临产用力过早,耗气伤力,不能促胎外出,或临产胞浆早破,浆干液枯,滞涩难产。

2. 气滞血瘀

素性抑郁,或临产紧张忧虑,气滞血结,或产前过度安逸,以致气血不畅,或产时感受寒邪,血被寒凝,气机不利,皆使冲任不畅,运胎障碍,以致难产。

【诊断要点】

1. 病史

妊娠足月临产,但产程进展缓慢,甚至滞产。

2. 症状

临产后宫缩乏力,持续时间短,间歇时间长;或持续腹痛,剧烈难忍,烦躁不安,精神疲惫。

3. 检查

宫口不能如期扩张,胎先露不能如期下降,或产程开始时子宫收缩正常,以后收缩转弱,产程进展缓慢,甚至停滞,或子宫收缩不协调,有持续性腹痛、拒按。

(1)协调性子宫收缩乏力:宫缩时子宫不隆起,宫壁不坚硬,宫口的开大和先露的下降也相应缓慢,甚至停滞。

(2)不协调子宫收缩乏力:宫缩时宫壁坚硬,宫缩间歇时宫壁不能完全松弛,不能使宫口扩张和胎儿先露部下降,属无效宫缩。

(3)不协调性子宫收缩过强:子宫局部呈痉挛性不协调收缩,形成环形狭窄,紧箍胎体,阻碍先露部下降。

【鉴别诊断】

本病应主要通过产科检查及骨盆测量,排除产道异常、胎儿及胎位异常等疾病。

【辨证论治】

难产有虚有实。虚者阵痛微弱,坠胀不甚,表现为宫缩时间短,间歇时间长,宫缩时腹部亦软,宫口不能如期扩张;实者阵痛剧烈,腹痛不已,表现为子宫收缩不协调,自觉宫缩很强,持续性疼痛、拒按。

难产在治疗上以调和气血为主。虚者补而调之,以补益气血为主;实者行而调之,以理气活血、化瘀催生为主。治疗用药时应注意补虚不宜过于滋腻,以防滞产;化瘀不宜过用攻破,以免耗气伤血,加重难产。

1. 气血虚弱证

证候表现:临产后阵痛轻微,宫缩时间短,间歇时间长,产程进展缓慢,面色苍白,神疲肢软,心悸气短,舌淡苔薄,脉大而虚或沉细而弱。

证候分析:气血虚弱,无力促胎外出,故阵痛轻微、宫缩短而间歇时间长、宫缩力弱,产程进展缓慢;气虚不能摄血,则下血量多;血虚不能上荣,故面色无华;气虚中阳不振,则神疲肢软、心悸气短;舌淡苔薄、脉虚大或细弱均为气血不足之象。

治法:大补气血,运胎催产。

方药:蔡松汀难产方(经验方)。

黄芪　当归　茯神　党参　龟甲　川芎　白芍　枸杞子

方中黄芪、党参大补元气;当归、川芎、白芍养血活血;茯神健脾宁心;枸杞子滋补肝肾;龟甲填精补血、润胎催产。诸药合用,使气血充盈,则胎儿自能下达,为难产催生之良方。

2. 气滞血瘀证

证候表现:产时腰腹疼痛剧烈,按之痛甚,宫缩虽强,但间歇不匀,无规律,久产不下,精神紧张,心情烦躁,胸闷脘胀,时欲呕恶,面色紫暗,舌暗红,苔薄白,脉弦大,至数不匀。

证候分析:气滞血瘀,气血运行受阻,瘀滞胞宫,胎儿欲娩不出,故腰腹疼痛剧烈、按之痛甚、久产不下;性素忧郁,临产精神紧张,气机不畅,气血紊乱,故宫缩不协调、心情烦躁;气血凝滞,气机不利,升降失调,则胸闷呕恶;舌暗红、脉弦大、至数不匀均为气滞血瘀之象。

治法:理气活血,化瘀催产。

方药:催生饮(《济阴纲目》)加益母草。

当归　川芎　大腹皮　枳壳　白芷

方中当归、川芎、益母草活血,大腹皮、枳壳破气散结下胎,白芷芳香通窍。全方共奏行气活血、催生下胎之功。

【临证技巧】

(1)难产重在预防。妊娠期通过产前检查及相关知识宣教,通过调节饮食、运动,增强体力,控制胎儿体重,及早发现与纠正异常胎位,最大限度避免难产的发生。

(2)中医治疗一般用于产力异常和精神心理因素引起难产的辅助治疗,难产处理尚须结合现代医学进行诊治。

附:纠正胎位

产前检查发现胎位不正,如横位、臀位等,一般可于妊娠 28 周开始,采用下列方法纠正。

1. 艾灸

取双侧至阴穴,用艾条悬灸 15 分钟,每天 1～2 次,7 天为 1 个疗程,胎位转正后停灸;配合膝胸卧位(排空小便、松解腰带),每天 2 次,每次 15 分钟,效果更好。

2. 保产无忧散(《傅青主女科》)

保产无忧散又称保产十三太保方。

方剂组成:当归、川芎各 4.5 g,白芍 3.6 g,炙黄芪、荆芥各 2.4 g,川贝母 3 g,枳壳1.8 g,羌活、甘草各 1.5 g,菟丝子 3 g,厚朴 2.1 g,蕲艾 2.1 g,生姜 3 片。

本方益气升阳,养血活血,能促进气血运行、经络畅通,从而达到矫正胎位之目的。本方一般在孕 7～8 个月时服用效果较好,服后放松腰带,可同时配合膝胸卧位。

第十章 产后病

产妇在新产后及产褥期内发生的与分娩或产褥有关的疾病,称为产后病。新产后,一般多指分娩后 7 日内。常见的产后病有产后血晕、产后发热、产后身痛、产后恶露不绝、产后汗证、缺乳、产后小便不通、产后乳汁自出、产后情志异常等。历代医家将产后常见病和急危重症概括为"三病""三冲""三急"。三病者,即《金匮要略》所指:"新产妇人有三病,一者病痉,二者病郁冒,三者大便难。"三冲者,即《张氏医通》所云:"败血上冲有三,或歌舞谈笑,或怒骂坐卧,甚者逾墙上屋……此败血冲心。……若饱闷呕恶,腹满胀痛者,曰冲胃。……若面赤呕逆欲死,曰冲肺"。又云:"产后诸病,惟呕吐、盗汗、泄泻为急,三者并见必危。"此即三急。

产后病的病机特点可概括为"多虚多瘀",归纳为四个方面:一是亡血伤津。由于分娩用力、出汗、产创和出血,使阴血暴亡,虚阳浮散。二是元气受损。分娩是一个体力持续消耗的过程,若产程过长,产时用力耗气,产后操劳过早,或失血过多,气随血耗,而致气虚失摄、冲任不固。三是瘀血内阻。分娩创伤,致脉络受损,血溢脉外,离经成瘀;或产后百节空虚,感受寒热之邪,寒凝热灼成瘀;或胞衣、胎盘残留,瘀血内阻,败血为病。四是外感六淫或饮食、房劳所伤。产后元气、津血俱伤,腠理不密,生活稍有不慎或调摄失当,均可致气血不调,营卫失和,脏腑功能失常,冲任损伤而变生产后诸疾。

产后病的诊断除运用四诊八纲外,还须根据产后病的特点,掌握"三审"在临床的运用,即先审小腹痛与不痛,以辨有无恶露停滞;次审大便通与不通,以验津液的盛衰;再审乳汁的行与不行和饮食多少,以察胃气的强弱。产后病的治疗应根据多虚多瘀的特点,本着"勿拘于产后,亦勿忘于产后"的原则,进行辨证论治。选方用药,必须照顾气血,行气勿过于耗散,化瘀勿过于攻逐,消导必兼扶脾,祛寒不宜过用温燥,清热不宜过用寒凉,解表不过于发汗,攻里不过于削伐,勿犯虚虚实实之戒。同时,应注意产后用药"三禁",即禁大汗,以防亡阳;禁峻下,以防亡阴;禁通利小便,以防亡津液。对危急重症,应及时明确诊断,必要时进行中西医结合抢救,以免贻误病情。

第一节 产后血晕

分娩后,产妇突然头晕眼花,不能坐起,或心胸满闷,恶心呕吐,痰涌气急,心烦不安,甚则神昏口噤,不省人事,称为产后血晕。西医学之产后出血、羊水栓塞等导致的晕厥或休克,均可参照本病进行辨证施治。

【病因病机】

产后血晕的病机分为虚、实两端。虚者多由阴血暴亡,心神失守而发;实者多因瘀血上攻,扰乱心神所致。

1. 血虚气脱

产妇平素气血虚弱,复因产时失血过多,以致营阴骤虚,气随血脱,导致血晕。

2. 瘀阻气闭

产时或产后感受风寒,寒邪乘虚侵入胞中,血为寒凝,瘀滞不行,以致恶露涩少,血瘀气逆,上扰神明,导致血晕。

【诊断要点】

1. 病史

产妇素体虚弱,或患有严重的贫血、血小板减少症、凝血功能障碍,或发生了产时软产道裂伤、产后宫缩乏力、胎盘剥离不全、剥离后滞留、胎盘嵌顿、胎盘植入或胎膜残留等。

2. 临床表现

产后血晕的主要症状是产妇新产之后数小时内突然头晕目眩,不能坐起,或有晕厥,甚则昏迷不省人事。

3. 检查

(1)妇科检查:检查胎膜、胎盘是否完整,子宫收缩情况,有无软产道损伤等,观察阴道流血情况。

(2)辅助检查:检测血红蛋白,了解有无贫血,以及进行血小板计数、凝血酶原时间、纤维蛋白原等有关凝血功能的实验室检查;B超、心电图、心脏功能检测、肾脏功能检测等可辅助诊断。

【鉴别诊断】

本病应与产后郁冒、产后痉病、产后子痫相鉴别。

1. 产后郁冒

两病均可见眩晕症状,但产后郁冒多因产后失血复汗,感受寒邪所致,症见头晕目眩、郁闷不舒、呕不能食、大便反坚、但头汗出;产后血晕多由产时或产后亡血耗气,心神失养,或血瘀停滞,气逆攻心所致,晕来势急,病情严重,临床多见不省人事、口噤,甚则昏迷不醒。

2. 产后痉病

两病均可见口噤,但产后痉病多由产时创伤,感染邪毒,或产后亡血伤津,筋脉失养所致,发病时间较产后血晕缓慢,临床多见四肢抽搐、项背强直、角弓反张。

3. 产后子痫

神志不清为两者的相似之处,但产后子痫多有产前头晕目眩、头面及四肢水肿、高血压、蛋白尿等病史,临床可见典型的抽搐症状,但一般无出血过多,可与产后血晕鉴别。

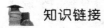 **知识链接**

产后出血

产后出血指胎儿娩出后 24 小时内产妇失血量超过 500 mL,剖宫产时超过 1000 mL,是产后严重的并发症。子宫收缩乏力是引起产后出血的最主要原因,另外,胎盘因素、软产道损伤及凝血功能障碍等也可引起产后出血过多。

【辨证论治】

本病应根据眩晕的特点及恶露多少等临床表现以辨别虚实。临床上,本病之虚证多表现为脱证,恶露量多,面色苍白,心悸烦闷,甚则昏厥,目闭口开,手撒肢冷,多见于产后大出血;实证多见,恶露量少或不下,面色紫黯,心腹胀痛,神昏口噤,两手握拳。临证时,尚须结合伴随症状,舌、脉表现,以及素体和病史进行综合分析,并应结合实验室等各项检查,以明确病因,分别处理。

1. 血虚气脱证

证候表现:产时或产后失血过多,突然晕厥,面色苍白,心悸烦闷,甚至昏不知人,眼闭口开,手撒肢冷,冷汗淋漓,舌淡无苔,脉微欲绝或浮大而虚。

证候分析:产时或产后失血过多,心神失养,故见晕厥、心悸烦闷,甚至昏不知人;血虚不能上荣,故见面色苍白、目闭;气随血脱,阳气不能达于四末,故四肢厥冷;营阴暴脱,阴不内守,虚阳外越,故冷汗淋漓;舌质淡、无苔、脉微细欲绝或浮大而虚均为血虚气脱之征。

治法:益气固脱。

方药:参附汤(《校注妇人良方》)。

人参 附子

方中人参大补元气,益气固脱生津;附子温里散寒,回阳救逆。

若恶露不绝,加姜炭、荆芥炭以增强止血之力;若产妇不省人事,难以口服药物时,可行鼻饲,待产妇清醒之后,应大补气血,方用当归补血汤(《内外伤辨惑论》)加减。

2. 瘀阻气闭证

证候表现:产后恶露量少或不下,下腹阵痛拒按,突然头晕眼花,不能起坐,甚则心下急满,气粗喘促,神昏口噤,不省人事,牙关紧闭,两手握拳,面色青紫,唇舌紫黯,脉涩。

证候分析:寒凝子宫、冲任,血行不畅,故恶露量少或不下;寒凝血瘀,冲任失畅,瘀血内阻,不通则通,故下腹疼痛拒按;败血停留,气机不畅,上攻于心肺,故心下急满,气粗喘促,甚则神昏口噤、不省人事;瘀血内阻,经络拘挛,故见两手握拳;面色青紫、唇舌紫黯、脉涩均为血瘀气闭之征。

治法:活血逐瘀。

方药:夺命散(《妇人大全良方》)加当归、川芎。

没药 血竭

方中没药、血竭活血理气,逐瘀止痛;加当归、川芎以增强活血祛瘀之力,并有养血之功。若胸闷呕恶者,可加半夏、胆南星降逆化痰。

知识链接

急症处理

产后血晕的急症主要是针对出血原因进行救治,迅速止血,补充血容量,纠正失血性休克,并预防感染。子宫收缩乏力者,按摩子宫,应用宫缩剂,宫腔填纱以压迫止血,甚至需要手术结扎血管或切除子宫;胎盘粘连者,及时行手术取出胎盘;软产道损伤者,手术缝合裂伤以止血;凝血功能障碍者,尽快输新鲜全血;若发生弥散性血管内凝血(DIC)者,应立即按 DIC 救治原则进行抢救。

【临证技巧】

(1)产后血晕的诊断以产后发生的突然头晕眼花、不能起坐,甚则神昏口噤、不省人事为特点,由产后大出血所致,是妇产科急危重症之一,若不及时救治,可危及产妇生命。

(2)产后血晕辨证以恶露的多少、眩晕的特点为要点,以分清其虚实。

(3)产后血晕的治疗应根据其虚、实两证的不同,虚证以益气固脱为主,实证重在行气逐瘀。

(4)必要时,产后血晕应行中西医结合抢救,以免延误救治。

第二节 产后发热

产褥期内,产妇出现发热持续不退,或突然高热寒战,并伴有其他症状者,称为产后发热。如产后 1~2 天内,仅有轻微发热,而无其他症状,这是由于阴血骤虚、营卫失调所致,多能自行退热,属生理性发热;或产后 3~4 天内,泌乳期间有低热,俗称"蒸乳",这种现象也可自然消失,不属病理范围。西医学之产褥感染可参照本病进行辨证施治。

【病因病机】

"多虚多瘀"是产褥期特殊的生理状态。产后胞脉空虚,邪毒乘虚侵犯胞宫,或外感六淫之邪,正邪交争,或阴血亏虚,阳气浮散,或败血停滞,营卫不和,均可导致发热。

1. 感染邪毒

分娩产创出血,或产时用力,气血耗伤,胞脉空虚,若接生不慎,或产后护理不当,邪毒乘虚侵入,直犯冲任、胞宫,正邪相争而致发热;产后正虚,若邪毒炽盛,与血相搏,则传变迅速,热入营血,甚至逆传心包,危及生命。

2. 外感

新产体虚,元气不足,卫阳不固,若感受风、寒、暑、湿、热之邪气,邪客肌表,则可致营卫不和而发热。

3. 血虚

素体阴血不足,加之产时、产后失血过多,阴血骤虚,可致阳气浮于外而发热。

4. 血瘀

素体情志不畅,气机郁滞,或产后起居不慎,外感寒邪,寒凝血滞,或胞衣残留,阻滞胞脉,或胞宫复旧不良,恶露不畅,瘀血内停冲任、胞宫,郁而发热。

【诊断要点】

1. 病史

患者有孕晚期房事不节,或产程不顺(难产、滞产),接生时污染,产后护理不洁,产时、产后失血过多,胎盘、胎膜残留等病史。患者或素体虚弱、营养不良,或不慎感受风寒、暑湿之邪,或有情志不畅史。

2. 临床表现

产褥期出现以发热为主症,尤以新产后多见,表现为持续发热,或突然寒战高热,或发热恶寒,或寒热时作,或低热缠绵等,多伴有恶露异常和小腹疼痛。

3. 检查

(1)产科检查:软产道损伤,局部红肿化脓,恶露量多、臭秽。

(2)实验室检查:血常规检查见白细胞总数及中性粒细胞占比升高;宫腔分泌物培养或血培养可确定产褥感染的病原菌,亦可做药敏试验。

(3)辅助检查:盆腔 B 超检查见盆腔有液性暗区,提示有炎症或脓肿。盆腔 CT、磁共振等检查能帮助诊断。

【鉴别诊断】

本病以发热为主症,应与以下疾病相鉴别。

1. 产后小便淋痛

产后小便淋痛表现为产后尿频、尿急、淋沥涩痛,尿黄或赤,或伴小腹疼痛,尿常规检查可见红细胞、白细胞,尿培养可见致病菌。

2. 产后乳痛

产后乳痛表现为乳房局部红肿热痛,或有硬块,甚至破溃化脓,可触及腋下肿大、压痛的淋巴结。产后发热不伴有乳房局部症状。

3. 产后痢疾

产后痢疾表现为大便次数增多,里急后重,脓血便,可有腹痛、肛门灼热等;大便常规检查可见红细胞、白细胞或脓细胞。

4. 蒸乳发热

产后 3～4 天,乳房胀硬,乳汁不畅,伴低热者,俗称"蒸乳"。当乳汁通畅后,其热自除,属生理现象,不作病论。

【辨证论治】

本病应根据发热特点,恶露的量、色、质、味及腹痛的性质,结合兼症及舌、脉表现,以辨其虚实。若高热寒战、恶露臭秽或色紫黯、有血块、小腹疼痛拒按、舌红或紫黯、脉数有力者,多为实;若低热不退、恶露量少、色淡质稀、腹痛绵绵、舌淡、苔薄白、脉细数者,多为虚;若恶寒发热、头身疼痛、鼻塞流涕、苔薄白、脉浮者,多为外感发热证。

本病的治疗以调气血、和营卫为主,时时不忘产后"多虚多瘀"之特点,补虚而不留瘀,祛瘀而不伤正。

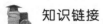 **知识链接**

产褥感染

产褥感染指分娩及产褥期生殖道受病原体侵袭而引起的局部或全身感染。其病原体种类繁多,多属混合感染。其主要临床表现为寒战、高热、腹痛,若出现脓毒血症、败血症或并发感染性休克时,全身中毒症状明显,可危及生命。

产科检查:外阴感染时,局部红肿、压痛,伤口裂开;阴道、宫颈感染时,黏膜充血、溃疡,脓性分泌物增多;宫体或盆腔感染时,子宫大而软,触痛明显,或附件区有明显触痛、增厚或触及包块。

辅助检查:白细胞及中性粒细胞占比明显升高;血清 C 反应蛋白＞8 mg/L,提示早期感染;盆腔 B 超、CT、磁共振等检查可对炎性包块、脓肿、静脉血栓等做出定位及定性诊断;对阴道分泌物、脓肿穿刺物、阴道穹后部穿刺物做细菌培养和药敏试验,必要时行血培养和厌氧菌培养,可确定病原体。

1. **感染邪毒证**

证候表现:产后高热寒战,壮热不退,恶露或多或少、色紫黯如败酱、气臭秽,小腹疼痛拒按,心烦口渴,尿少色黄,大便燥结,舌红苔黄,脉弦数。

证候分析:新产血室正开,胞脉空虚,邪毒乘虚侵犯胞宫,正邪交争急剧,故高热寒战、壮热不退;邪毒与瘀血互结,阻于胞宫,恶露排出不畅,故小腹疼痛拒按;热毒熏蒸,故恶露色如败酱、气臭秽;热扰心神,故心烦;热盛津伤,故口渴、尿少色黄、大便燥结;舌、脉表现均为邪毒内燔之征。

治法:清热解毒,凉血化瘀。

方药:五味消毒饮(《医宗金鉴》)合失笑散(《太平惠民和剂局方》)加牡丹皮、赤芍、益母草。

五味消毒饮:蒲公英　金银花　野菊花　紫花地丁　紫背天葵
失笑散:蒲黄　五灵脂

方中蒲公英、金银花、野菊花、紫花地丁、紫背天葵清热解毒排脓;蒲黄、五灵脂、益母草活血化瘀;牡丹皮、赤芍清热凉血活血。诸药合用,共奏清热解毒、凉血化瘀之功。

若持续高热,神昏谵语,甚至昏迷,面色苍白,四肢厥冷,此为热入心包,热深厥深之象,方用清营汤送服安宫牛黄丸或紫雪丹,以清心开窍,同时配合西医治疗,给予急症处理;若产后高热寒战反复发作,伴见下肢肿胀硬结、皮肤色白,小腿腓肠肌与足部疼痛、压痛,舌暗,脉弦,此为盆腔血栓性静脉炎,是产褥感染的一种特殊形式,属严重并发症,中医学将其归属"脉痹"之范畴,为热、瘀、湿留滞经脉肌肤所致,治疗应清热解毒、活血化瘀、祛湿通络,可予抵挡汤(《金匮要略》)合四妙勇安汤(《验方新编》)随症加减。热退后须巩固治疗,以免遗留产后身痛的后遗症。

抵挡汤:水蛭　虻虫　桃仁　大黄

四妙勇安汤:金银花　玄参　当归　甘草

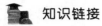 **知识链接**

产褥感染的急症处理

(1)支持疗法:加强营养,并补充足够的维生素,以增强全身抵抗力;纠正水、电解质紊乱;必要时可给予多次少量输血。

(2)切开引流:会阴或腹部伤口有感染时,应及时切开引流。

(3)抗生素的应用:应根据细菌培养和药敏试验选用广谱高效抗生素;若中毒症状严重者,可短期加用肾上腺皮质激素。

(4)选用肝素:对血栓性静脉炎,在应用大量抗生素的同时,可加用肝素,并监测凝血功能。

(5)手术治疗:子宫感染严重、积极治疗无效,并出现难以控制的败血症等,可行子宫切除术。

2. 外感证

证候表现:产后恶寒发热,头痛无汗,肢体酸痛,鼻塞流涕,咳嗽,舌苔薄白,脉浮紧。

证候分析:产后元气虚弱,卫阳不固,风寒袭表,正邪交争,则恶寒发热;风寒束表,则无汗;风寒客于太阳经脉,故肢体酸痛;肺气失宣,则鼻流清涕、咳嗽;苔薄白、脉浮紧均为风寒袭表之征。

治法:养血疏风。

方药:荆穗四物汤(《医宗金鉴》)加防风、苏叶。

荆芥穗　地黄　当归　川芎　白芍

方中四物汤养血扶正,荆芥穗、防风、苏叶疏风散寒解表。

若新产后感受风热之邪,症见发热、头痛自汗、口干咽痛、咳嗽痰黄、舌红、苔薄黄、脉浮数,治宜辛凉解表、疏风清热,方用银翘散(《温病条辨》)。

连翘　金银花　桔梗　薄荷　竹叶　生甘草　荆芥穗　淡豆豉　牛蒡子

方中金银花、连翘清热解毒,清宣透表;牛蒡子、薄荷疏散风热,解毒利咽;荆芥穗、淡豆豉辛散表邪,透热外出;竹叶、芦根、桔梗清热生津,止咳化痰;甘草调和诸药。全方共奏疏散风热,辛凉解表之功。

若邪在半表半里,症见寒热往来、口苦咽干、胸胁痞满、默默不欲饮食、舌苔白润、脉弦,治宜和解少阳,方用小柴胡汤(《伤寒论》)。

柴胡　黄芩　人参　甘草　半夏　生姜　大枣

若产时正值炎热酷暑季节,症见身热多汗、口渴心烦、体倦少气、舌红少津、脉虚数,治宜清暑益气、养阴生津,方用清暑益气汤(《温热经纬》)。

西洋参　石斛　麦冬　黄连　竹叶　荷梗　知母　甘草　粳米　西瓜翠衣

若暑热传入心营,症见神昏谵语、身热烦躁,甚至昏迷不醒,或猝然昏倒、不省人事、身热肢厥、牙关紧闭,舌绛,脉数,治宜凉营除热、清心开窍,方用清营汤(《温病条辨》)送服安宫牛黄丸(《温病条辨》)或紫雪丹(《温病条辨》)或至宝丹(《太平惠民和剂局方》)。

清营汤:犀角 生地黄 银花 连翘 玄参 黄连 竹叶心 丹参 麦冬

若未及时诊治,发展为阳气暴脱,阴液衰竭,而见昏迷、汗出、肢厥、脉微欲绝等危候,则用生脉散合参附汤益气养阴、回阳固脱,必要时行中西医结合积极救治。

知识链接

产褥中暑的急症处理

(1)迅速将患者置于阴凉、通风处,可用冷水和乙醇等擦洗全身。

(2)积极纠正水、电解质紊乱和酸中毒。

(3)高热昏迷、抽搐者,可用冬眠疗法。

(4)出现心、脑、肾等合并症时,应积极对症处理。

3.血虚证

证候表现:产后低热不退,自汗出,伴恶露量少、色淡质稀,小腹绵绵作痛,头晕眼花,心悸失眠,舌淡红,脉细弱。

证候分析:产时、产后失血伤津,阴血骤虚,阴不敛阳,虚阳外浮,故低热缠绵、自汗;血虚冲任不足,故恶露量少、色淡质稀;血虚胞脉失养,故腹痛绵绵;血虚不能上荣,故头晕眼花;血虚心神失养,故心悸失眠;舌淡红、脉细弱均为血虚之征。

治法:补血益气,和营退热。

方药:八珍汤(方见痛经)加枸杞子、黄芪。

方中当归、川芎、白芍、熟地黄、枸杞子养血和血;人参、黄芪、白术、茯苓、甘草健脾益气生血。全方共奏补血益气、和营退热之功。

若午后潮热,两颧发红,口渴欲饮,便干溲黄,舌质红,少苔,脉细数,属阴血亏虚,治宜滋阴养血清热,方用加减一阴煎(方见经间期出血)加白薇;若产后发热,气短懒言,神疲自汗,面色不华,舌淡,苔薄白,脉虚细等气虚之证明显者,治宜补中益气、和营退热,方用补中益气汤(方见月经先期)。

4.血瘀证

证候表现:产后寒热时作,恶露不下或下亦甚少、色紫黯、有块,小腹疼痛拒按,块下痛减,口干不欲饮,舌质紫黯或有瘀点,脉弦数或涩。

证候分析:新产后瘀血内停,营卫失调,则寒热时作;瘀血阻滞胞中,恶露排出不畅,故恶露紫黯有块;不通则痛,故小腹疼痛拒按;舌、脉表现均为血瘀之征。

治法:活血化瘀,和营退热。

方药:生化汤(方见产后腹痛)加丹参、牡丹皮、益母草。

方中当归、川芎、桃仁、丹参、益母草、牡丹皮活血化瘀生新,清热凉血;炮姜温经散寒止痛;炙甘草调和诸药。

【临证技巧】

（1）产后发热主要表现为发热持续不退或突然高热寒战，并伴有腹痛、恶露异常等其他症状，应注意与产后生理性发热相鉴别。生理性发热多能自行消退。

（2）产后发热的辨证主要根据发热的特点，结合腹痛、恶露的情况和舌、脉表现，以辨其属虚或实，外感或内伤。

（3）本病的治疗以调气血、和营卫为主。感染邪毒证和暑热外感证若失治、误治，则传变迅速，甚至热入心包，病情危急，须行中西医结合紧急救治。

（4）本病的预防当注意孕期保健，产时严格无菌操作，产后加强调护，避风寒，禁房事，保持外阴清洁。

第三节　产后腹痛

产妇在产褥期间发生与分娩或产褥有关的小腹疼痛，称为产后腹痛；因瘀血所致者，称为儿枕痛。西医学的产后子宫收缩痛可参照本病进行辨证施治。

【病因病机】

本病的主要病机是气血运行不畅、迟滞而痛。虚者是不荣而痛，实者是不通而痛。本病的常见原因有气血两虚和瘀阻胞宫。

1. 气血两虚

产前素体虚弱，气血不足，或复因产时失血过多，冲任、胞宫失于濡养，不荣则痛。

2. 瘀阻胞宫

产后元气虚损，脏腑虚弱，运血无力，血行不畅，或产后起居不慎，风寒之邪乘虚而入，血为寒凝，或产后情志内伤，肝郁气滞，瘀血阻滞冲任、胞宫，不通则痛。

【诊断要点】

1. 病史

患者有难产、胎膜早破、多产、双胎或分娩过快史，或产时、产后出血过多，产后感受风寒，或情志不遂等病史。

2. 临床表现

产妇新产后至产褥期内小腹部阵阵剧烈性疼痛，或小腹隐隐作痛，持续不解，常伴有恶露量少、色暗有块、排出不畅，或恶露量少、色淡红。

3. 检查

（1）妇科检查：腹部触诊下腹部可触及子宫呈球状硬块。

（2）辅助检查：实验室检查中，血象多无异常或可呈轻度贫血。盆腔B超检查可帮助了解子宫腔内是否有胎盘、胎膜残留等情况。

【鉴别诊断】

本病以产后腹痛为主症，当与产后伤食腹痛、产褥感染及产后下痢相鉴别。

1. 产后伤食腹痛

产后伤食腹痛多有产后饮食不节史，疼痛部位多在脘腹部，常伴胃脘满闷、嗳腐吞酸、大便溏滞不爽或臭秽、舌苔垢腻等症状,恶露无异常改变。

2. 产褥感染

产褥感染的产妇产后小腹疼痛拒按,持续不减,伴有发热恶寒或高热寒战,恶露时多时少,色紫黯如败酱,气臭秽;血常规可见白细胞、中性粒细胞占比升高;分泌物培养,妇科检查,盆腔 B 超等可资鉴别。

3. 产后下痢

产后下痢的产妇产后有腹部绞痛,伴有发热,下痢脓血或赤白脓血,里急后重;大便常规可见大量红细胞、白细胞或脓细胞。

【辨证论治】

本病以产褥期内小腹疼痛为主要症状,临证主要以腹痛的性质,恶露的量、色、质,并结合兼症及舌、脉表现辨其虚实。若小腹隐痛、喜温喜按、恶露量少、色淡质稀者,多属气血两虚证;小腹胀痛或刺痛、疼痛拒按、恶露不畅、色紫黯或有块者,多属瘀阻胞宫证。

本病的治疗以补虚化瘀、调畅气血为主,虚者补而调之,瘀者行而通之。根据产后多虚多瘀的特点,补虚勿过于滋腻,以免涩滞气血;逐瘀勿过于攻伐,以免损伤正气。胞脉血足气充,气血调畅,子宫缩复正常,腹痛自除。若经检查,确有胎盘、胎衣残留者,当以手术清除宫内残留物。

1. 气血两虚证

证候表现:产后小腹隐隐作痛,喜温喜按,恶露量少、色淡质稀,面色苍白,头晕眼花,心悸怔忡,大便干结,舌质淡,苔薄白,脉细无力。

证候分析:素体气血不足,复因产时耗气伤血,冲任气血不足,胞宫失养,不荣则痛,故小腹隐痛、喜温喜按;营血亏虚,冲任不盈,则恶露量少、色淡质稀;血虚不荣,故面色苍白、头晕眼花、心悸怔忡;血虚津亏,肠道失于濡养,故大便干结;舌淡、脉细无力均为血虚之征。

治法:补气养血,缓急止痛。

方药:肠宁汤(《傅青主女科》)。

当归 熟地黄 人参 阿胶 山药 续断 肉桂 麦冬 甘草

方中当归、阿胶养血补血;熟地黄、麦冬滋阴润燥;人参、山药、甘草益气健脾和中;续断补肾养肝;肉桂温通血脉。全方共奏养血益阴、补气生津之功,气旺则血行,血旺则胞宫得以濡养,气血调和,腹痛自除。

若血虚津亏、便秘较重者,去肉桂,加火麻仁、肉苁蓉、全瓜蒌润肠通便;若腹痛兼有下坠感,为气虚下陷之征,加黄芪、白术益气升提;若腹痛怕冷、四肢不温者,加吴茱萸、小茴香、高良姜、炮姜温阳暖宫止痛。

2. 瘀阻胞宫证

证候表现:产后小腹刺痛或冷痛、拒按、得热痛缓,恶露量少、涩滞不畅、色紫黯有块、块下痛减,面色青白,四肢不温,或胸胁胀痛,舌质紫黯,脉沉紧或弦涩。

证候分析:产后血室正开,百脉空虚,风寒乘虚入侵,血为寒凝,或情志内伤,血行不畅,或胎盘、胎衣残留,瘀滞内阻于冲任、胞宫、胞脉,故小腹疼痛拒按;瘀血阻于胞宫,故恶露量少、色紫黯有块;寒邪内盛,阳气不达,故面色青白、四肢不温;肝郁气滞,故胸胁胀痛;舌质紫黯、脉沉紧或弦涩均为血瘀之征。

治法:活血化瘀,温经止痛。

方药:生化汤(《傅青主女科》)。

当归　川芎　桃仁　炮姜　甘草

方中重用当归补血活血、化瘀生新;川芎活血行气;桃仁活血祛瘀;炮姜温经散寒,止血止痛;炙甘草调和诸药。全方共奏化瘀止痛之功。

若小腹冷痛、绞痛甚者,加肉桂、小茴香、吴茱萸以温经散寒止痛;若恶露紫黯、血块多者,加五灵脂、炒蒲黄以增化瘀止痛之力;若小腹胀甚、心烦易怒者,加香附、川楝子以疏肝理气,行滞止痛;若气短乏力、神疲肢倦者,加党参、黄芪益气补虚;若瘀热互结者,可加牡丹皮、马鞭草凉血祛瘀。

【临证技巧】

(1)产后腹痛的诊断要抓住腹痛在新产后、疼痛多为阵发性、不伴有寒热等特点。

(2)产后腹痛辨证主要根据疼痛的性质、部位、程度,结合恶露的量、色、质、伴随症状,舌、脉表现,素体情况及病史,以明辨虚实。

(3)产后腹痛在治疗上当本着"虚者补而调之,实者通而调之"的原则,同时还要兼顾产后"多虚多瘀"的特点,注意把握补虚与祛瘀的关系。

(4)若产后腹痛由宫腔内残留物引起,合并恶露量多或出血时间长者,可参考盆腔 B 超检查结果,必要时可行手术清宫治疗。

第四节　产后恶露不绝

产后血性恶露持续 10 天以上仍余沥不尽者,称为产后恶露不绝,又称产后恶露不止、恶露不尽。西医学的晚期产后出血及人工流产、药物流产后表现为恶露余沥不净者,均可参照本病进行辨证施治。

【病因病机】

本病的基本病机是冲任不固,胞宫藏泻失度,气血运行失常。若气虚冲任不固,血热迫血妄行,血瘀而血不归经,均可导致恶露不绝。

1. 气虚

素体虚弱,或孕期调摄不慎,或产时用力过度,气随血耗,或产后过劳,损伤气血,冲任不固,则恶露久下不止。

2. 血热

素体阴虚,产时失血伤津,营阴更亏而虚火妄动,实热者或素体阳盛,或产后过补,或产后情志不畅,五志化火,或产时操作不洁,感染邪毒,致热扰冲任,迫血妄行,故而恶露不止。

3. 血瘀

产时或产后胞宫、胞脉空虚,若摄生不慎,寒邪乘虚而入,寒凝血瘀,或情志不畅,七情内伤,气滞血瘀,或素有癥瘕,冲任瘀阻,新血不得归经,故而恶露不止。

【诊断要点】

1. 病史

患者素体虚弱,产时感受寒邪,或操作不洁,或产时宫颈损伤;既往多孕、多产,有难产、剖宫产、胎盘胎膜残留、宫内感染、子宫复旧不全史;或有子宫肌瘤、子宫腺肌病等病史。

2. 临床表现

产后血性恶露持续 10 天以上仍余沥不止,并可伴有其色、质、气味的异常,或伴有腰酸腹痛;出血多时,可合并贫血,重者可致虚脱。

3. 检查

(1)妇科检查:可见阴道血性分泌物来自宫腔,宫颈较软,宫颈外口松弛,多数可容一指通过;若为宫颈撕裂伤愈合欠佳,可见伤口处有活动性出血;若为胎盘残留,可见胎盘组织堵塞于宫颈口;子宫较同时期正常产褥子宫稍大且软;若为子宫内膜炎、子宫肌炎或盆腔感染所致,子宫压痛明显,附件亦有压痛。

(2)实验室检查:可做血常规、凝血功能检测等,以了解感染及贫血情况,除外凝血机制障碍;血 β - HCG、尿 HCG、血人胎盘生乳素(HPL)检测有助于诊断胎盘残留、胎盘部位滋养细胞肿瘤。

(3)辅助检查:B 超检查可了解宫腔内是否有残留组织,有无子宫黏膜下肌瘤;诊断性刮宫后子宫刮出物送病理检查,以明确有无胎盘、胎膜残留及胎盘部位滋养细胞肿瘤。

【鉴别诊断】

1. 子宫肌瘤合并妊娠

子宫肌瘤合并妊娠者妊娠后肌瘤明显增大,分娩中可能造成难产,又可使子宫收缩乏力,导致产程延长、产后出血,可通过 B 超辅助诊断。

2. 绒毛膜癌

绒毛膜癌多继发于足月产 2~3 个月后,表现为不规则的阴道出血,常伴贫血、水肿,有时可见咯血等转移症状;妇科检查可见子宫均匀增大或不规则增大,或见阴道有紫蓝色结节;血 β - HCG、HPL 轻度升高;B 超、诊断性刮宫有助于确诊。

3. 产褥期内、外伤性出血

产褥期内、外伤性出血患者有产褥期内性交史或外伤史,妇科检查可见阴道或宫颈有裂伤。

4. 凝血功能障碍

妊娠合并凝血功能障碍性疾病,如血小板减少症、再生障碍性贫血、白血病、重症肝炎等,这些疾病多数在妊娠前即存在,可通过血液检查以明确诊断。

知识链接

晚期产后出血

晚期产后出血指分娩 24 小时后,在产褥期内发生的子宫大量出血,多见于:

(1)胎盘、胎膜、蜕膜残留:血性恶露持续时间延长,反复出血或突然大量流血。

(2)子宫胎盘附着面感染或复旧不全:多在产后 2 周左右发生,突然大量阴道流血,检查发现子宫大而软,宫口松弛,阴道及宫口有血块堵塞。

（3）子宫黏膜下肌瘤、子宫滋养细胞肿瘤等可引起晚期产后出血。

（4）剖宫产术后子宫伤口裂开：多发生在术后2～3周,出现大量阴道流血,甚至引起休克。

晚期产后出血的西医治疗主要是对症治疗。胎盘、胎膜、蜕膜残留者,行刮宫术;合并子宫内膜炎者,合理使用抗生素;合并子宫肌瘤、过大胎儿、多胎妊娠等影响子宫收缩者,可配合宫缩剂;软产道损伤者,彻底止血并按解剖层次缝合;凝血功能障碍者,当积极应用血液制品。

【辨证论治】

本病的辨证应从恶露的量、色、质、气味辨其寒、热、虚、实。若恶露量多、色淡红、质清稀、无臭气者,多为气虚;若量多、色红或红绛、质黏稠或有臭味者,多为血热;若恶露量时多时少、色紫暗、时有血块者,多为血瘀。

本病的治疗原则为虚者补之,热者清之,瘀者攻之,随证加用相应的止血药,同时注意产后"多虚多瘀"的特点,补虚勿碍邪,祛邪勿伤正。

1. 气虚证

证候表现：恶露逾期不止、量多、色淡、质稀、多无臭味,面色㿠白,神疲倦怠,气短懒言,小腹空坠,舌淡,苔薄白,脉缓弱。

证候分析：气虚血失统摄,故恶露逾期不止而量多、色淡质稀;气血匮乏,头面失于荣养,故见面色㿠白;中气不足,清阳不升,故小腹空坠、神疲倦怠、气短懒言;舌淡、苔薄白、脉缓弱均为气血两亏之象。

治法：补气摄血,固冲。

方药：补中益气汤（方见月经先期）加陈棕炭、阿胶珠。

补中益气汤补中益气,升举阳气,加陈棕炭收敛止血;阿胶珠养血止血。

若腰酸肢软、头晕耳鸣者,可加山茱萸、女贞子、墨旱莲补肝肾、固冲任。

2. 血热证

证候表现：恶露逾期不止、量较多、色红或深红、质稠,或色如败酱、气臭秽,伴有腹痛拒按,尿赤便秘,或兼五心烦热,口燥咽干,舌红,苔燥或少苔,脉滑数或细数。

证候分析：产时、产后失血伤津,阴液亏耗,虚热内生,热扰冲任,迫血妄行,故恶露逾期不止、量较多、色深红、质稠;热灼津液,故见五心烦热、口燥咽干、便秘;若产时操作不洁或产后感染邪毒,血热互结成瘀,故恶露色如败酱而臭秽,并兼腹痛拒按;舌红、苔燥苔少、脉数均为热盛阴伤之象。

治法：养阴清热,凉血止血。

方药：保阴煎（方见月经过多）去山药、续断,加败酱草、鱼腥草。

若见恶露量多或少、色深红、有血块、心烦、口苦咽干、两胁胀痛、舌红苔黄、脉弦数者,证属肝郁血热,治宜疏肝解郁、清热凉血,方用丹栀逍遥散（方见月经先期）加生地黄、墨旱莲、地榆炭。

3. 血瘀证

证候表现:恶露过期不尽、量时多时少,或余沥不畅、血色紫暗、夹块,小腹疼痛拒按,块下痛减,舌紫暗,边尖有瘀斑及瘀点,脉沉弦涩。

证候分析:瘀血阻滞胞宫,新血不得归经,故恶露延期不止;瘀血阻滞,气血不通,故恶露涩滞紫暗有块、腹痛拒按、块下痛减;舌紫暗、有瘀斑及瘀点、脉弦涩均为瘀血之征。

治法:活血化瘀止血。

方药:生化汤(方见产后腹痛)加益母草、蒲黄炭、三七。

方中当归、川芎、桃仁活血化瘀;益母草、蒲黄炭、三七祛瘀止血,促进子宫恢复;炮姜温经散寒止痛;炙甘草调和诸药。

若气虚者,加黄芪、党参益气;有胞衣残留者,视具体情况,及时行清宫术,进行中西医结合治疗。

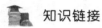 知识链接

生化汤

生化汤为傅山所创,原方组成如下:当归24 g,川芎9 g,炮姜1.5 g,甘草1.5 g,桃仁14 粒,用黄酒、童便各半煎服。该方药针对产妇生理特点,以化旧生新为主,即生新补虚,又化恶露,去瘀滞,行中有补,化中有生,补虚消瘀,故名生化汤。实验研究显示,生化汤能增强子宫平滑肌的收缩力,有抗血栓形成、补血、抗炎镇痛作用,使产妇血液的高凝状态得到不同程度的改善,为生化汤用于产后瘀血诸症提供了理论依据。

【临证技巧】

(1)产后恶露不绝的诊断应抓住产后血性恶露超过 10 天的特点,并结合 B 超检查和实验室检查,注意与子宫肌瘤合并妊娠、绒毛膜癌、产褥期创伤性出血及凝血功能障碍等疾病相鉴别。

(2)本病应根据恶露的量、色、质、味来辨别属气虚、血热、血瘀证。

(3)本病的治疗以止血为大法,或补气,或清热,或活血,但要注意补虚勿恋邪,祛邪勿伤正;必要时可应用中西医结合进行治疗。

第五节 产后身痛

女性在产褥期间肢体关节酸楚疼痛、麻木重着者,称为产后身痛,又称产后关节痛、产后遍身疼痛、产后痹病或产后痛风。西医学无产后身痛之病名,认为患者因产后缺钙(尤其是哺乳期女性)引起全身肌肉、关节疼痛可能是本病的主要原因;此外,妊娠期孕激素升高引起关节韧带松弛,产后未能恢复,以及妊娠后、分娩中致耻骨联合分离等因素亦可引发本病。西医学之产褥期肌肉关节疼痛,除外风湿、类风湿、血栓性静脉炎等疾病者,可参照本病进行辨证施治。

【病因病机】

产后身痛主要因产后营血亏损,经脉失于濡养,或风寒湿邪留滞,经脉痹阻不通所致。

1. 血虚

素体血虚,加之产时失血过多,四肢百骸空虚,筋脉关节失于濡养,遂致肢体麻木,甚或疼痛。

2. 外感

产后百节空虚,卫表不固,起居不慎,风寒湿邪乘虚而入,客于经络、肌肉、关节,致经脉痹阻作痛。

3. 血瘀

产后多瘀,若余血未净,瘀血滞留于经络、筋骨之间,气血运行不畅,遂致身痛。

4. 肾虚

腰为肾之外府,足跟为足三阴经络所过之处,若素体肾虚,复因产伤,遂致腰背酸痛、足跟作痛。

【诊断要点】

1. 病史

产时或产后出血、出汗过多,或产褥期当风感寒,或居处潮湿。

2. 临床表现

产褥期出现肢体关节酸楚疼痛或麻木重着,或痛处游走不定,或关节刺痛,或腰腿疼痛。

3. 检查

(1)体格检查:无任何阳性体征。

(2)辅助检查:红细胞沉降率、抗溶血性链球菌O及类风湿因子均正常。若有必要,可进一步查血钙、X线摄片等。

【鉴别诊断】

本病应与内科痹病进行鉴别。本病发生于产褥期,而痹病可发生于任何时期。痹病可见关节肿胀,病久不愈者可见肌肉萎缩、关节变形,抗"O"、类风湿因子、血沉等实验室检查有助于鉴别。

【辨证论治】

本病以疼痛的性质和特点为主要辨证依据。若肢体关节酸楚麻木,多属血虚;若疼痛按之加重、痛有定处,多属血瘀;疼痛走窜不定者,多属风;冷痛而喜热者,多属寒;重着而痛者,多属湿。

本病以内伤气血为主,兼有风寒湿瘀,治疗当以益气养血补肾为主,佐以活血通络、祛风止痛。

1. 血虚证

证候表现:产褥期中遍身疼痛,关节酸楚,肢体麻木,伴有面色萎黄,头晕心悸,气短乏力,舌淡红,苔薄白,脉细弱。

证候分析:因产失血,百骸空虚,四肢、关节失于濡养,故遍身疼痛、肢体酸楚麻木;血虚不能上荣于面,故见面色萎黄、头晕;血虚不能养心,故心悸;血虚气弱,故气短乏力;舌淡红、苔薄白、脉细弱皆为血虚之象。

治法:补血益气,养血通络。

方药:黄芪桂枝五物汤(《金匮要略》)加秦艽、当归、鸡血藤。

黄芪 桂枝 白芍 生姜 大枣

方中当归、白芍、鸡血藤养血活血通络;黄芪益气生血,助血运行;桂枝温经通络止痛;秦艽祛风湿,止痹痛;生姜、大枣调和营卫。全方共奏补血益气、养血通络之功。

若偏于上肢疼痛者,加桑枝以宣络止痛;下肢疼痛者,加川牛膝以补肝肾、强筋骨,引药下行。

2. 外感证

证候表现:产褥期中遍身疼痛,或肢体关节屈伸不利,或痛处游走不定,或疼痛剧烈,宛如针刺,或肢体关节肿胀、麻木、重着,恶风怕冷,舌质淡红,苔白或白腻,脉细弦或浮紧。

证候分析:产后体虚,腠理不密,若摄生不慎,风寒湿邪乘虚而入,留滞经络,气血运行不畅,故关节疼痛、屈伸不利;若风邪偏盛,则游走窜痛;若寒邪偏盛,则刺痛剧烈;若湿邪偏盛,则肢体关节肿胀、麻木、重着;风寒束表,则恶风怕冷;苔白或白腻、脉细弦或浮紧均为产后感寒之象。

治法:养血祛风,散寒除湿。

方药:独活寄生汤(《备急千金要方》)。

独活 桑寄生 秦艽 防风 细辛 白芍 川芎 地黄 杜仲 牛膝 茯苓 桂枝 当归 人参 甘草

方中地黄、川芎、白芍、当归养血和血;人参、茯苓、甘草益气健脾固表;独活、桑寄生、秦艽、防风祛风除湿,通络止痛;杜仲、牛膝补肝肾,强筋骨;桂枝、细辛温经通络,散寒止痛。全方共奏养血祛风、散寒除湿、扶正止痛之功。

若关节疼痛恶风、游走无定,可加羌活以祛风通络;重着麻木明显者,酌加苍术、木瓜以除湿;关节疼痛、屈伸不利者,加青风藤、伸筋草、络石藤以宣络止痛。

3. 血瘀证

证候表现:产后遍身疼痛,或四肢关节刺痛、屈伸不利、按之痛甚,或伴小腹疼痛拒按,恶露色黯红、排出不畅,舌质紫黯,脉弦涩。

证候分析:产后多瘀,血行不畅,瘀阻经络、关节,则遍身疼痛或关节刺痛;瘀血阻滞冲任、胞宫,则腹痛拒按,恶露色黯红、排出不畅;舌质紫黯、脉弦涩均为血瘀之象。

治法:养血活血,通络止痛。

方药:身痛逐瘀汤(《医林改错》)。

秦艽 川芎 桃仁 红花 甘草 羌活 没药 当归 五灵脂 香附 牛膝 地龙

方中当归、川芎养血活血;香附理气,气行则血行;红花、桃仁、没药、五灵脂活血逐瘀止痛;牛膝活血通经,强健筋骨;羌活、秦艽、地龙祛风除湿,通络止痛;甘草缓急止痛,调和诸药。全方共奏养血活血、通络止痛之功。

若身痛较甚者,酌加鸡血藤以增活血化瘀之力;若痛处发凉、喜热熨者,加姜黄、桂枝以温经散寒止痛;若小腹疼痛拒按者,加炮姜、益母草以温经通络,化瘀止痛。

4. 肾虚证

证候表现：产后腰背疼痛，腿脚无力，或足跟痛，头晕耳鸣，夜尿多，舌淡红，苔薄白，脉沉细。

证候分析：素体肾虚，因产耗伤肾气，精血不足，则头晕耳鸣；腰为肾之府，足跟乃足三阴经络所过之处，肾虚则腰背酸痛、腿脚软弱无力、足跟痛；肾主水，肾虚固摄不足，则夜尿频多；舌淡红、苔薄白、脉沉细均为肾虚之征。

治法：补肾通络，温经止痛。

方药：养荣壮肾汤（《叶氏女科证治》）加秦艽、熟地黄。

桑寄生　川续断　杜仲　独活　当归　防风　肉桂　生姜　川芎

方中桑寄生、川续断、杜仲益肾强腰壮骨；熟地黄滋肾填精补血；当归、川芎养血活血；肉桂、生姜温经散寒；独活、秦艽、防风祛风胜湿通络。全方共奏补肾通络、温经止痛之功。

【临证技巧】

（1）产后身痛以产褥期肢体关节酸楚疼痛、麻木重着为主要临床表现，疼痛的部位、性质及伴随症状是其主要辨证依据。

（2）本病的治疗重在调理气血，稍加通络之品，不可峻投祛风活络药。

（3）本病的预防当注意产后加强调护，提高免疫力，适当运动，促进机体气血运行，避免感受风、寒、湿邪。

第六节　产后小便不通

产妇在新产后出现排尿困难，小便点滴而下，甚则闭塞不通，小腹胀急疼痛者，称为产后小便不通，又称产后小便难、产后癃闭。西医学的产后尿潴留可参照本病进行辨证施治。

【病因病机】

本病的主要病机是膀胱的气化失司。膀胱的气化功能与肺、脾、肝、肾四脏密切相关，若肺脾气虚，肾阳不足，肝气郁结、气机阻滞，或瘀血阻滞，均可导致膀胱气化失常，发为小便不通。

1. 气虚

素体虚弱，肺脾气虚，产时耗气伤血，或新产后忧思劳累过度，以致肺脾之气亦虚，不能通调水道，下输膀胱，膀胱气化不利，故致产后小便不通。

2. 肾虚

先天禀赋不足，复因产时劳伤肾气，肾阳不足，命门火衰，不能温煦膀胱，气化不利，水液内停，遂致小便不通；若素体肾阴不足，产时耗血伤津，阴虚更甚，津液枯竭，虚热下移膀胱，故令州都气化失常，小便不通。

3. 气滞

产后情志不遂，肝气郁结，气机阻滞，清浊升降失常，膀胱气化不利，遂致小便不通。

4. 血瘀

产程过长，滞产压迫膀胱过久，气血运行不畅，瘀血阻滞，膀胱气化不利，遂致小便不通；或瘀久化热，瘀热互结，影响膀胱气化，亦可导致小便不通。

🎓 **知识链接**

产后尿潴留的病因、病理

（1）排尿反射功能失调：产程过长，胎先露持续压迫膀胱，导致黏膜充血水肿，甚至可累及膀胱底部三角区，使膀胱反射功能失调。

（2）膀胱紧张度及感受性降低：第一、第二产程尿潴留过多，未及时处理，进一步使膀胱紧张度及感受性降低，甚至神经麻痹，导致膀胱排尿反射功能消失。

（3）疼痛刺激：外阴伤口及尿道周围组织损伤，导致尿道括约肌发生痉挛，精神紧张而不敢用力排尿。

（4）精神和心理因素：如不习惯在床上排尿，或产后疲乏，情绪不佳，不愿活动等。

（5）药物因素：产时使用各种麻醉药，均可加重产后排尿困难。

【诊断要点】

1. 病史

患者常有产程延长、手术助产、会阴侧切或产时、产后失血过多等病史。

2. 临床表现

产后6～8小时或产褥期内产妇发生排尿困难，小便点滴而下或闭塞不通，小腹胀急疼痛。

3. 检查

（1）腹部检查：下腹部膨隆，膀胱充盈且有触痛。

（2）辅助检查：尿常规多无异常，膀胱B超检查可观察残余尿是否存在及其程度。

【鉴别诊断】

本病应与产后小便淋痛相鉴别。

产后小便淋痛也可见产后排尿困难，但以小便频急涩痛、欲出不尽为特征，每日尿液总量多正常，尿常规检查可见红细胞、白细胞，排尿后膀胱残余尿量多正常。

【辨证论治】

本病的辨证须结合小便的色、质、量，伴随症状，舌、脉表现，以及素体和病史进行综合分析。产后小便不通、小腹胀急疼痛、小便色清白、精神疲惫、语音低微者，多为气虚；若小便色清白，伴面色晦暗、腰膝酸软、畏寒肢冷者，多为肾虚；若小便不通，伴产后情志异常、烦躁易怒、胸胁满闷者，多为气滞；若小便不通、色混浊或夹血丝，伴产伤史者，多为血瘀。

本病的治疗以通利小便为主，本着"虚则补之，实则泻之"的原则，临证时，虚者当补气温阳以助膀胱气化，实者当理气活血以疏利膀胱决渎之功，但不可滥用通利之品。

🎓 **知识链接**

常用的通利小便药物

（1）利尿通淋：车前子、车前草、滑石、通草、瞿麦、灯心草。

（2）利水消肿：茯苓、薏苡仁、猪苓、泽泻、泽兰。

1. 气虚证

证候表现：产后小便不通，小腹胀急疼痛，或小便色清白、点滴而下，伴倦怠乏力、少气懒言、面色㿠白，舌质淡，苔薄白，脉缓弱。

证候分析：素体气虚或产时失血耗气，或产后忧思劳累过度，耗伤肺脾之气，气虚通调水道不利，水液停滞，膀胱气化不利，故小便不通、小腹胀急疼痛，或小便色清白、点滴而下；气虚中阳不振，故倦怠乏力、少气懒言、面色㿠白；舌质淡、苔薄白、脉缓弱均为气虚之征。

治法：补气升清，化气行水。

方药：补中益气汤（方见月经先期）加桔梗、茯苓、通草。

方中人参、黄芪补益元气；白术、甘草健脾补中；当归补血；陈皮理气；升麻、柴胡升阳；加用桔梗、茯苓、通草以增行水通溺之功。诸药合用，共奏补中益气、化气行水之功，使小便自通。

若汗出不止、咽干口渴者，加沙参、麦冬、葛根以养阴生津；若伴腰膝酸软者，加川续断、桑寄生、杜仲、巴戟天以补肝肾。

2. 肾虚证

证候表现：产后小便不通，小腹胀急疼痛，或小便色清白、点滴而下，伴面色晦暗、腰膝酸软，舌质淡，苔薄白，脉沉细无力。

证候分析：肾虚膀胱气化不利，故小便不通、小腹胀满而痛，或小便色清白、点滴而下；肾气不足，故面色晦暗、腰膝酸软；舌质淡、苔薄白、脉沉细无力均为肾虚之候。

治法：补肾温阳，化气利水。

方药：济生肾气丸（《济生方》）。

熟地黄　山药　山萸肉　牡丹皮　茯苓　桂枝　泽泻　附子　牛膝　车前子

方中肾气丸补肾温阳；加牛膝补肝肾、强腰膝；车前子利水通溺。

若腰膝酸软甚者，加巴戟天、炒杜仲、川续断以补肾强腰；若小腹下坠者，加黄芪、党参、升麻以益气升阳；若头晕、耳鸣者，加当归、鹿角胶、菟丝子以补肾益精养血。

3. 气滞证

证候表现：产后小便不通，小腹胀急疼痛，或小便色黄、灼热、点滴而下，伴情志抑郁，或胸胁胀痛，烦闷不安，舌质淡红，苔白，脉弦或弦滑。

证候分析：产后情志抑郁，肝郁气滞，气机阻滞，清浊升降失常，膀胱气化不利，故小便不通、小腹胀急疼痛；肝郁化热，湿热下注膀胱，故小便色黄、灼热、点滴而下；肝气郁滞，故胸胁胀痛、烦闷不安；舌淡红、苔白、脉弦或弦滑均为肝郁气滞之征。

治法：理气行滞，行水利尿。

方药：木通散（《妇科玉尺》）。

枳壳　槟榔　木通　滑石　冬葵子　甘草

方中木通、滑石、冬葵子利尿通淋；枳壳、槟榔行气利水；甘草调和诸药。

4. 血瘀证

证候表现：产后小便不通，小腹胀满刺痛，或小便点滴而下，尿色略混浊、带血丝，舌质黯,苔白,脉沉涩。

证候分析:产程不顺或产时损伤膀胱,气血运行受阻,瘀血阻滞,膀胱气化不利,水液停滞膀胱,故小便不通或点滴而下、小腹胀急刺痛;瘀血内阻,脉络受损,则尿色混浊、带血丝;舌质黯、苔白、脉沉涩均为瘀血阻滞之征。

治法:活血化瘀,行气利水。

方药:加味四物汤(《医宗金鉴》)。

熟地黄　川芎　白芍　当归　蒲黄　瞿麦　桃仁　牛膝　滑石　甘草梢　木香　木通

方中当归、川芎养血活血;熟地黄、白芍养血缓急止痛;蒲黄、桃仁、牛膝活血祛瘀;木通宣通气机;瞿麦、滑石、甘草梢通利小便。诸药合用、共奏活血化瘀、行气利水之功。

知识链接

产后尿潴留的西医治疗

(1)药物治疗:新斯的明 0.5～1 mg 肌内注射,15 分钟后观察效果。

(2)导尿术:可在无菌操作下留置导尿管导尿。

(3)预防感染:必要时,可用抗生素预防感染。

【临证技巧】

(1)产后小便不通的诊断要结合新产后小便困难,伴小腹胀急疼痛的特点。

(2)产后小便不通的辨证应以小便的色、质、量,结合全身症状以及舌、脉表现进行辨证。

(3)产后小便不通的治疗以通利小便为主,但因病在产后,故不可滥用通利之品,以防邪去正伤。临证时,针灸治疗对本病也有一定疗效。

(4)产后小便不通严重者,可行导尿治疗,以免进一步损伤膀胱。

第七节　产后自汗、盗汗

产妇于产后出现涔涔汗出,持续不止者,称为产后自汗;若寐中汗出湿衣,醒来即止者,称为产后盗汗。有些产妇汗出较平时略多,尤以进食、活动后或睡眠时为著,此因产后气血骤虚、腠理不密所致,可在数天后营卫自调而缓解,不作病论。

【病因病机】

本病之主因为气虚、阴虚;主要病机为产后耗气伤血,气虚阳气不固,则阴液外泄,或阴虚内热,迫汗外出。

1. 气虚

素体虚弱,复因产时耗伤气血,气虚益甚,卫阳不固,腠理不实,阳不敛阴,阴津外泄而致自汗不止。

2. 阴虚

营阴素虚,产时失血伤津,阴血益虚,阴虚内热,寐时阳乘阴分,热迫津液外泄,遂致盗汗,醒后阳气复而卫外,腠理充、皮毛实而汗自止。

知识链接

产后汗多的西医学发病机制

现代医学认为,产后汗多的机制为产妇新产后身体虚弱,中枢神经处于抑制状态,毛细血管舒张,汗腺开放,加之活动后代谢增强,产热增加,代谢产物增多而致。

【诊断要点】

1. 病史

询问患者体质以及产时情况,有无产时出血多、产程长,以及有无结核、贫血等病史。

2. 临床表现

本病以产后出汗量过多和持续时间长为特点。产后自汗者,汗出不止,白昼汗多,动则益甚;产后盗汗者,寐中汗出,醒后可止。

3. 检查

盗汗疑有肺结核者,可行结核菌素试验及肺部 X 线检查。

知识链接

产后自汗表现程度

(1)微微汗出:产妇全身或上半身,或仅头面部微微汗出,或仅于稍劳、进食时出汗,汗出量少,无须更换内衣,为产后常见的现象,数天后营卫调和,可自愈,无须服药治疗。

(2)浆浆汗出:产妇在静养状态下,全身亦连续汗出浆浆,里衣湿透,甚则日换内衣数次。

(3)大汗淋漓:产后汗出量多,大汗淋漓,精神恍惚,神志不清,面色无华,此为重症危候。大汗淋漓按症状及汗的性质可分为亡阴之汗和亡阳之汗,需中西医结合以救其脱。

【鉴别诊断】

1. 产后中暑

产后中暑为产时正值酷暑炎夏,防寒过度,感染暑邪,以骤发高热、汗出、神昏甚则躁扰抽搐为特征;而产后汗出无明显季节性,亦无发热及神志改变。

2. 产后发热

产后发热以高热多汗、汗出热退为特征,起病急,病程短;而产后汗证为汗出过多而无发热,病程较长。

【辨证论治】

本病以产后出汗过多、持续时间长为特点,病机有气虚、阴虚之不同。气虚治宜益气固表,和营止汗;阴虚治宜益气养阴,生津敛汗。

1. 气虚证

证候表现:产后汗出过多,不能自止,动则加剧,时有恶风身冷,面色㿠白,气短懒言,倦怠乏力,舌质淡,苔薄白,脉细弱。

证候分析:素体气虚,产后伤血,气随血耗,腠理不密,卫阳不固,则自汗恶风;动则耗气,故出汗加剧;气虚阳衰,故面色㿠白、倦怠乏力、气短懒言;舌淡苔白、脉细弱均为气虚之象。

治法:益气固表,和营止汗。

方药:黄芪汤(《济阴纲目》)。

黄芪　白术　防风　熟地黄　煅牡蛎　茯苓　麦冬　甘草　大枣

方中黄芪、白术、茯苓、甘草健脾益气固表;熟地黄、麦冬、大枣滋阴养血;牡蛎固涩敛汗;防风与黄芪、白术合而为玉屏风散,益气固表。全方共奏益气固表,和营止汗之功。

若汗出过多者,可加麻黄根、浮小麦、五味子以加强固涩敛汗之功;若头晕心悸、唇甲苍白者,加党参、何首乌、阿胶以益气养血。

2. 阴虚证

证候表现:产后寐时汗出,甚则湿透衣被,醒后即止,面色潮红,头晕耳鸣,口燥咽干,渴不喜饮,或五心烦热,腰膝酸软,舌质红,少苔,脉细数。

证候分析:因产伤血,亏耗营阴,阴虚内热,睡时阳伏阴分,热迫汗出,故寐时汗出;醒后阳出于阴,卫表得固,故汗出可止;虚阳浮于上,故见面色潮红;虚热上扰清窍,故头晕耳鸣;虚热内灼阴液,津不上乘,故渴不喜饮、口燥咽干;肾阴亏损,则可见五心烦热、腰膝酸软;舌红少苔、脉细数均为阴虚内热之征。

治法:益气生津,滋阴敛汗。

方药:生脉散(方见妊娠恶阻)加煅牡蛎、浮小麦、山茱萸、糯稻根。

人参大补元气以敛汗;麦冬、五味子养阴生津;煅牡蛎、浮小麦、山茱萸、糯稻根收敛固涩止汗。诸药合用,共奏益气生津、滋阴敛汗之功。

若五心烦热甚者,加白薇、生地黄、地骨皮以滋阴清热;若口燥咽干甚者,加石斛、玉竹、南沙参以养阴生津。

【临证技巧】

(1)产后自汗、盗汗多因虚所致,前者多属气虚,后者多属阴虚。

(2)治疗时应针对病因,或补气,或滋阴,并加用敛汗之品,标本兼治。此外,基于气与津互根互生的生理关系,无论自汗、盗汗,均当佐以益气生津之品,以求"阴中求阳、阳中求阴",相得益彰,其效更佳。

(3)若汗出过多,应适当补液,以防虚脱,并纠正水、电解质紊乱;若有合并症存在,需积极治疗合并症。

第八节　缺　乳

产后哺乳期内,产妇乳汁甚少,不能满足喂养婴儿,或无乳汁者,称为产后缺乳,又称乳汁不足、乳汁不行。西医学的产后泌乳过少等疾病可参照本病进行辨证施治。

【病因病机】

乳汁由气血化生而来,中医学认为乳房属阳明胃经,乳头属厥阴肝经,故乳汁的化生和中焦脾胃的运化、肝脏的疏泄密切相关。缺乳的主要病机为乳汁化源不足或乳络受阻。

1. 气血虚弱

素体气血亏虚,或脾胃虚弱,或产后忧思、劳倦伤脾,气血化源不足,或因分娩时失血耗气过多,以致气血亏虚,乳汁化生乏源,因而乳汁甚少或无乳可下。

2. 肝郁气滞

素性抑郁,加之产时失血,肝失所养,肝气郁结,或产后情志不遂,肝失条达,气机不畅,乳脉、乳络涩滞,乳汁运行受阻,故乳下不畅。

3. 痰浊阻滞

素体肥胖,痰湿内盛,或产后过食肥甘厚腻之品,脾失健运,聚湿成痰,痰气阻滞乳络,乳汁运行障碍,故见乳少或无乳。

知识链接

乳汁产生的机制

西医学认为乳汁的产生主要受以下几个方面因素的影响:

(1)分娩结束后,胎盘源的甾体激素和人胎盘生乳素(HPL)迅速下降,解除了对乳腺泌乳细胞的抑制作用,在催乳激素(PRL)和肾上腺皮质激素的共同作用下,促进乳腺泌乳。

(2)产后婴儿吮吸刺激乳头,使下丘脑泌乳素抑制因子(PIN)分泌减少,垂体催乳激素(PRL)释放增加,刺激乳腺泡泌乳,同时刺激垂体分泌缩宫素,促使乳汁排出,并使子宫收缩。

【诊断要点】

1. 病史

产妇既往体质虚弱,或有贫血等慢性病史,或有产时失血过多史,或有产后情志不遂史。

2. 临床表现

产妇在哺乳期中乳汁甚少,不足以喂养婴儿,或乳汁全无;亦有原本泌乳正常,因突然遭受情志过度刺激而后缺乳者。

3. 检查

检查乳房,了解乳汁分泌情况、乳房大小、是否胀硬、有无红肿触痛、有无结块等。此外,应注意有无因乳头凹陷和乳头皲裂等造成的乳汁壅积不通,哺乳困难。

【鉴别诊断】

本病应与乳痈之缺乳相鉴别。乳痈所形成的缺乳一般初起有恶寒发热、乳房红肿热痛,继而化脓破溃成痈;而产后缺乳无乳房局部皮肤的改变。

【辨证论治】

产后缺乳应根据乳房有无胀痛、乳汁质地,结合舌、脉表现以及其他症状进行辨证。如乳房柔软,不胀不痛,乳汁清稀,多为气血虚弱;若乳房胀满或疼痛,乳汁质稠,伴胸胁胀满、情志不遂,多为肝郁气滞;若乳房硕大而不胀满,乳汁不稠,伴胸闷痰多者,多为痰浊阻滞。产后缺乳的治疗以调理气血、通络下乳为主,结合兼症,进行辨证治疗。

知识链接

妇科常用的通经下乳药物及食物

妇科常用的通经下乳药物及食物有漏芦、穿山甲、王不留行、丝瓜络、路路通、木通、通草、猪蹄、鲫鱼等。

1. 气血虚弱证

证候表现：产后乳汁甚少或全无，乳汁质地清稀，乳房柔软、无胀感，面色少华，倦怠乏力，食欲不振，心悸头晕，舌质淡，苔薄白，脉细弱。

证候分析：气血虚弱，乳汁化源不足，无乳可下，故乳汁甚少或全无、质稀；气血虚弱，乳房不得充养，故乳房柔软、无胀感；气血虚少，头面、四肢、心神不得荣养，故面色少华、倦怠乏力、心悸头晕；舌质淡、苔薄白、脉细弱均为气血虚弱之征。

治法：补气养血，佐以通乳。

方药：通乳丹（《傅青主女科》）。

人参　黄芪　当归　麦冬　木通　桔梗　猪蹄

方中人参、黄芪补气；当归、麦冬、猪蹄滋阴养血；木通、桔梗理气通乳。全方共奏益气养血、通乳之功，使气血充足，乳络通畅，则乳汁自出。

若食欲不振、大便溏泻者，加白术、茯苓、山药、白扁豆以益气健脾；头晕心悸、眠差者，加白芍、阿胶、何首乌、酸枣仁以养心安神；伴有腰膝酸软者，加杜仲、桑寄生、紫河车、鹿角霜以补肾强腰骨。

2. 肝郁气滞证

证候表现：产后乳汁甚少或全无，乳汁质稠，乳房胀硬、疼痛，伴情志抑郁、胸胁胀满、食欲不振，舌质正常，苔薄黄，脉弦或弦滑。

证候分析：产后情志不遂，肝气郁结不舒，气机不畅，乳络受阻，乳汁运行不畅，故乳少或全无；乳汁壅塞，阻滞于乳络，故乳房胀满而疼痛、乳汁质稠；肝气郁结，疏泄不利，气机不畅，故胸胁胀满；肝气犯脾，脾气运化功能减弱，故食欲不振；苔薄黄、脉弦或弦滑均为肝郁气滞之征。

治法：疏肝解郁，通经下乳。

方药：下乳涌泉散（《清太医院配方》）。

当归　白芍　川芎　生地黄　柴胡　青皮　天花粉　漏芦　通草　桔梗　白芷　穿山甲　王不留行　甘草

方中当归、白芍、川芎养血活血；生地黄、天花粉滋阴；柴胡、青皮疏肝理气散结；白芷祛风通窍；桔梗理气通络；通草、漏芦、穿山甲、王不留行通络下乳；甘草调和脾胃。

若乳房胀硬明显者，加橘络、丝瓜络、路路通、香附以增加理气通络之力；乳房胀硬热痛、触之有块者，加橘核、荔枝核、蒲公英、夏枯草清热散结；若乳房红肿热痛、触之结块有波动感，伴恶寒发热者，应按乳痈进行诊治。

3. 痰浊阻滞证

证候表现：产后乳汁分泌少，甚或全无，乳房硕大或下垂、不胀满，乳汁不稠，形体肥胖,胸闷痰多,纳少便溏,或食多乳少,舌质淡胖,苔腻,脉滑或沉细。

证候分析:素体脾虚,或嗜食膏粱厚味,损伤脾胃,脾虚气弱,无力行乳,或脾虚生痰,阻滞乳络,故乳少或全无;痰浊壅阻,故见胸闷痰多、纳少;舌淡、胖苔腻、脉滑或沉细均为痰浊阻滞之征。

治法:健脾化痰,通乳。

方药:苍附导痰丸(方见闭经)合漏芦散(《济阴纲目》)。

漏芦　蛇蜕　瓜蒌

苍附导痰丸健脾燥湿化痰,漏芦散化痰通乳。两方合用,可增强通乳之效。

如气虚明显者,加党参、黄芪、白术健脾益气。

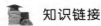 **知识链接**

通乳食疗方

(1)当归、黄芪与猪蹄一同炖汤食用,适用于气血虚弱型缺乳。

(2)王不留行 20 g,研细末,用黄酒调匀;取猪蹄 3 只煮汤,冲入药末食用,适用于气滞型缺乳。

【临证技巧】

(1)缺乳主要根据乳汁质地的稀或稠、乳房有无胀痛、乳房大小,结合面色、情绪,以及舌、脉表现等辨其虚实。

(2)除药物治疗外,还要引导产妇掌握正确的哺乳方法,注意乳房护理,早吸吮、勤吸吮,以加快乳腺排空,促进乳汁分泌。

(3)产妇的饮食要富于营养,易消化;产妇不宜偏食,还可适当配合食疗方法。

第九节　产后乳汁自出

产后乳汁不经婴儿吮吸而不断自然流出者,称为产后乳汁自出,又称漏乳或乳汁自溢。若产妇身体壮实,气血充盛,乳房胀满而溢;或已到哺乳时间,未行哺乳而乳汁自流者,为生理现象,不作病论。西医学的产后溢乳可参照本病进行辨证施治。

【病因病机】

本病的发生可分为虚、实两端。虚者气血虚弱,阳明胃气不固;实者肝郁化热,疏泄失常,迫乳外溢。

1. 气血虚弱

因产耗伤气血,或饮食劳倦伤及脾胃,乳房属足阳明胃经,胃弱摄纳无权,故乳汁随化随出。

2. 肝经郁热

产后情志抑郁,郁久化火,或恚怒伤肝,肝火亢盛,乳头属足厥阴肝经所主,疏泄太过,迫乳外溢。

【诊断要点】

1. 病史

产妇素体虚弱,产后劳倦过度,或性情抑郁,或有其他慢性病史。

2. 临床表现

产后未经婴儿吮吸而乳汁自动流出,尤其在哺乳时,吸吮一侧乳头而另一侧乳头乳汁自然流出,乳汁清稀或稠;可伴有疲乏倦怠,饮食不佳,或乳房胀痛,烦躁易怒,口苦咽干,两胁胀痛等。

3. 检查

检查时可见双侧或单侧乳头乳汁点滴而下,渗透衣衫;乳头未见皲裂,乳房柔软或胀满,无包块、红肿。

【鉴别诊断】

1. 乳泣

妊娠期乳汁自然流出者,称为"乳泣"。《济阴纲目》言:"未产前,乳汁自出者,谓之乳泣。"

2. 乳癌

乳房溢出血性液体,且乳房有块者,应警惕乳癌的发生。

【辨证论治】

本病的辨证要点是根据乳汁的质地、乳房有无胀痛来辨别虚实。若乳房柔软、乳汁清稀稀者,多属气血虚弱证;若乳汁浓稠、乳房胀满而痛者,多属肝经郁热证。

本病的治疗以敛乳为主,虚者补而敛之,热者清而敛之;同时应注意加强营养,调畅情志,这样有利于乳汁的正常化生与蓄溢。

1. 气血虚弱证

证候表现:乳汁不经婴儿吸吮而自然流出、量少质稀,乳房柔软而无胀感,神疲乏力,面色少华,饮食减少,舌淡,苔薄白,脉细无力。

证候分析:气血虚弱,中气不足,胃气不固,不能固摄乳汁而自出;气虚血少,乳汁生化不足,则乳汁量少而清稀;乳汁自出,乳房空虚,故柔软不胀;气血不足,脾虚胃弱,则疲乏无力、纳少;舌淡、苔薄白、脉细无力均为气血虚弱之征。

治法:补气养血,佐以固摄。

方药:八珍汤(方见痛经)去川芎,加黄芪、五味子、芡实。

八珍汤可补益气血,但因川芎可行气活血,故去掉;黄芪补气摄乳;五味子、芡实固精收敛。全方可补气养血,固摄敛乳。

2. 肝经郁热证

证候表现:乳汁自出、量多、质稠,乳房胀硬疼痛,情志抑郁,或胸胁胀满,烦躁,口苦咽干,便秘尿黄,舌质红,苔薄黄,脉弦数。

证候分析:素性抑郁,或产后情志不遂,肝郁化热,迫乳外溢,故乳汁自出而量多、质稠;肝失条达,气机郁滞,故乳房、胁肋胀痛,情志抑郁或烦躁;肝郁化火,则口苦咽干、便秘尿黄;舌质红、苔薄黄、脉弦数均为肝郁化热之象。

治法：疏肝解郁，清热敛乳。

方药：丹栀逍遥散（方见月经先期）去生姜，加生地黄、夏枯草。

方中牡丹皮、栀子清肝泻火；当归、白芍、生地黄养血柔肝，滋阴清热；柴胡、夏枯草解肝郁，清肝火；白术、茯苓、炙甘草健脾益气，避免肝病传脾；因生姜性温热，故去之。全方共奏疏肝解郁清热之功，肝经疏泄正常，则乳房蓄溢有度。

若五心烦热、舌红少津者，可加麦冬、五味子养阴清热敛乳。

【临证技巧】

（1）本病临证以乳汁稀稠、乳房有无胀痛、是否柔软等为要点辨虚实。

（2）嘱产妇加强营养，调畅情志。饮食富含维生素类食物，少食油腻，以免影响脾胃功能。溢乳量多者，当少食汤汁。

附：回乳

产后不欲哺乳，或因乳母有疾而不宜授乳，或已到断乳之时等，可予回乳。回乳的方法有：

1. 麦芽煎

炒麦芽 200 g、蝉蜕 5 g，煎汤顿服。

2. 免怀散（《济阴纲目》）

红花、赤芍、当归尾、川牛膝各 15 g，水煎服，连服 3 剂。

3. 朴硝外敷

朴硝 250 g，装于布袋内，排空乳汁后，敷于乳部，湿后更换。

产妇因病而不能哺乳者，应尽早回乳，最简单的方法是停止哺乳，或用以上介绍的回乳方法。目前不推荐应用雌激素或溴隐亭回乳。乳汁不多的女性应逐渐减少哺乳次数，乳汁会逐渐减少，直至停止分泌。回乳时不能挤按乳房或用吸乳器吸乳，这样会刺激泌乳。若回乳时出现乳汁蓄积，出现乳房红肿硬痛，当及时检查，以预防乳痈的发生。

第十节　产后情志异常

产后情志异常指产妇在分娩后出现情绪低落、精神抑郁、沉默寡言、哭笑无常或烦躁不安等情志异常症状，也称为产后郁证，是产褥期精神病中最常见的一种类型。本病一般在产后 1 周开始出现症状，产后 4～6 周逐渐明显，平均持续 6～8 周，甚则长达数年。若不及时诊治，产妇可伤害婴儿或自身，应当重视，做到尽早发现、尽快治疗。西医学之产褥期抑郁症可参照本病进行辨证施治。

【病因病机】

本病发生在产后，与产褥生理、病理以及妇产体质因素和环境因素有关。本病的主要病机为心血不足，心神失养；或血瘀气逆，上扰神明；或肝气郁结，神明不安。

1. 心脾两虚

素体血虚，或产时失血过多，气虚血弱，血不养心，心神失养；或产后思虑太过，所思不遂,心脾受损,发为情志异常。

2. 瘀血内阻

产后元气虚损,或复因劳倦耗气,气虚无力运血,血滞成瘀,或产时感寒,胞宫瘀血停滞,败血上攻,闭于心窍,神明失常,发为情志异常。

3. 肝郁气结

素性忧郁,产后复因情志所伤,肝气郁结,郁久化火,上扰神明;或产时失血过多,血不养肝,肝不藏魂,胆怯心虚,或突受惊恐,魂不守舍,发为情志异常。

📖 **知识链接**

产褥期抑郁症的临床表现

(1)情绪改变:心情压抑、沮丧、情绪淡漠,甚至焦虑、恐惧、易怒,夜间加重;有时表现为孤独、莫名伤心、流泪。

(2)自我评价降低:自暴自弃,有自罪感,对身边的人充满敌意。

(3)创造性思维受损,主动性降低。

(4)对生活缺乏信心,厌世,睡眠障碍,疲倦,性欲减退。严重者甚至出现自杀或杀婴倾向。

【诊断要点】

1. 病史

产时或产后失血过多,产后忧愁思虑,过度劳倦,或素性抑郁,有难产史,或既往有精神病病史。

2. 临床表现

情绪低落,精神抑郁,悲观厌世,伤心落泪,失眠多梦,易感疲乏无力,或内疚、焦虑、易怒,或默默不语;严重者处理事情的能力低下,不能照料婴儿,甚至有伤婴者;一般在产后1周开始出现症状,产后4~6周症状逐渐明显。

3. 检查

(1)妇科检查:多无明显异常变化。

(2)辅助检查:血常规检查正常或血色素低于正常。

📖 **知识链接**

产褥期抑郁症的诊断标准

产褥期抑郁症至今尚无统一的诊断标准,美国精神病学会1994年在《精神疾病的诊断与统计手册》一书中制订了产褥期抑郁症的诊断标准。

(1)在产后2周内出现下列5条以上的症状,必须具备①、②两条:①情绪抑郁;②对全部或多数活动明显缺乏兴趣或愉悦;③体重显著下降或增加;④失眠或睡眠过度;⑤精神运动性兴奋或阻滞;⑥疲劳或乏力;⑦遇事均感毫无意义或有自罪感;⑧思维能力减退或注意力不集中;⑨反复出现想死亡的想法。

(2)在产后4周内发病。

【鉴别诊断】

1. 产后抑郁综合征

该病是产褥早期最常见的精神障碍性疾病。其临床表现主要为不明原因的阵发性哭泣和不同程度的抑郁状态,如抑郁、烦闷、易激动、睡眠不安等,以产后 3 日内发病最多,又称"三日闷"。起病急,病程短,病情轻,无须药物治疗,但需心理开导。若病情进一步恶化,亦可发展为产后抑郁性精神病。

2. 产后神经衰弱

产后神经衰弱以产后睡眠障碍为主要表现,常出现产后失眠、多梦、记忆力下降以及情绪低落、乏力等,经充分休息,可较快恢复。

【辨证论治】

根据产后多虚、多瘀及气血变化的特点,结合产后全身症状及舌、脉表现,本病当辨明虚实以及在气在血之别,分而治之;治疗以调和气血、安神定志为主,同时配合心理治疗;临证时,应细心观察早期情志异常的改变,以防病情加重。

知识链接

妇科常用的调畅情志药物

(1)疏肝理气药:柴胡、青皮、香附、川楝子、佛手、香橼、玫瑰花。

(2)镇静安神药:龙骨、牡蛎、磁石、朱砂、琥珀、龙齿、紫贝齿。

(3)养心安神药:酸枣仁、合欢皮、柏子仁、远志、首乌藤。

1. 心脾两虚证

证候表现:产后精神抑郁,沉默寡言,悲伤欲哭,心神不宁,失眠多梦,精神萎靡,神疲乏力,面色萎黄,纳少便溏,脘闷腹胀,舌淡,苔薄白,脉细弱。

证候分析:产后失血过多,或思虑太过,所思不遂,心血暗耗,心失所养,神明不守,神不足则悲,故精神抑郁、心神不宁;血虚不能养神,故悲伤欲哭、情绪低落、失眠多梦、健忘、精神萎靡;脾虚气弱,气血不足,故神疲乏力、面色萎黄;脾失运化,故纳少便溏、脘闷腹胀;舌、脉表现均为心脾两虚之征。

治法:健脾益气,养心安神。

方药:归脾汤(方见月经先期)。

方中以党参、黄芪、白术、炙甘草健脾益气;当归、龙眼肉补血养心;酸枣仁、茯苓、远志宁心安神;木香理气醒脾,以防补益之药滋腻碍胃;生姜、大枣温胃和中。全方共奏健脾益气,养心安神之功。

2. 瘀血内阻证

证候表现:产后抑郁寡欢,情志烦乱,少寐多梦,神志恍惚,恶露余沥日久、色紫黯、有块,面色晦暗,舌黯,有瘀斑,苔白,脉弦或涩。

证候分析:产后气血虚弱,或劳倦过度,气血运行无力,血滞成瘀,或情志所伤,气滞血瘀,或产时感寒,因寒而瘀,胞宫内瘀血停滞,败血上攻,闭于心窍,神明失常,故产后抑郁寡欢、情志烦乱、少寐多梦、神志恍惚;恶血不去,新血不归,则恶露余沥日久不止、色紫黯、有块;面色晦暗以及舌、脉表现均为血瘀之征。

治法:活血逐瘀,镇静安神。

方药:调经散(《太平惠民和剂局方》)。

当归　肉桂　没药　琥珀　赤芍　白芍　细辛　麝香

方中琥珀镇心安神,活血祛瘀;赤芍、没药活血祛瘀;肉桂温通血脉,促进血行;当归、白芍养血活血;细辛、麝香芳香开窍醒神。诸药合用,共奏活血化瘀、镇静安神之功。

3. 肝气郁结证

证候表现:产后心情抑郁,烦躁易怒,睡眠不安,或噩梦纷纭,惊恐易醒,口苦咽干,恶露量或多或少、色紫黯、有块,胸闷纳呆,善太息,舌苔薄,脉弦。

证候分析:素性忧郁,产后复因情志所伤,肝郁化火,故见心情抑郁、烦躁易怒、口苦咽干;肝郁胆虚,魂魄不藏,故睡眠不安或噩梦多而易惊醒;肝郁气滞,气机失畅,故胸闷纳呆、善太息;肝气郁结,疏泄失调,故恶露量或多或少、色紫黯、有块;脉弦为肝郁之象。

治法:疏肝解郁,镇静安神。

方药:丹栀逍遥散(方见月经先期)加酸枣仁、合欢皮、首乌藤。

方中牡丹皮、栀子、柴胡清肝热,疏肝气;当归、白芍养血柔肝;白术、茯苓、炙甘草健脾补中;薄荷透达肝经郁热;煨姜温胃和中,且辛香达郁;酸枣仁、合欢皮、首乌藤镇静安神。全方共奏疏肝解郁,镇静安神之功。

【临证技巧】

(1)产后情志异常的诊断要抓住产后产妇精神异常的特点。

(2)产后情志异常的治疗应分清虚实,实证的治疗侧重于活血化瘀、疏肝解郁,虚证则侧重于养心安神。

(3)加强对孕产妇的精神关怀,普及孕产知识,减轻孕妇对分娩的紧张、恐惧感,完善孕产妇的自我保健,预防产后情志异常的发生。

(4)产前检查应了解孕妇的性格特征,有无精神病病史和家族精神病病史,早期发现,积极治疗,重视心理疏导;必要时可予以西药抗抑郁或抗焦虑治疗。

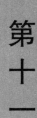

第十一章 妇科杂病

凡不属于经、带、胎、产疾病范围,而又与女性解剖、生理、病机特点密切相关的各种妇科疾病,统称为妇科杂病。常见的妇科杂病有癥瘕、不孕症、阴痒、阴挺等。目前临床很常见的如盆腔炎性疾病、子宫内膜异位症、多囊卵巢综合征等在中医古籍中未见记载,但其临床表现包括了月经不调、闭经、崩漏、痛经、不孕、盆腔包块等,因此本教材将这些疾病也纳入杂病中进行介绍。

杂病的范围广,临床表现也比较复杂,常可影响经、带、胎、产。其病因病机亦较复杂,寒热湿邪、七情内伤、生活因素、体质因素等均可导致杂病的发生。

杂病的治疗当根据不同病症的特点,重在整体调理脏腑气血,调治冲任、胞宫,并注意祛邪,如以局部病变为主者,重在外治,或内外合治。杂病常用的治法有补肾、疏肝、健脾、益气、祛瘀、化痰、消癥、清热解毒及外用杀虫止痒等。杂病大多病程日久,治疗难图速愈,必须坚持服药调治。

第一节 癥 瘕

妇人下腹胞中结块,伴有胀、痛、满、阴道异常出血者,称为癥瘕。癥者有形可征,固定不移,推揉不散,痛有定处,病属血分;瘕者假聚成形,聚散无常,推之可移,痛无定处,痛属气分。癥瘕的形成多因气聚日久,血瘀成癥,临床上难以截然区分,故常以癥瘕并称。西医学之子宫肌瘤或卵巢良性肿瘤、盆腔炎性包块、子宫内膜异位症、结核性包块等引起的盆腔肿块,若不进行手术治疗,可参考本病进行辨证施治。

【病因病机】

本病的主要病机是正气虚弱,或邪毒内侵,或因七情、房事、饮食所伤,脏腑功能失调,气机阻滞,从而形成瘀血、痰湿、热毒,停聚于冲任,日积月累而成,以气滞、血瘀、痰湿、湿热为常见。

1. 气滞血瘀

情志内伤,肝气郁结,血行受阻,气滞血凝,结而成块;或经行产后,血室正开,风寒侵袭,血脉凝涩不行,邪气与胞中余血相互搏结,积聚成块,逐日增大而成癥瘕。

2. 痰湿瘀结

素体脾虚或饮食不节,脾失健运,或脾阳不振,水湿不化,聚而为痰湿,痰浊与气血相搏,瘀结积聚不散,日久渐成癥瘕。

3. 湿热瘀阻

经行产后,血室正开,胞脉空虚,或不禁房事,或感染湿热邪毒,与胞中余血之相搏,滞于冲任胞宫,湿热瘀阻不化,渐成癥瘕。

4. 肾虚血瘀

先天禀赋不足或后天房劳多产伤肾,肾气不足,血行受阻,肾阳虚衰,阴虚寒凝或肾阴亏虚,阴虚内热,均可致肾虚血瘀,阻滞冲任、胞宫,日久成癥。

【诊断要点】

1. 病史

患者有长期情志抑郁、情志不舒或月经病、带下病、不孕症、生殖道炎症病史。

2. 症状

下腹部有包块,或胀,或痛,或满,伴有月经异常、痛经或带下异常等症。

3. 检查

妇科检查盆腔可触及炎性包块、子宫肿瘤、卵巢肿瘤以及子宫内膜异位等病变。B超、宫腔镜、腹腔镜、子宫输卵管造影等检查可协助确诊。

癥瘕有良性、恶性之分,若包块生长缓慢,按之柔软活动,无明显压痛,表面光滑,边界清楚,多属良性;若包块增长迅速,质地坚硬,固定不移,表面凹凸不平,边界不清,多为恶性。恶性癥瘕或癥瘕恶变可出现疼痛、长期出血,或见五色带下、臭秽,形体消瘦,面色晦暗等。癥瘕在检查时要注意结合相关的肿瘤标志物检查,以排除恶性肿瘤。

知识链接

子宫肌瘤

子宫肌瘤是女性最常见的良性肿瘤,根据其与子宫肌壁的关系,分为浆膜下肌瘤、肌壁间肌瘤、黏膜下肌瘤和子宫颈肌瘤。黏膜下肌瘤可引起月经量多、经期延长以及继发性贫血;较大的肌瘤可压迫盆腔器官。子宫肌瘤是激素依赖性肿瘤,与雌、孕激素有关,可用抗雌、孕激素的药物治疗;若肌瘤迅速生长,或黏膜下肌瘤脱出宫颈外,或浆膜下有蒂肌瘤发生扭转者,均可行手术治疗。

【鉴别诊断】

本病首先应与妊娠子宫及尿潴留进行鉴别,然后还要与妇科良性癥瘕所涉及的主要病种如子宫肌瘤、卵巢肿瘤、盆腔炎性包块、子宫内膜异位症、陈旧性宫外孕以及内、外科之积聚(如消化道肿瘤、泌尿系统肿瘤)等进行鉴别。

1. 妊娠之子宫

妊娠之子宫有停经史,停经 3 个月后,多在小腹部可扪及子宫,早期可伴有不同程度的妊娠反应,如择食、厌油腻、恶心、呕吐等,子宫增大与停经月份相符,妊娠试验阳性,B超检查可见孕囊和胎心搏动等。

2. 尿潴留

尿潴留者月经正常,有排尿不畅史,肿块位于下腹部,较表浅固定,一般较大,触之有明显囊性感,包块界限不清;导尿有助于鉴别。

3. 内、外科积聚

内、外科积聚的包块部位、症状不同,可通过妇科检查及 B 超等辅助检查加以鉴别。

【辨证论治】

癥瘕之辨证应根据包块的性质、部位、大小、病程长短以及兼症和舌、脉表现等,重在辨善证、恶证,气病、血病,新病、久病。

癥瘕的治疗总以活血化瘀,消癥散结为大法。病在气者,以理气行滞为主,佐以理血;病在血者,以活血破瘀散结为主,佐以理气。善证宜药物治疗;恶证应尽快手术,或配合化疗、放疗及中医药治疗,良性肿瘤之瘤体较大者,也需手术切除或剔除,治疗中应注意祛邪与扶正兼顾。新病、体质较强者,宜攻宜破;体虚或术后化疗、放疗患者,宜以补益气血、扶正为主,攻补兼施,或先攻后补,或先补后攻,随证施治,遵循"衰其大半而止"的原则,做到祛邪而不伤正。

1. 气滞血瘀证

证候表现:胞中结块,触之有形,按之痛或不痛,小腹胀满,月经先后不定、经血量多、有块、经行难净、经血色黯,精神抑郁,胸闷不舒,面色晦暗,肌肤甲错,舌质紫黯或有瘀斑,脉沉弦涩。

证候分析:气滞血瘀,滞于胞宫、冲任,则胞中结块、触之有形;气机紊乱,则小腹胀满、月经先后不定、经行难净;肝气郁结,气机不畅,瘀血阻滞,则精神抑郁,胸闷不舒,经血量多、有块、色黯,面色晦暗,肌肤甲错;舌、脉之表现皆为气滞血瘀之象。

治法:行气活血,化瘀消癥。

方药:香棱丸(《济生丸》)。

木香 丁香 小茴香 枳壳 川楝子 青皮 三棱 莪术

方中木香、丁香、小茴香温经理气,气行则血行;青皮、枳壳、川楝子疏肝解郁,理气止痛;三棱、莪术活血化瘀消癥。全方共奏理气止痛,活血化瘀之功。

若经行量多或余沥不止者,加炒蒲黄、五灵脂化瘀止血;若经行腹痛者,加延胡索、三七行气化瘀止痛;若积块日久,加鳖甲或生牡蛎软坚散结。

2. 痰湿瘀结证

证候表现:胞中结块,触之不坚,固定难移,带下量多,胸脘痞闷,月经错后或闭经,舌体胖大,紫黯,或有瘀点、瘀斑,苔白厚腻,脉弦滑或沉涩。

证候分析:痰湿下注冲任、胞宫,气血不畅,故胞中结块、质软不坚;痰湿下注,则带下量多;痰湿阻于中焦,则胸闷欲呕;痰湿滞于冲任,则月经错后或闭经;舌、脉之表现均为痰湿瘀结之象。

治法:化瘀除湿,活血消癥。

方药：苍附导痰丸(方见闭经)合桂枝茯苓丸(方见妊娠腹痛)。

苍附导痰丸中的二陈汤化痰燥湿、和胃健脾，苍术燥湿健脾，香附、枳壳理气行滞，胆南星燥湿化痰，神曲、生姜健脾和胃、温中化痰；桂枝茯苓丸中的桂枝温经通阳、促血脉运行，赤芍活血化瘀消癥，桃仁、牡丹皮活血化瘀，茯苓健脾利湿。苍附导痰丸可燥湿化痰，桂枝茯苓丸可活血化瘀，二方合用，共奏化痰除湿、活血消癥之功。

若脾胃虚弱、气虚乏力者，加党参、白术、黄芪以健脾益气扶正；若月经错后或闭经，可加当归、三棱、莪术、皂角刺、生牡蛎化瘀软坚，活血通经。

3. 湿热瘀阻证

证候表现：胞中结块，热痛起伏，痛连腰骶，疼痛拒按，带下量多、色黄如脓，或赤白兼杂，经行量多，经期延长，身热口渴，心烦不宁，大便秘结，小便黄赤，舌黯红，有瘀斑，苔黄，脉弦滑数。

证候分析：湿热瘀阻冲任，与胞中余血搏结成癥，故小腹有包块、拒按；冲任受阻，则下腹、腰骶疼痛；湿热下注，冲、任二脉失固，则带下异常；湿热蕴久化热，迫血妄行，则经行量多、经期延长；热邪伤阴，津液不足，则身热口渴、便秘尿赤；舌、脉之表现均为湿热瘀结之象。

治法：清热利湿，化瘀消癥。

方药：大黄牡丹皮汤(《金匮要略》)。

大黄　牡丹皮　桃仁　冬瓜仁　芒硝

方中大黄苦寒清热，化瘀行血；芒硝咸寒软坚；桃仁破血；冬瓜仁利湿化痰；牡丹皮清血中郁热。全方共奏清热利湿，化瘀散结之功。

若兼月经量多、经期延长者，加栀子炭、贯众炭清热凉血止血；若兼带下量多者，为湿热下注，加黄柏、薏苡仁以清热燥湿止带。

4. 肾虚血瘀证

证候表现：下腹部结块、触痛，月经量或多或少、经行腹痛较剧、经血色紫暗、有块，婚久不孕或曾反复堕胎，腰酸膝软，头晕耳鸣，舌暗，脉弦细。

证候分析：先天肾气不足或房劳多产伤肾，肾虚血瘀，冲任胞宫瘀阻，故下腹结块、痛经甚或不孕；肾虚，则腰酸膝软、头晕耳鸣；舌暗、脉弦细均为肾虚血瘀之象。

治法：补肾活血，消癥散结。

方药：补肾祛瘀方(《李祥云经验方》)。

淫羊藿　仙茅　熟地黄　山药　香附　三棱　莪术　鸡血藤　丹参

方中仙灵脾、仙茅、熟地黄补肾温阳；山药健脾益气；鸡血藤、丹参养血活血；三棱、莪术活血化瘀；香附理气行滞。全方共奏补肾活血，化瘀消癥之功。

若经行量多者，加炒蒲黄、茜草、益母草以化瘀止血；腹痛者，加血竭、三七化瘀止痛；包块日久者，加炮穿山甲、水蛭以化瘀消癥。

【临证技巧】

(1)妇科癥瘕涵盖了所有女性内生殖器官肿瘤以及有结节、包块的妇科病症，如子宫内膜异位症、子宫肌瘤、子宫腺肌病、盆腔炎性包块、陈旧性宫外孕、多囊卵巢综合征等。妇科癥瘕在治疗前除要做妇科检查及常规四诊外，还应借助西医的 B 超、实验室检查，先辨清病种,分清善恶,再根据患者的年龄、包块大小、质地,结合月经情况、伴随症状进行辨证;在明确辨证后,再用中药或于手术后联合中药进行调理。

(2)癥瘕的病程较长,病症多虚实夹杂,中药治疗以活血化瘀、消癥散结为主,根据辨证对患者施以行气、化瘀、除湿、清热、补肾等法。

(3)应嘱患者定期复查,密切观察病情变化,进行癥瘕善、恶证的判断,了解其是否具备手术指征,一旦病情发生变化,出现手术指征或恶性迹象,应随时调整诊疗方案,以免耽误病情。

(4)除内科治疗外,癥瘕的治疗还可应用中药腹部外敷、保留灌肠、贴脐、针灸、推拿等法,以改善局部血液循环,促进包块消散和吸收。内外同治,疗效更佳。

第二节　不孕症

育龄期女性与配偶同居 1 年,性生活正常,未避孕而未孕者;或曾有过妊娠,未避孕而又 1 年未再受孕者,称为不孕症。前者为原发性不孕症,古称"无子""全不产";后者为继发性不孕症,古称"断绪"。西医学称本病为不孕,因排卵障碍、子宫内膜异位症、生殖系统炎症及免疫因素所致者,可参照本病进行辨证施治。

【病因病机】

受孕的基本条件是男女双方肾气盛,天癸至,任通冲盛,女子月事以时下,男子精盛而溢泻,两性适时相合,则可摄精成孕。因此,所有影响以上受孕环节者,均可造成不孕。不孕与男女双方均有关系。引起女性不孕的原因有二:一为先天生理缺陷,二为后天因病而不孕。

女性先天生理缺陷,古人总结为"五不女",即螺、纹、鼓、角、脉,其中除脉外,均为生殖器先天性异常所致的不孕症,部分可经治疗,部分即为终身性不孕,均非药物所能奏效,本节不作论述。后天因素所致不孕,主要因脏腑、冲任气血失调,或冲任、胞宫阻滞,两精不能相合成孕。本病临床常见肾虚、肝郁、痰湿、血瘀四种类型。

1. 肾虚

先天禀赋不足,或房事不节,久病伤肾,肾虚冲任受损,不能摄精成孕。肾为水火之脏,若肾阳虚弱或感受寒湿之邪,损伤肾中阳气,命门火衰,冲任不足,胞宫失于温煦,则为宫寒不孕;若肾阴不足,阴虚火旺,热扰冲任,则为宫热不孕。

2. 肝郁

素性抑郁,情怀不畅,肝失疏泄,气血不和,冲任不能相资;或盼子心切,焦虑不安,肝郁气滞,冲任失调而致不孕。

3. 痰湿

素体肥胖或脾肾不足,或嗜食肥甘厚腻,影响脾之运化,或脾阳不振,运化失职;水湿下注,湿聚成痰,痰阻气机,壅滞冲任,胞脉受阻,不能摄精成孕。

4. 血瘀

经期、产后余血未净,感受寒邪,寒凝血瘀,经血瘀阻冲任、胞宫;或不禁房事,精血瘀滞冲任、胞宫；或气虚、气滞，瘀阻冲任，不能摄精成孕。

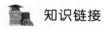　知识链接

西医对不孕症病因的认识

（1）女方因素：占 40%。①排卵障碍：常见于下丘脑—垂体—卵巢轴功能紊乱、卵巢病变、肾上腺及甲状腺功能异常；②输卵管因素：输卵管阻塞或通而不畅；③子宫因素：子宫畸形、子宫内膜炎、内膜结核、内膜息肉、子宫黏膜下肌瘤、宫腔粘连等；④宫颈因素：宫颈炎、宫颈黏液功能异常，宫颈息肉、肌瘤造成宫口狭窄等；⑤阴道因素：因阴道畸形而影响性交，或有严重的阴道炎。

（2）男方因素：占 30%～40%。①精液异常；②性功能异常。

（3）夫妻双方因素：占 10%～20%。①缺乏性生活基本知识；②精神过度紧张；③免疫因素；④不明原因。

【诊断要点】

通过全面检查，寻找不孕原因，做出病因诊断是诊断不孕症的关键。

1. 病史

患者有月经不调、带下病、异常胎产史、结核病病史等，注意其性生活情况、手术史及相关内、外科疾病病史。

2. 症状

育龄女性未避孕，性生活正常，同居 1 年或曾孕育后未避孕 1 年而未孕。

3. 检查

检查应包括一般检查与妇科检查。一般检查需观测患者身高、体重（计算体重指数）、第二性征发育情况、体毛分布、乳房有无溢乳、甲状腺是否肿大等。妇科检查应注意内、外生殖器官发育情况，有无畸形、炎症及肿瘤等，然后根据临床症状进行有关不孕症的特殊检查。

（1）卵巢功能检查：了解排卵及黄体功能状态，包括 B 超检测排卵、基础体温测定、阴道细胞涂片、宫颈黏液结晶检查、子宫内膜活检、生殖内分泌激素测定等。

（2）输卵管通畅试验：输卵管通液或子宫输卵管造影术及子宫输卵管超声造影术等。

（3）宫腔镜检查：了解宫腔和输卵管开口情况，诊断宫腔粘连、黏膜下肌瘤、内膜息肉、子宫畸形等。

（4）腹腔镜检查：了解盆腔情况，可直视子宫、输卵管、卵巢有无病变或粘连，行输卵管美蓝通液以确定是否通畅，可同时行粘连松解、输卵管造口等治疗。

（5）免疫及相关检查：包括生殖相关抗体如抗精子抗体、抗子宫内膜抗体，性交后精子穿透力试验，精子宫颈黏液接触试验等。

（6）男方须进行生殖系统发育及精液常规检查。

【鉴别诊断】

不孕症应与暗产相鉴别。暗产是指早早孕期，胚胎初结而自然流产者，此时孕妇尚

未有明显妊娠反应,一般不易察觉而误被认为不孕,通过 BBT、早孕试验及病理学检查可明确。

【辨证论治】

不孕症应以与不孕关联较大的其他伴随症状如月经、带下、腹痛等作为辨证要点,同时结合全身症状及舌、脉表现进行综合分析;重在审脏腑、冲任胞宫之病征,辨气血、寒热、虚实之变化,察痰湿与瘀血之病理因素。不孕症的治疗应辨证与辨病相结合,重点是温养肾气,调理冲任、气血,并辅以心理疏导,择氤氲之时合阴阳,以利于成孕。

1. 肾虚证

※肾气虚证

证候表现:婚久不孕,初潮延迟,月经不调或停闭、量或多或少、色淡质稀,腰酸腿软,头晕耳鸣,神疲肢倦,小便清长,舌淡黯,苔白润,脉沉细。

证候分析:肾气不足,冲任虚衰,不能摄精成孕,故婚久不孕;肾气虚,天癸迟至,故初潮延迟;肾气虚,冲任不调,气血失司,故月经不调或停闭、量或多或少;肾气虚,外府失养,髓海不足,故腰酸腿软、头晕耳鸣;肾虚气化失常,故小便清长、经血色淡、质稀;舌淡黯、苔白润、脉沉细均为肾气虚之象。

治法:补肾益气,温养冲任。

方药:毓麟珠(《景岳全书》)。

当归 熟地黄 白芍 川芎 人参 白术 茯苓 炙甘草 菟丝子 杜仲 鹿角霜 川椒

方中八珍汤双补气血,温养冲任;菟丝子、杜仲补肝肾,调冲任;鹿角霜、川椒温肾助阳。诸药合用,使精血充足,冲任得养,胎孕乃成。

若腰酸腿软甚者,加续断、补骨脂补肾强腰;头晕耳鸣甚者,加枸杞子、女贞子补益肝肾;若小便清长、夜尿多者,加益智仁、桑螵蛸补肾缩小便;若月经量多者,加阿胶、艾叶固冲止血;若月经量少者,加紫河车、牛膝补肾益精。

※肾阳虚证

证候表现:婚久不孕,月经迟发或停闭,经血色黯,性欲淡漠,小腹发凉,带下量多、质稀如水,头晕耳鸣,腰膝酸软,夜尿清长,面眶有黯斑,舌质淡黯,苔白,脉沉细尺弱。

证候分析:肾阳不足,命门火衰,冲任失调,故婚久不孕、小腹发凉;天癸不充,故初潮延迟、月经后期,甚至停闭;阳虚不能化气行水,水湿下注任带,故带下量多、质稀;腰为肾之外府,肾虚则腰膝酸软,火衰则性欲淡漠;肾阳虚,膀胱失约,则夜尿清长、面色晦暗;舌质淡黯、苔白、脉沉细尺弱均为肾阳不足之象。

治法:温肾暖宫,调补冲任。

方药:右归丸(方见崩漏)。

若子宫发育欠佳者,加紫河车、龟甲胶补肾阴阳,通补奇经;性欲淡漠者,酌选淫羊藿、仙茅、肉苁蓉温肾填精。

若寒客胞中,症见月经后期、量少色黯、小腹冷痛、畏寒肢冷、面色青白、脉沉紧者,治宜温经散寒、养血调经,方用艾附暖宫丸(《沈氏尊生书》)。

艾叶　香附　当归　吴茱萸　续断　肉桂　黄芪　白芍　生地黄

本方旨在温经散寒,养血调经。方中肉桂、艾叶、吴茱萸温经散寒暖宫;生地黄、白芍、当归养血调经;香附理气行滞;黄芪、续断补气益肾。

※肾阴虚证

证候表现:婚久不孕,月经周期提前、量少、色红、质稠,或闭经,腰酸腿软,头晕心悸,或形体消瘦,口干失眠,五心烦热,舌淡或舌红少苔,脉沉细或细数。

证候分析:肾阳亏虚,天癸乏源,血海空虚,胞宫失养,故婚久不孕;阴虚火旺,热扰冲任,故月经周期提前;阴虚血亏,则月经量少,甚或闭经;肾虚,则腰膝酸软;精亏血少,则头晕心悸;阴虚内热,则形体消瘦、口干烦热;舌淡或舌红少苔、脉沉细或细数均为肾阴虚之象。

治法:滋肾养血,调补冲任。

方药:养精种玉汤(《傅青主女科》)。

熟地黄　山茱萸　白芍　当归

方中熟地黄、山茱萸补益精血而滋阴,当归、白芍养血调经。诸药合用,使精血充足,冲任得养,自能受孕。

若血虚甚者,酌加鹿角胶、紫河车等血肉有情之品,以填精养血、大补奇经;阴虚甚者,加玄参、枸杞子、龟甲滋补肾阴;阴虚火旺,见月经先期、口渴心烦者,加女贞子、墨旱莲、生地黄、牡丹皮以养阴清热;若兼潮热、盗汗者,酌加知母、青蒿、龟甲、炙鳖甲等滋阴清火。

2. 肝郁证

证候表现:婚久不孕,月经先后不定期、量或多或少、色黯、有块,经前胸胁、乳房胀痛,或经行腹痛,精神抑郁,或烦躁易怒,舌淡红,苔薄白,脉弦。

证候分析:情志不畅,肝失条达,气血失调,冲任不能相资,故久婚不孕;肝失疏泄,血海失司,故月经先后不定期、量或多或少;气滞血瘀,肝脉不畅,故经前胸胁、乳房胀痛,或经行腹痛;肝郁气滞,郁久化火,则烦躁易怒;舌淡红、苔薄白、脉弦均为肝郁之征。

治法:疏肝解郁,养血调经。

方药:开郁种玉汤(《傅青主女科》)。

当归　白芍　牡丹皮　香附　白术　茯苓　天花粉

方中当归、白芍养血柔肝;白术、茯苓健脾培土;牡丹皮凉血活血;香附理气解郁调经;天花粉清热生津。全方共奏疏肝解郁,调经种子之功。

若见乳房胀痛者,酌加柴胡、川楝子、延胡索、玫瑰花疏肝解郁,理气止痛;若乳房结块,酌加王不留行、橘核、夏枯草以治血行滞,软坚散结;若经行腹痛较重者,加延胡索、生蒲黄、五灵脂祛瘀止痛。

3. 痰湿证

证候表现:婚久不孕,形体肥胖,经行延后,甚或闭经,带下量多、色白、质稠,头晕心悸,胸闷泛恶,舌淡胖,苔白腻,脉滑。

证候分析:肥人多痰,或素体脾阳不振,湿聚成痰,痰滞冲任,故久婚不孕;痰阻冲任、胞宫,则月经延后或闭经;湿浊下注,则带下量多、质黏稠;痰湿中阻,清阳不升,则胸闷泛恶、头晕心悸;舌淡胖、苔白腻、脉滑均为痰湿内停之征。

治法：燥湿化痰，理气调经。

方药：苍附导痰丸（方见闭经）。

方中二陈汤燥湿除痰；苍术健脾燥湿；枳壳、香附行气化痰；胆南星清热化痰；生姜、甘草和中。全方共奏燥湿化痰之功。

若兼腰膝冷痛者，为肾阳亏虚，可在原方基础上加鹿角片、杜仲、巴戟天、菟丝子以温肾助阳；若兼纳少便溏、带下量多者，为脾虚失运，加党参、淮山药、薏苡仁健脾利湿；若胸闷气短者，为痰湿中阻，加瓜蒌、石菖蒲宽胸利气；若月经后期、闭经者，为痰瘀互结，加红花、丹参、泽兰养血活血通经。

4.血瘀证

证候表现：婚久不孕，月经周期延后、经行不畅、色紫黑、有血块，或有经行腹痛，平素小腹疼痛，或有肛门坠胀不适，舌质紫黯，边有瘀点，脉弦涩。

证候分析：瘀血阻滞胞宫、冲任，故婚久不孕；瘀阻则气血不畅，血海不能如期满盈，则经期延后、经行不畅，或经行腹痛；血瘀气滞，不通则痛，故小腹疼痛、肛门坠胀；舌质紫黯、边有瘀点、脉弦涩均为瘀血之征。

治法：活血化瘀，调经止痛。

方药：少腹逐瘀汤（方见痛经）。

方中小茴香、干姜、肉桂温经散寒；当归、川芎、赤芍养血活血行瘀；没药、蒲黄、五灵脂、延胡索活血化瘀止痛。

若瘀久成癥者，加三棱、莪术、夏枯草、炮穿山甲以散结治癥；若兼经血余沥不净，为瘀血内停、血不循经，加蒲黄炭、三七化瘀止血；若瘀久化热者，治宜清热解毒、活血化瘀，方用血府逐瘀汤（方见闭经）加红藤、败酱草、薏苡仁、金银花等。

【临证技巧】

（1）本病病情复杂，涉及患者的隐私及自尊，医者除具备扎实的专业基础知识外，还需具有良好的医德医风和沟通能力，取得患者的信任和配合，以便完成系列检查及治疗。

（2）治疗本病应先排除配偶因素，提倡夫妻同诊同治，并结合妇科检查、B超、激素测定以及子宫、输卵管造影，通液等，中医辨证与西医辨病相结合，局部与整体相结合，以明确诊断，制订合理的治疗方案。

（3）本病的病机以肾虚为本，兼夹肝郁、血瘀、痰湿。临证时，要先明确病因，分析病位，辨清虚实；对排卵功能障碍、输卵管因素及免疫因素所致的不孕，应在辨证的基础上，适当配伍相关药物，可明显提高疗效。

（4）本病由于病程长，久治、误治、延治等给本病辨证带来一定困难，临床既有有病有证可辨者，也有有病无证可辨者，临证时要详查，并对主症、次症合理辨识，因此治疗常不能速效。治疗时应根据病情，选择中医辨证治疗，或中西医联合治疗，或用药物与手术结合治疗，或用中医药联合辅助生殖技术结合以完成妊娠。

第三节　阴　痒

女性外阴及阴道瘙痒，甚或痒痛难忍，或伴带下量多，称为阴痒，亦称阴门瘙痒。西医学的外阴瘙痒症、外阴炎、阴道炎、外阴白色病变出现以阴痒为主要表现时,均可参照本病进行辨证施治。

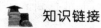 **知识链接**

外阴白色病变

外阴白色病变最早称为外阴白斑,1966 年 Jeffcoate 建议将此类病变统称为慢性外阴营养不良,但在随后观察中未发现病变部位有明确的血管神经营养失调,1987 年国际外阴疾病研究协会建议以"外阴上皮内非瘤样病变"取代慢性外阴营养不良。

外阴上皮内非瘤样病变分为外阴鳞状上皮增生、外阴硬化性苔藓、外阴硬化性苔藓合并鳞状上皮增生及其他外阴皮肤病。其中,外阴鳞状上皮增生及外阴硬化性苔藓患者的外阴皮肤黏膜多呈白色,临床也称为外阴白色病变。

【病因病机】

本病的病机有虚、实之分。实者多因肝经湿热,下渍阴部或感染病虫,虫扰阴中而发阴痒;虚者多因肝肾阴虚,阴户失养,血燥生风。

1. 肝经湿热

郁怒伤肝或情志不畅,肝郁克脾,脾虚生湿,湿蕴化热,湿热互结,流注下焦,浸淫阴部,遂致阴痒。

2. 湿虫滋生

脾虚湿盛,积久化热,湿热下注,蕴积生虫;或外阴不洁,或久居湿地,湿虫滋生,虫蚀阴中,导致阴痒。

3. 肝肾阴虚

素体肝肾亏虚,或年老体弱、产乳众多、大病久病等,导致肝肾精血亏损;肝脉绕阴器,肾开窍于二阴,肝肾精血不足,阴部失荣,且血燥生风,风动则痒。

【诊断要点】

1. 病史

患者有不良卫生习惯,带下量多,长期刺激外阴部;或有外阴炎、阴道炎病史。

2. 临床表现

外阴、阴道瘙痒,甚则奇痒难忍,坐卧不宁,灼热疼痛,或兼带下量多、臭秽。

3. 检查

(1)妇科检查:外阴皮肤正常或潮红,有抓痕,分泌物增多。病程长者,外阴色素减退,甚则皲裂、破溃、湿疹。

(2)辅助检查:①阴道分泌物检查正常或可见滴虫、假丝酵母菌的芽生孢子或假菌丝;②外阴组织活检对于皲裂、破溃严重者,应行外阴活检,排除外阴上皮内瘤变及外阴浸润癌。

【鉴别诊断】

1. 糖尿病引起的阴痒

糖尿病引起的阴痒患者可有严重瘙痒,外阴皮肤对称性发红、增厚,伴血糖升高,尿糖阳性。

2. 阴虱

阴虱患者外阴局部有红色斑点或丘疹,内裤上常有铁锈色斑点,阴毛上可找到虱卵或阴虱。

3. 湿疹

湿疹的皮肤病变分布呈对称性,境界明显,易反复发作,水洗或进食鱼虾后可加重。

4. 股癣

皮肤真菌感染所致的体癣,发生于股内侧及会阴部的,称为股癣,病灶边缘呈堤状,清晰可见,表面有鳞屑。

【辨证论治】

本病应根据阴部瘙痒的特点、带下的情况以及全身兼症进行辨证。其治疗以止痒为主,实者宜清热利湿、杀虫止痒,虚者宜滋阴养血止痒;要着重调理肝、肾、脾的功能,遵循"治外必本诸内"的原则,采用内服与外治、整体与局部相结合的方法进行施治。

1. 肝经湿热证

证候表现:阴部瘙痒,甚则灼痛,带下量多、色黄如脓样、质稠、秽臭,头晕目眩,口苦咽干,心烦易怒,胸胁胀痛,大便干结,小便黄赤,舌质红、苔黄腻,脉弦滑而数。

证候分析:肝经湿热下注,损伤任带,故使带下量多、色黄如脓、黏稠、臭秽;湿热浸渍,则阴部瘙痒,甚则灼痛;湿热熏蒸,则头晕目眩、口苦咽干;热扰心神,则心烦不宁;湿热伤津,则便秘溲赤;舌质红、苔黄腻、脉弦滑而数均为肝经湿热之征。

治法:清肝泻热,除湿止痒。

方药:龙胆泻肝汤(方见带下过多)加苦参、白鲜皮。

方中龙胆草泻肝经火热之邪;柴胡、黄芩、栀子苦寒,助龙胆草清泻肝火;泽泻、木通、车前子引湿热之邪从小便而解;当归养血补肝,缓诸药苦寒之弊;甘草调和诸药;加苦参、白鲜皮清热燥湿止痒。诸药合用,共奏泻肝清热、除湿止痒之功。

若见外阴溃烂,加黄连、红藤、败酱草清热解毒;若见大便干燥,加大黄、枳实;小便短赤者,加瞿麦、滑石。

2. 湿虫滋生证

证候表现:阴部瘙痒,甚者奇痒难忍,有虫行感,灼热疼痛,带下量多、色黄而如泡沫状或色白而呈豆渣状、臭秽难闻,心烦少寐,口苦咽干,小便黄赤,舌红,苔黄腻,脉滑数。

证候分析:湿热下注,蕴积生虫,虫蚀阴中,故阴部瘙痒、奇痒难忍、有虫行感;湿热下注,故带下量多、色黄而如泡沫状或色白而呈豆渣状、臭秽难闻;湿热浸渍阴部,故灼热疼痛;湿热与瘙痒共扰心神,故心烦少寐;湿热熏蒸,故口苦咽干;热伤津液,故小便黄赤;舌红、苔黄腻、脉滑数均为湿热之征。

治法:清热利湿,杀虫止痒。

方药:萆薢渗湿汤(方见带下过多)加白头翁、苦参、防风。

若带下色黄而呈泡沫状,加川楝子、椿根皮;带下色白而呈豆渣或凝乳状,加乌梅、土茯苓;阴部红肿疼痛者,加野菊花、紫花地丁清热解毒,消肿止痛。

3. 肝肾阴虚证

证候表现：阴部瘙痒难忍，干涩灼热，夜间加重，甚至外阴萎缩或局部皮肤变白皲裂，带下量少、色黄或赤白相间，五心烦热，头晕耳鸣，心悸失眠，腰膝酸软，皮肤干燥，舌红苔少，脉细数无力。

证候分析：肝脉绕阴器，肾开窍于二阴，肝肾阴虚，精血两亏，血燥生风，风动则痒，故阴部瘙痒难忍；阴部肌肤失养，则皮肤变白、萎缩、皲裂；阴液不足，故带下量少、阴部干涩、全身皮肤干燥；阴虚生内热，则带下色黄，甚则赤白相间；阴虚阳亢，故五心烦热；精血不足，清窍失养，故头晕耳鸣；肾水亏损，不能上济心火，故心悸失眠；肾虚则外府失养，故腰酸腿软；舌红苔少、脉细数均为肝肾阴虚之征。

治法：调补肝肾，养血止痒。

方药：知柏地黄丸（方见带下病）加当归、生何首乌、白鲜皮。

方中六味地黄丸滋补肝肾之阴，加当归、生何首乌、白鲜皮养血祛风止痒。诸药合用，可滋补肝肾阴精、清泻肝火，阴复火去，则瘙痒可宁。

若口干咽燥，加玄参、麦冬滋阴润燥；若外阴皮肤干燥，加黄精、木瓜养血敛阴；阴痒甚，加防风、薄荷、徐长卿祛风止痒；若病久，局部皮肤变厚、变硬者，宜加红花、黄芪、赤芍、桃仁益气活血；白带中夹血者，酌加茜草、白及、海螵蛸凉血止带。

 知识链接

阴痒的外治法

阴痒在治疗上除内服药外，还需配合局部治疗，常用熏洗、阴道纳药、外敷、坐浴等外治法。

（1）外洗方：①塌痒汤（《外科正宗》）：鹤虱 30 g，苦参、威灵仙、当归尾、蛇床子、狼毒各 15 g。水煎熏洗，临洗时加猪胆汁 1～2 个更佳，每日 1 次，10 次为 1 个疗程，外阴溃疡者禁用。②蛇床子散（《中医妇科学》1979 年版）：蛇床子、花椒、明矾、百部、苦参各 10～15 g，煎汤，趁热先熏后坐浴，每日 1 次，10 次为 1 个疗程，阴痒破溃者去掉花椒。

（2）外敷方：珍珠散（《中医妇科学》1979 年版）：珍珠、青黛、雄黄各 3 g，黄柏 9 g，儿茶 6 g，冰片 0.03 g，共研细末，外敷患处。

（3）阴道纳药：根据白带检查结果，针对不同病原体选择合适药物，纳于阴中。霉菌性阴道炎所致阴痒，可选用达克宁栓；滴虫阴道炎选择甲硝唑栓；也可选择清热利湿中药栓剂，如洁尔阴泡腾片、保妇康栓。

【临证技巧】

（1）阴痒以自觉外阴瘙痒为诊断依据，应注意与湿疹、阴虱、股癣及糖尿病等引起阴痒相鉴别。

（2）阴痒的辨证要点应根据阴痒的特点，结合带下情况、伴随症状以及舌、脉表现进行综合分析，以辨清证候之虚实。

（3）阴痒应以"治外必本诸内"为治疗原则，采用内治与外治、整体与局部相结合的治疗方法。实者宜清热利湿、杀虫止痒，虚者宜滋阴养血、祛风止痒。在内治的同时，应予局部治疗，采用外阴熏洗、阴道纳药、坐浴等方法止痒。

第四节　盆腔炎性疾病及盆腔炎性疾病后遗症

盆腔炎性疾病（PID）是指女性上生殖道的一组感染性疾病，是妇科的常见病，多见于育龄期女性。本病之炎症可局限于一个部位，也可同时累及几个部位，主要有子宫内膜炎、输卵管炎、输卵管卵巢炎、输卵管卵巢脓肿或囊肿、盆腔腹膜炎等，其中以输卵管炎、输卵管卵巢炎最为常见。盆腔炎性疾病缓解后遗留的组织破坏、广泛粘连、增生及瘢痕形成，称为盆腔炎性疾病后遗症。中医古籍无盆腔炎之名，在"热入血室""带下病""产后发热""癥瘕""不孕"等病症中可散见记载。1983年，《中国医学百科全书·中医妇科学》首次编入"盆腔炎"。

一、盆腔炎性疾病

【病因病机】

盆腔炎性疾病的主要发病机制为热、毒、湿交结，与气血相搏，邪正相争，遂致发热疼痛、积脓结块，甚至泛发腹膜炎、感染性休克；病变部位在胞宫、胞脉；常见病因为热毒炽盛和湿热瘀结。

1. 热毒炽盛

经期、产后、流产后、手术后，血室正开，体弱胞虚，若摄生不慎，房事不节，则邪毒乘虚内侵，客于胞宫，滞于冲任，化热酿毒，甚或成脓，以致出现腹痛、高热等。

2. 湿热瘀结

经行产后，余血未净，湿热内侵，与余血相搏，阻滞冲任脉络；或素有瘀滞内湿，体虚脏弱，以致复感外邪，引动宿疾，则瘀血与湿热内结于胞宫、胞脉，或滞于少腹而致腹痛、发热等。

【诊断要点】

1. 病史

患者有不洁性交或产褥期感染，或有宫颈、宫腔、盆腔手术创伤史，或有盆腔炎性疾病反复发作病史等。

2. 症状

本病可因炎症轻重及病变范围大小而有不同的症状，轻者可无症状或症状轻微。本病的常见症状为下腹部疼痛、发热和带下量增多；腹痛为持续性，活动或性交后加重；发热为高热；带下为脓性、有臭味；月经期发病的可见月经量增多、月经持续时间延长；若有腹膜炎，可见恶心、呕吐、腹胀、腹泻等消化系统症状；若有脓肿形成，可有下腹部包块及局部压迫刺激症状。

3. 检查

（1）一般情况：呈急性病容，体温升高达 39 ℃ 以上，心率加快。

（2）腹部检查：下腹部有压痛、反跳痛及肌紧张。

（3）妇科检查：阴道充血，有大量脓性分泌物；宫颈充血、水肿、举痛；宫体稍大，有压痛，活动受限；子宫一侧或双侧压痛明显，甚至可触及包块（有压痛、不活动）；若有盆腔脓肿形成且位置较低者，则阴道穹后部可触及肿块，且有波动感。

（4）其他检查：具体如下。①血常规检查：白细胞总数及中性粒细胞占比增高，尤以后者增高较明显，血沉加快，>20 mm/h，C反应蛋白升高。②阴道、盆腔、宫腔分泌物：或涂片见白细胞，或培养见致病菌，并可加做药敏试验。③阴道穹后部穿刺：可抽出脓液。④B超：可见盆腔积液或肿块。

2006年，美国疾病控制与预防中心（CDC）盆腔炎性疾病诊断标准的最低标准：宫颈举痛，或子宫压痛，或附件区压痛。

【鉴别诊断】

盆腔炎性疾病应与异位妊娠流产或破裂、急性阑尾炎、卵巢囊肿蒂扭转或破裂等进行鉴别。

1. 异位妊娠流产或破裂

异位妊娠流产或破裂患者大多有停经史，下腹一侧呈撕裂样腹痛，阴道有不规则流血，甚至晕厥，血HCG（＋），阴道穹后部穿刺可抽出暗红色不凝固血液。

2. 急性阑尾炎

急性阑尾炎患者一般无妇科感染病史，疼痛自脐周开始逐渐转移，局限于右下腹部，麦氏点有压痛、反跳痛；妇科检查正常。

3. 卵巢囊肿蒂扭转或破裂

卵巢囊肿蒂扭转或破裂患者有卵巢囊肿史，突发下腹一侧剧痛，伴有恶心、呕吐；血HCG（－），妇科检查在子宫旁可触及张力较大的肿块，同侧子宫外触痛明显，原有的肿块消失或缩小。

【辨证论治】

本病的病因以热毒为主，兼有湿、瘀，故治疗当以清热解毒为主，利湿化瘀为辅。治疗需及时、彻底，以免病势加重，危及生命，或转为后遗症，反复发作，从而导致不孕、异位妊娠等。本病在必要时可进行中西医结合治疗。

1. 热毒炽盛证

证候表现：高热寒战，下腹疼痛拒按，带下量多、色黄或赤白如脓血、质黏稠、臭秽，月经量多或余沥不净，咽干口苦，大便秘结，小便短赤，舌红，苔黄厚，脉滑数。

证候分析：热毒直中冲任、胞宫，与气血相搏结，邪正交争，故高热寒战，下腹疼痛拒按；热毒损伤任、带二脉，使任脉不固，带脉失约，则带下量多、色黄或赤白如脓血、质黏、臭秽；冲任损伤，不能制约经血，则月经量多或余沥不净；热灼津液，则咽干口苦、便秘溲赤；舌红、苔黄厚、脉滑数均为热毒炽盛之征。

治法：清热解毒，利湿排脓。

方药：五味消毒饮（方见带下病）合大黄牡丹皮汤（方见癥瘕）。

若腹痛甚者，加延胡索、川楝子行气活血止痛；身热不退者，加柴胡、青蒿以退热；带下臭秽者,加椿根皮、黄柏、茵陈以清热利湿止带;腹胀满者,加厚朴、枳实行气除满;里急后重者,加槟榔、枳壳行气通腑;经量多而不止者,加地榆、马齿苋清热凉血止血;盆腔形成脓肿者,加红藤、皂角刺、白芷解毒破瘀消肿,或配合切开排脓。

若病在阳明,症见恶热、汗大出、面红、口大渴、腹痛、脉洪数者,可选白虎汤(《伤寒论》)加连翘、红藤、败酱草、蒲公英等清热解毒除湿。

石膏 知母 粳米 甘草

若热入营血,症见高热神昏、烦躁谵语、下腹痛不减、斑疹隐隐、舌红绛、苔黄燥、脉弦细数者,可选清营汤加减(方见产后发热)。

2. 湿热瘀结证

证候表现:热势起伏,寒热往来,下腹疼痛拒按,或胀满不适,带下量多、色黄、质稠、臭秽,口干不欲饮,大便溏或燥结,小便短赤,舌红而有瘀点,苔黄厚,脉弦滑。

证候分析:湿热侵袭冲任、胞宫,与气血相搏,邪正交争,互有进退,则热势起伏,寒热往来;湿热与气血互结,不通则痛,故下腹胀满疼痛;湿热下注,伤及任带,则带下量多、色黄、质稠、臭秽,大便溏;热扰冲任,血海不宁,则经量多、余沥不止;热灼津液成瘀,则口干不欲饮;热伤津液,则大便燥结、小便短赤;舌红而有瘀点、苔黄厚、脉弦滑均为湿热瘀结之征。

治法:清热利湿,化瘀止痛。

方药:仙方活命饮(《校注妇人良方》)加薏苡仁、冬瓜仁。

白芷 贝母 防风 赤芍 当归尾 皂角刺 穿山甲 天花粉 乳香 没药 金银花 陈皮 甘草

方中金银花清热解毒,白芷、防风散风祛湿,赤芍、当归尾、乳香、没药活血化瘀消肿,穿山甲、皂角刺活血软坚散结,陈皮、贝母理气化痰,天花粉养阴清热,甘草解毒和中。

若带下量多、色黄臭秽者,加炒黄柏、茵陈、椿根皮清热除湿止带;若经量增多、余沥不止者,加炒地榆、仙鹤草清热凉血止血;若下腹胀甚者,加枳实、厚朴行气导滞除胀。

知识链接

盆腔炎性疾病的西医治疗

本病在西医以抗感染治疗为主,必要时行手术治疗。

(1)支持疗法:卧床休息,半卧位有利于炎症局限于子宫直肠陷凹;尽量减少不必要的妇科检查,以免炎症扩散;饮食宜高热量、高蛋白、高维生素,以流食或半流食为主;高热时应采用物理降温,补充液体,纠正电解质紊乱及酸碱失衡。

(2)抗感染治疗:原则为经验性、广谱、及时、足量及个体化,并根据药敏试验结果选用敏感抗生素,则更为合理、有效;病情严重者应联合用药;给药途径以静脉滴注为主。

(3)手术治疗:主要用于抗生素控制不满意的输卵管卵巢脓肿或盆腔脓肿患者,手术方式可根据情况选择经腹手术或腹腔镜手术。

二、盆腔炎性疾病后遗症

盆腔炎性疾病后遗症是盆腔炎性疾病的遗留病变,反复迁延日久,以往称为慢性盆腔炎,可造成输卵管阻塞、积水,盆腔粘连,输卵管卵巢囊肿,导致慢性盆腔部疼痛、不孕等。

【病因病机】

盆腔炎性疾病后遗症的主要病机是正气未复,余邪未尽,风寒湿热、虫毒之邪乘虚内侵,致气机不畅,瘀血阻滞,蕴结胞宫、胞脉,反复进退,耗伤气血,缠绵难愈。其常见病因为湿热瘀结、气滞血瘀、寒湿凝滞、气虚血瘀和肾虚血瘀。

1. 气滞血瘀

湿热余毒未清,留滞于胞宫、胞脉,碍其气机,血行不畅;或素多抑郁,肝气郁结,气滞则血瘀,停于冲任、胞宫,脉络不通,不通则痛,从而引发本病。

2. 寒湿凝滞

素体阳虚,下焦失于温煦,水湿不化;或素有湿邪,湿从寒化,则寒湿内结,阻滞气血,寒凝瘀滞胞宫、胞脉,不通则痛,从而引发本病。

3. 气虚血瘀

素体气虚,或久病不愈,正气受损,余邪滞留,或外邪乘虚侵入,与血相搏,滞于冲任、胞宫,不通则痛,从而引发本病。

4. 肾虚血瘀

先天肾气不足或后天房劳多产伤肾,肾虚冲任失调,气血失和,瘀滞而为肾虚血瘀;或瘀血日久,化精乏源,亦可成肾虚血瘀,瘀血阻滞冲任、胞宫,不通则痛,从而引发本病。

【诊断要点】

1. 病史

患者既往有盆腔炎性疾病、阴道炎等妇科感染病史,或有妇产科手术史,或有不洁性生活史,或有邻近器官的炎症病变等发病因素。

2. 症状

患者可有下腹部疼痛或坠胀痛,痛连腰骶,常在劳累、性交后及月经前后加剧或复发,伴有低热起伏、带下增多、月经紊乱、痛经、经量过多、肛门坠胀、异位妊娠和不孕等。

3. 检查

(1)妇科检查:宫体一侧或双侧附件呈片状增厚或条索状增粗,有轻压痛,或可触及囊性肿块,活动多受限;子宫常呈后位,活动受限或粘连固定;宫骶韧带增粗、变硬,有触痛。

(2)其他检查:具体如下。①B超:可见盆腔炎性包块。②子宫输卵管碘油造影:输卵管迂曲,部分或完全阻塞。③腹腔镜检查:有盆腔粘连,明显炎症如输卵管积液等。

【鉴别诊断】

盆腔炎性疾病后遗症应与子宫内膜异位症、盆腔淤血综合征进行鉴别。

1. 子宫内膜异位症

子宫内膜异位症病程较长,一般腹痛见于经期,呈渐进性疼痛加剧,性交痛明显;妇科检查宫体后壁、宫骶韧带可扪及触痛性结节,一侧或双侧卵巢有囊性包块;腹腔镜检查可确诊。

2. 盆腔淤血综合征

盆腔淤血综合征患者可有长期下腹疼痛、腰骶痛,妇科检查无异常,通过盆腔静脉造影术、腹腔镜检查可确诊。

【辨证论治】

本病可根据患者全身与局部症状,结合体质情况和舌、脉表现进行辨证。其治法以活血化瘀为主,结合病因与证候,或清热利湿,或散寒除湿,或行气化瘀,或补气化瘀,或温肾化瘀;注重内外合治,顾及正气,心身调和,避免复感外邪。

1. 气滞血瘀证

证候表现:少腹部胀痛或刺痛,经行疼痛加重,经来量多,夹血块,血块排出则痛减,带下量多,婚久不孕,经前情志抑郁,乳房胀痛,舌体黯紫,或伴有瘀点、瘀斑,苔薄,脉弦涩。

证候分析:肝失条达,气行不畅,气滞血瘀,冲任、胞脉阻滞,不通则痛,故少腹部胀痛或刺痛;经行气血变化急骤,瘀滞更甚,故经行疼痛加重;瘀血阻滞,血不循经,故经来量多、夹血块;任带失约,则带下量多;气血失调,冲任不能相资,故久不受孕;肝脉不和,气机不利,则情志抑郁、乳房胀痛;舌、脉之表现均为气滞血瘀之象。

治法:活血化瘀,理气止痛。

方药:膈下逐瘀汤(方见痛经)。

若腹胀痛甚者,加厚朴、大腹皮以行气祛湿;可触及肿块者,加皂角刺、三棱、莪术以活血化瘀,软坚散结;胸胁、乳房胀痛者,加郁金、川楝子以疏肝行气止痛;带下量多者,加薏苡仁、白芷祛湿止带。

2. 寒湿凝滞证

证候表现:小腹冷痛或坠胀,经行腹痛加重,喜热恶寒,得热痛缓,经行延后,月经量少、色黯,带下余沥,婚久不孕,神疲乏力,腰骶冷痛,小便频数,舌黯红,苔白腻,脉沉迟。

证候分析:寒湿之邪侵袭,留滞冲任、胞宫,凝涩血脉,血行不畅,则小腹冷痛;经行气血凝滞更甚,故经行腹痛加重;寒凝得热暂通,故得热痛缓;寒凝血滞,故经行延后、量少、色黯;湿邪下注,伤及任带,则带下余沥;寒伤阳气,阳气不振,则神疲乏力、腰骶冷痛、宫寒不孕、小便频数;舌黯红、苔白腻、脉沉迟均为寒湿凝滞之象。

治法:祛寒除湿,化瘀止痛。

方药:少腹逐瘀汤(方见痛经)。

若腹中结块者,加鸡内金、桃仁、莪术以活血破瘀散结;四末不温者,加炙附子以温阳散寒;小便频数者,加益智仁、乌药以温肾固涩;带下量多者,加茯苓、苍术以除湿止带;腰骶痛者,加桑寄生、续断、牛膝以补肾壮腰止痛。

3. 气虚血瘀证

证候表现:下腹疼痛或结块,痛连腰骶,经行加重,经行量多、色黯、有块,带下量多,神疲乏力,食少纳呆,舌黯或有瘀点、瘀斑,苔白,脉弦细无力。

证候分析:气虚运血无力,瘀血滞于冲任、胞宫,则下腹部疼痛、有结块,痛连腰骶;经期血室正开,瘀血更甚,则疼痛加重;气虚摄血无力,故经行量多、色黯、有块;气虚津液不化,水湿下注,则带下量多;中气不足,则神疲乏力、食少纳呆;舌、脉之表现均为气虚血瘀之象。

治法：益气健脾，化瘀止痛。

方药：理冲汤（《医学衷中参西录》）。

生黄芪　党参　白术　山药　天花粉　知母　三棱　莪术　生鸡内金

方中黄芪、党参、白术、山药益气扶正；三棱、莪术破瘀散结；天花粉、知母清热生津、解毒排脓；鸡内金散结。全方共奏补气健脾、活血化瘀、消癥散结之功。

若腹痛不减者，加白芍、延胡索、蜈蚣以活血止痛；腹泻者，去知母，重用白术健脾除湿；虚热未清者，加生地黄、天冬以养阴清热；无结块者，则去三棱、莪术。

4. 肾虚血瘀证

证候表现：下腹疼痛或有结块，经期疼痛加重，月经量或多或少、经色紫黯、有块，带下量多、质稀，腰酸膝软，头晕耳鸣，口干不欲饮，舌黯或有瘀点，脉弦细。

证候分析：先天肾气不足或房劳多产伤肾，肾虚血瘀，阻滞胞宫、胞脉，不通则痛，故下腹疼痛、胞中结块；经期瘀滞更甚，故疼痛加重；瘀血阻滞，血不循经，故月经量多；瘀血阻滞，血行不畅，故月经量少、色紫黯、有块；肾虚任带失约，故带下量多、质稀；腰为肾之外府，肾虚则外府失养，故腰酸膝软、头晕耳鸣；瘀血阻滞，津液不得上承，故口干不欲饮；舌黯或有瘀点、脉弦细均为肾虚血瘀之象。

治法：温肾助阳，活血止痛。

方药：温胞饮（《傅青主女科》）合失笑散（方见月经过多）。

巴戟天　补骨脂　菟丝子　肉桂　附子　杜仲　白术　山药　芡实　人参

若经来量多、有血块者，加益母草、炒茜草化瘀止血；若经来量少者，加牛膝、丹参、川芎、泽兰活血调经。

【临证技巧】

（1）盆腔炎性疾病之病原体复杂，常为混合感染；中医病机主要为邪毒炽盛，正邪交争，或邪毒直中胞宫，酿脓结块。

（2）本病的主要症状为腹痛，临床要结合体格检查、实验室检查及辅助检查与其他妇科急腹症相鉴别，如异位妊娠、急性阑尾炎、卵巢囊肿蒂扭转等。

（3）盆腔炎性疾病应采取中西医结合治疗，西医可根据病原体培养和药敏试验、药物过敏史和肝肾功能等综合分析，联合应用抗生素，补充足量的液体；如脓肿已形成，应切开排脓，并保持引流通畅。同时，本病可使用中药治疗，以清热解毒贯穿始终，佐以利湿、活血、排脓，可明显提高临床疗效；停用抗生素后，还需继续应用中药治疗，可显著减少盆腔炎性疾病后遗症的发生率。

（4）盆腔炎性疾病后遗症以中医药治疗为主，可内外合治。内服中药以活血化瘀为主，外治可采用中药保留灌肠、外敷、针灸、穴位注射及肛门纳药等，必要时可行手术治疗。

第五节　阴　挺

子宫下脱，甚则挺出阴户以外，或有阴道壁膨出；前者为子宫脱垂，后者为阴道壁膨出，统称为阴挺，又称阴脱、子宫脱出。根据突出形态的不同，阴挺又有阴菌、阴痔等名称;因多发生在产后,故又有"产肠不收"之称。西医学之子宫脱垂、阴道前后壁膨出均可参照本病进行辨证施治。本节主要论述子宫脱垂。

【病因病机】

本病的主要病机为气虚下陷与肾虚不固,致胞络受损,不能提摄子宫。

1. 气虚

素体虚弱,中气不足,或临盆过早,产程过长,或产后过劳,或长期咳嗽、便秘,致脾气虚弱,中气下陷,固摄无权,故阴挺下脱。

2. 肾虚

禀赋素弱,或年老体虚,或房劳多产,致胞络损伤,提摄无力而下脱。

此外,子宫脱出阴户日久,若调护不慎,邪气入侵,可致湿热蕴结证。

【诊断要点】

1. 病史

患者素体虚弱,年老体衰,或有分娩损伤、产后过早操劳、产育过多以及慢性疾病如长期咳嗽、便秘等病史。

2. 临床表现

患者表现为有物自阴道下脱,甚至脱出阴道口外,平卧休息可变小或消失,行走、劳动、下蹲或排便时加重,可伴有腰骶部酸痛,小腹下坠,排尿困难、尿频或癃闭、失禁,大便秘结;若摩擦日久,可致宫颈和阴道壁溃疡,带下量多、黄水淋漓。

3. 检查

妇科检查以患者平卧用力向下屏气时子宫下降的最低点为分度标准,将子宫脱垂分为3度。

Ⅰ度:轻型——宫颈外口距处女膜缘<4 cm,未达处女膜缘;重型——宫颈外口已达处女膜缘,阴道口可见宫颈。

Ⅱ度:轻型——宫颈脱出阴道口外,宫体仍在阴道内;重型——宫颈及部分宫体脱出阴道口外。

Ⅲ度:宫颈与宫体全部脱出于阴道口外。

【鉴别诊断】

本病需与其他阴中有物下脱之疾病鉴别。

1. 宫颈延长

宫颈延长患者阴道前后壁未脱出,阴道穹前、后部很高,妇科检查子宫仍在盆腔内,仅子宫颈极度延长如柱状,有时伴肥大,突出阴道口外。

2. 阴道壁囊肿

阴道壁肿物源自于阴道壁,呈囊性,壁薄,边界清楚,位置固定。

3. 宫颈肌瘤及子宫黏膜下肌瘤

宫颈肌瘤及子宫黏膜下肌瘤患者阴道内有鲜红色质硬球状物,表面找不到宫颈口,在其周围或一侧可扪及扩张变薄的宫颈边缘。

【辨证论治】

本病主因气虚及肾虚,可兼有湿热之标证,临床主要根据全身兼症和舌、脉表现进行辨证。若兼见神疲乏力、小腹下坠者,多为气虚;经常头晕耳鸣、腰酸腿软者,多属肾虚;局部破溃、黄水淋漓者,多为湿热。

阴挺的治疗当遵《内经》"虚者补之,陷者举之,脱者固之"的原则,治法以益气升提、补肾固脱为主,兼有湿热者,当佐以清热利湿。

1. 气虚证

证候表现:阴中有物脱出,劳则加剧,小腹下坠,少气懒言,四肢乏力,面色少华,小便频数,带下量多、色白、质稀,舌淡苔薄,脉虚细。

证候分析:脾主中气,脾虚则中气下陷,提摄无力,故阴中有物脱出、下腹下坠;脾主肌肉、四肢,脾虚中阳不振,则四肢乏力、少气懒言、面色少华;下元气虚,膀胱失约,故小便频数;脾虚不能运化水湿,湿浊下注,则带下量多、质清稀;舌淡苔薄、脉虚细均为气虚之象。

治法:补中益气,升阳举陷。

方药:补中益气汤(方见月经先期)加金樱子、杜仲、川续断。

方中人参、黄芪、甘草益气升提;升麻、柴胡升提阳气,以助益气之力;白术健脾;当归补血;陈皮理气。全方可健脾益气,升清降浊,固摄冲任,提摄子宫。"胞络者,系于肾",故加金樱子收涩固脱,杜仲、续断补肾益气,加强提系子宫之力。

若兼带下量多、清稀者,加茯苓、车前子、芡实健脾利湿、固涩止带;若小便频数或失禁,为膀胱失约,加益智仁、覆盆子、桑螵蛸固缩小便;若见子宫脱出、表面溃烂、脓水淋漓者,则按湿热证处理(见后)。

2. 肾虚证

证候表现:阴中有物脱出,劳则加剧,小腹下坠,腰膝酸软,头晕耳鸣,小便频数,入夜尤甚,舌淡苔薄,脉沉弱。

证候分析:胞络者,系于肾,肾虚则冲任不固,胞络损伤,提摄无力,故见阴中有物脱出、小腹下坠;肾虚精血不足,外府及髓海失养,故腰膝酸软、头晕耳鸣;肾虚则膀胱气化失司,故小便频数、夜间尤甚;舌淡苔薄、脉沉弱均为肾虚之征。

治法:补肾固脱,益气升提。

方药:大补元煎(方见月经后期)加升麻、鹿角胶、金樱子。

方中当归、熟地黄养血滋阴;杜仲、山萸肉、枸杞子补肝肾;人参、山药、炙甘草健脾和中,补气固脱;鹿角胶温肾填精;金樱子收敛固脱;升麻升提举陷。诸药合用,共奏补肾固脱、益气升提之功。

若兼腰膝酸冷者,为命门火衰,加补骨脂、肉桂温肾壮阳;若兼带下量多、色白、质稀者,为湿浊下注,加海螵蛸、芡实固摄止带。

以上两种证型在临床上都可因子宫脱出于阴道口外摩擦损伤,继发湿热,症见红肿溃烂、黄水淋漓、带下量多、色黄、臭秽,或脓血兼杂,伴有发热口渴,小便短赤等症状,轻者可在前方中加黄柏、苍术、薏苡仁、车前子、土茯苓清热利湿;重者则以清热利湿为主,用龙胆泻肝汤(方见带下过多),待湿热清除后,仍需给予补气扶正以固本。

📖 知识链接

阴挺的其他疗法

(1)外洗：①蛇床子、乌梅各 60 g,煎水熏洗。②枳壳 100 g,煎水熏洗。③金银花、紫花地丁、蒲公英、蛇床子各 30 g,黄柏 15 g,土茯苓 15 g,金樱子 15 g,枳壳 20 g,水煎熏洗并坐浴,适用于阴挺之湿热下注证者。

(2)针灸：①体针取百会、维胞、子宫、三阴交、长强、阴陵泉等穴位,每周 2～3 次,2～3 周为 1 个疗程。②耳针取子宫、皮质下、外生殖器、交感等耳穴,每次选 2～3 穴,10 次为 1 个疗程。

【临证技巧】

(1)阴挺的主要病机为脾肾气虚,胞络损伤,以致提摄无力。

(2)阴挺主要通过妇科检查进行确诊,应注意其与宫颈延长、阴道壁囊肿、宫颈肌瘤及子宫黏膜下肌瘤的鉴别。

(3)阴挺的治疗应遵循"虚者补之,陷者举之,脱者固之"的原则,治法以益气升提、补肾固脱为主,亦可结合中药熏洗、针灸等。

(4)对于保守治疗无效,明显影响患者身心健康者,需采取手术治疗。

附　论

第十二章 女性生殖系统解剖

第一节 女性骨盆与骨盆底

一、骨盆

女性骨盆是躯干和下肢之间的骨性连接，是支持躯干和保护盆腔脏器的重要器官，同时又是胎儿经阴道娩出时必经的骨性产道，其大小、形状对分娩有直接影响。通常，女性骨盆较男性骨盆宽而浅，有利于胎儿娩出。

（一）骨盆的组成

1. 骨盆的骨骼

骨盆由骶骨、尾骨以及左、右两块髋骨组成。每块髋骨又由髂骨、坐骨及耻骨融合而成；骶骨由 5～6 块骶椎合成；尾骨由 4～5 块尾椎合成（图 12－1）。

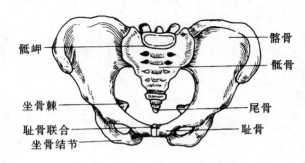

图 12－1 正常女性骨盆（前上观）

2. 骨盆的关节

骨盆的关节有耻骨联合、骶髂关节和骶尾关节。两耻骨之间有纤维软骨，形成耻骨联合，位于骨盆的前方。骶髂关节位于骶骨和髂骨之间，在骨盆后方。骶尾关节为骶骨与尾骨的联合处。

3.骨盆的韧带

骨盆各部之间的韧带中有两对重要的韧带,一对是骶、尾骨与坐骨结节之间的骶结节韧带,另一对是骶、尾骨与坐骨棘之间的骶棘韧带。骶棘韧带宽度即坐骨切迹宽度,是判断中骨盆是否狭窄的重要指标。妊娠期受激素影响,韧带较松弛,各关节的活动性亦稍有增加,有利于分娩时胎儿通过骨产道。

(二)骨盆的分界

以耻骨联合上缘、髂耻缘及骶岬上缘的连线(即髂耻线)为界,将骨盆分为假骨盆和真骨盆两部分。

假骨盆又称大骨盆,位于骨盆分界线之上,为腹腔的一部分,其前为腹壁下部,两侧为髂骨翼,其后为第5腰椎。假骨盆与产道无直接关系,但假骨盆某些径线的长短关系到真骨盆的大小,测量假骨盆的这些径线可作为了解真骨盆的参考。真骨盆又称小骨盆,位于骨盆分界线之下,又称骨产道,是胎儿娩出的通道。真骨盆有上、下两口,即骨盆入口与骨盆出口。两口之间为骨盆腔。骨盆腔的后壁是骶骨与尾骨,两侧为坐骨、坐骨棘、骶棘韧带,前壁为耻骨联合。骨盆腔呈前浅后深的形态。

真骨盆的标记具体如下。①坐骨棘:位于真骨盆中部,可经肛门或阴道触到,在分娩过程中是衡量胎先露部下降程度的重要标志。②骶岬:第1骶椎向前凸出形成,为骨盆内测量对角径的重要据点。③耻骨弓:由耻骨两降支的前部相连构成,女性骨盆耻骨弓角度大于90°。

(三)骨盆的类型

骨盆根据形状不同,可分为4种类型。

1.女型骨盆

骨盆入口呈横椭圆形,髂骨翼宽而浅,入口横径较前后径稍长,骨盆侧壁直,坐骨棘不突出,耻骨弓较宽,两侧坐骨棘间径≥10 cm。女型骨盆最常见,最适宜分娩,为女性正常骨盆,在我国女性骨盆类型中占52%~58.9%。

2.扁平型骨盆

骨盆入口前后径短而横径长,呈扁椭圆形;耻骨弓宽,骶骨失去正常弯度,变直向后翘或为深弧型,故骶骨短而骨盆浅。扁平型骨盆在我国女性骨盆类型中较常见,占23.2%~29%。

3.类人猿型骨盆

骨盆入口呈长椭圆形,骨盆入口、中骨盆和骨盆出口的横径均缩短,前后径稍长;坐骨切迹较宽,两侧壁稍内聚;坐骨棘较突出,耻骨弓较窄,但骶骨向后倾斜,故骨盆前部较窄而后部较宽。骶骨往往有6节且较直,故本型骨盆较其他型深。类人猿型骨盆在我国女性骨盆类型中占14.2%~18%。

4.男型骨盆

骨盆入口略呈三角形,两侧壁内聚,坐骨棘突出,耻骨弓较窄,坐骨切迹窄,呈高弓形,骶骨较直而前倾,导致出口后矢状径较短。因男型骨盆呈漏斗形,故往往造成难产。

男型骨盆较少见,在我国女性骨盆类型中仅占 $1\% \sim 3.7\%$。

骨盆的形态、大小除种族差异外,其生长发育还受遗传、营养与性激素的影响。上述四种基本类型的骨盆只是理论上的归类,临床则以混合型骨盆为多见。

二、骨盆底

骨盆底由多层肌肉和筋膜所组成,封闭骨盆出口,使盆腔脏器赖以承载并保持正常位置。若骨盆底结构和功能发生异常,则可影响盆腔脏器的位置与功能,甚至引起分娩障碍,而分娩处理不当,亦可损伤骨盆底。

骨盆底的前方为耻骨联合下缘,后方为尾骨尖,两侧为耻骨降支、坐骨升支及坐骨结节。骨盆底有 3 层组织。

1. 外层

骨盆底的外层即浅层筋膜与肌肉,在外生殖器、会阴皮肤及皮下组织的下面,有一层会阴浅筋膜,其深面由三对肌肉及肛门外括约肌组成浅肌肉层。此层肌肉的肌腱汇合于阴道外口与肛门之间,形成中心腱。

2. 中层

骨盆底的中层即泌尿生殖膈,由上、下两层坚韧筋膜及一层薄肌肉组成,覆盖于由耻骨弓与两坐骨结节所形成的骨盆出口前部三角形平面上,又称三角韧带。其上有尿道与阴道穿过。在两层筋膜间,有一对由两侧坐骨结节至中心腱的会阴深横肌及位于尿道周围的尿道括约肌。

3. 内层

骨盆底的内层即盆膈,为骨盆底的最内层,由肛提肌及其筋膜所组成,亦为尿道、阴道及直肠所贯通。每侧肛提肌由耻尾肌、髂尾肌、坐尾肌三部分组成,两侧肌肉相互对称,合成漏斗形。肛提肌有加强盆底托力及肛门与阴道括约肌的作用。

4. 会阴

广义的会阴是指封闭骨盆出口的所有软组织。狭义的会阴是指阴道口与肛门之间的软组织。妊娠期时,会阴组织变软,有利于分娩,分娩时要保护此区,以免造成会阴裂伤。

第二节　女性生殖系统

女性生殖系统包括内、外生殖器及其相关组织。

一、女性外生殖器

女性外生殖器又称外阴,指生殖器官的外露部分,位于两股内侧间,前为耻骨联合,后为会阴,包括阴阜、大阴唇、小阴唇、阴蒂和阴道前庭,古人称之为“阴户”,又名“四边”。

(一)阴阜

阴阜即耻骨联合前面隆起的脂肪垫。青春期后,该部位的皮肤开始生长阴毛,分布呈尖端向下的三角形,古代称阴毛为“毛际”,为第二性征之一。

（二）大阴唇

大阴唇为邻近两股内侧的一对隆起的皮肤皱襞，起自阴阜，止于会阴。两侧大阴唇前端为子宫圆韧带终点；后端在会阴体前相融合，形成大阴唇的后连合。大阴唇外侧面与皮肤相同，皮层内有皮脂腺和汗腺，青春期时长出阴毛；其内侧面皮肤湿润似黏膜。大阴唇皮下脂肪层含丰富血管、淋巴管和神经，当局部受伤出血时易形成大阴唇血肿。未婚女性的两侧大阴唇自然合拢，遮盖阴道口及尿道外口。经产妇大阴唇由于受分娩影响而向两侧分开；绝经后大阴唇呈萎缩状，阴毛稀少（图12-2）。

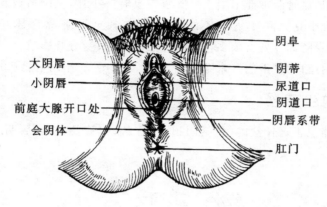

图12-2　女性外生殖器

（三）小阴唇

小阴唇为位于大阴唇内侧的一对薄皱襞，无毛，富含神经末梢，故敏感。两侧小阴唇前端相互融合，再分为两叶包绕阴蒂，前叶形成阴蒂包皮，后叶与对侧结合形成阴蒂系带。小阴唇后端与大阴唇后端相会合，在正中线形成横皱襞，称为阴唇系带，此系带在经产妇受分娩影响已不明显。

（四）阴蒂

阴蒂位于两小阴唇顶端的联合处，与男性阴茎海绵体相似，具有勃起性。

（五）阴道前庭

阴道前庭为两小阴唇之间的菱形区。其前为阴蒂，后为阴唇系带，两侧为小阴唇。在此区域内，前方有尿道外口，后方有阴道口，阴道口与阴唇系带之间有一浅窝，称为舟状窝，又称阴道前庭窝。此窝在经产妇受分娩影响而看不到。阴道前庭内尚有以下各部：

1. 前庭球

前庭球又称球海绵体，位于前庭两侧，由具有勃起性的静脉丛组成。其前端与阴蒂相接，后端膨大，与同侧前庭大腺相邻，表面被球海绵体肌覆盖。

2. 前庭大腺

前庭大腺又称巴多林腺，位于大阴唇后部，亦为球海绵体肌所覆盖，如黄豆大，左、右各一。腺管细长，长1～2cm，向内侧开口于前庭后方小阴唇与处女膜之间的沟内。性兴奋时,前庭大腺可分泌黄白色黏液,起润滑作用。正常情况下,检查时不能触及此腺。若因感染而致腺管口闭塞,可形成前庭大腺脓肿或囊肿。

3. 尿道外口

尿道外口位于阴蒂头的后下方及前庭前部,略呈圆形。其后壁上有一对尿道旁腺,其分泌物能润滑尿道口,常为细菌潜伏场所。

4. 阴道口及处女膜

阴道口位于尿道口后方,前庭的后部。阴道口周缘覆有一层较薄黏膜,称为处女膜,其内含有结缔组织、血管及神经末梢。处女膜中央有一小孔,呈圆形或新月形,少数呈筛状或伞状。孔的大小变异很大,小至不能通过一指,甚至闭锁,需手术切开,大至可容两指,甚至可有处女膜阙如。处女膜多在初次性交时破裂,受分娩影响,产后仅留有处女膜痕。古医籍中称阴道口为"玉门"(未嫁女)、"龙门"(未产)、"胞门"(已产)。

二、女性内生殖器

女性内生殖器位于真骨盆内,包括阴道、子宫、输卵管及卵巢,后两者称为子宫附件(图12-3)。

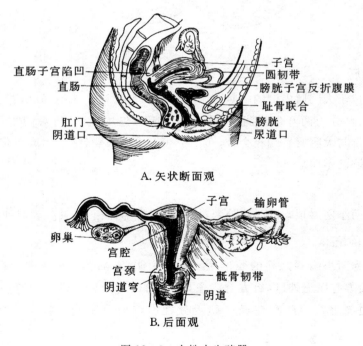

A. 矢状断面观

B. 后面观

图12-3　女性内生殖器

(一)阴道

阴道为性交器官,也是月经血排出及胎儿娩出的通道,上宽下窄,位于子宫与外阴之间,其上端包绕子宫颈,下端开口于阴道前庭。环绕宫颈的部分称为阴道穹,分前、后、左、右四个部分,因阴道前壁长7～9 cm,后壁长10～12 cm,故阴道穹后部最深,且与直肠子宫陷凹紧密相邻,为盆腔的最低部位,临床上可经此处穿刺或引流。成年女性阴道壁有很多横纹皱襞,外覆弹力纤维,伸展性较大。幼女及绝经后女性的阴道黏膜上皮甚薄,皱襞少,伸展性小,容易发生创伤感染。古医籍中称阴道为"子肠""产道""地道"。

(二)子宫

子宫为一壁厚、腔小、以肌肉为主的器官。腔内覆盖有黏膜,称为子宫内膜,青春期后受性激素的影响而发生周期性改变,并产生月经;性交后,子宫为精子到达输卵管的通道;孕期为胎儿发育、成长的部位;分娩时子宫收缩,使胎儿及其附属物娩出。古医籍中称子宫为"女子胞""胞宫""子宫""胞脏""子脏""子处""血室"。中医的"胞宫"包括了西医解剖学上所指的子宫、卵巢和输卵管,其功能涵盖了内生殖器的功能。

1. 子宫的形态

成年人子宫呈前后略扁的倒置梨形,重约 50 g,非孕时长 7～8 cm,宽 4～5 cm,厚 2～3 cm;宫腔容量约 5 mL。子宫上部较宽,称为宫体,其上端隆突部分称为宫底,宫底两侧为宫角,与输卵管相通。子宫下部较窄,呈圆柱状,称为宫颈。宫体与宫颈的比例,婴儿期为 1∶2,成年女性为 2∶1。

宫腔为上宽下窄的三角形。在宫体与宫颈之间形成最狭窄的部分,称为子宫峡部,在非孕期长约 1 cm,其上端因解剖上较狭窄,又称解剖学内口;其下端因黏膜组织在此处由宫腔内膜转变为宫颈黏膜,又称组织学内口。宫颈内腔呈梭形,称为宫颈管,其在成年女性长约 3 cm,其下端称为宫颈外口,宫颈下端伸入阴道内的部分称为宫颈阴道部,在阴道以上的部分称为宫颈阴道上部(图 12 - 4)。未产妇的宫颈外口呈圆形;已产妇的宫颈外口受分娩影响而形成大小不等的横裂,分为前唇和后唇。古医籍中将子宫颈外口称为"子门"。

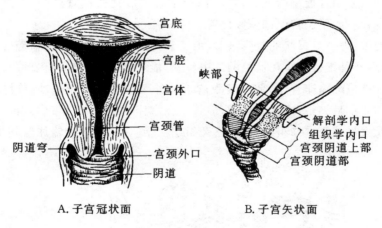

图 12 - 4　子宫的形态

2. 子宫的组织结构

(1)子宫体:宫体壁由三层组织构成,外层为浆膜层,中层为肌层,内层为子宫内膜。

子宫内膜为一层粉红色黏膜组织,衬于宫腔表面,无内膜下层组织。子宫内膜分为 3 层:致密层、海绵层和基底层。内膜表面 2/3 为致密层和海绵层,统称功能层,从青春期开始受卵巢激素影响,能发生周期性变化而脱落。基底层为靠近子宫肌层的 1/3 内膜,不受卵巢性激素影响,无周期性变化。

子宫肌层较厚,非孕时厚约 0.8 cm,由大量平滑肌组织、少量弹力纤维与胶原纤维组成,肌束纵横交错如网状,大致分为三层:外层多纵行,内层环行,中层交叉排列。肌层中含有血管,子宫收缩时血管被压缩,能有效制止产后子宫出血。

子宫浆膜层为覆盖宫体底部及前后面的腹膜,与肌层紧贴,但在子宫前面近子宫峡部处,腹膜与子宫壁结合较疏松,向前反折以覆盖膀胱,形成膀胱子宫陷凹。覆盖此处的腹膜称为膀胱子宫返折腹膜,与前腹壁腹膜相连续。在子宫后面,腹膜沿子宫壁向下,至宫颈后方及阴道穹后部再折向直肠,形成直肠子宫陷凹,亦称道格拉斯陷凹,并向上与后腹膜相连续。

(2)宫颈:主要由结缔组织构成,亦含有平滑肌纤维、血管及弹力纤维。宫颈管黏膜上皮细胞呈单层高柱状,黏膜层有许多腺体能分泌碱性黏液,形成宫颈管内的黏液栓,将宫颈管与外界隔开。宫颈阴道部为复层鳞状上皮覆盖,表面光滑。在宫颈外口,柱状上皮与鳞状上皮交界处是宫颈癌的好发部位。宫颈黏膜受性激素影响,也有周期性变化。

3. 子宫的位置

子宫位于盆腔中央,膀胱与直肠之间,下端接阴道,两侧有输卵管和卵巢。子宫的正常位置呈轻度前倾前屈位,主要靠子宫韧带及骨盆底肌和筋膜的支托。

4. 子宫的韧带

子宫的韧带共有 4 对(图 12 - 5)。

(1)圆韧带:因呈圆索形而得名,长 10～12 cm,由结缔组织与平滑肌组成;起于两侧子宫角的前面、输卵管近端的下方,然后向前下方伸展达两侧骨盆壁,再穿过腹股沟管,终于大阴唇前端;能使子宫保持前倾位置。

(2)阔韧带:为一对翼状的腹膜皱襞,由子宫两侧至骨盆壁,将骨盆腔分为前、后两部分。其作用主要是维持子宫在盆腔的正中位置,能够限制子宫向两侧倾斜。阔韧带上缘游离,内 2/3 部包绕输卵管(伞部无腹膜遮盖),外 1/3 部包绕卵巢动、静脉,形成骨盆漏斗韧带,又称卵巢悬韧带,内含卵巢动、静脉。在宫体两侧的阔韧带中,有丰富的血管、神经、淋巴管及大量疏松结缔组织,称为宫旁组织。子宫动、静脉和输尿管均从阔韧带基底部穿过。

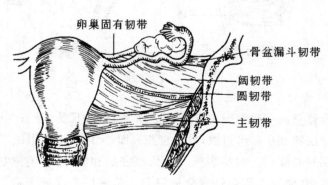

图 12 - 5 子宫的韧带

（3）主韧带：横行于宫颈两侧和骨盆侧壁之间，为一对坚韧的平滑肌与结缔组织纤维束，又称宫颈横韧带，起固定宫颈位置的作用，为保持子宫不至于向下脱垂的主要结构。

（4）宫骶韧带：为从宫颈后面的上侧方向两侧绕过直肠到达第2、3骶椎前面的筋膜。宫骶韧带含平滑肌和结缔组织，外有腹膜遮盖，短厚有力，将宫颈向后向上牵引，维持子宫处于前倾位置。

若上述韧带、骨盆底肌和筋膜薄弱或受损伤，可导致子宫位置异常，形成不同程度的子宫脱垂。

（三）输卵管

输卵管为一对细长而弯曲的管，位于子宫阔韧带的上缘内，内侧与宫角相连通，外端游离，与卵巢接近，全长为8～14 cm。

输卵管根据形态不同，由内向外可分为四部分（图12-6）。①间质部：为通入子宫壁内的部分，狭窄而短，长约1 cm；②峡部：在间质部外侧，管腔较窄，长2～3 cm；③壶腹部：在峡部外侧，管腔较宽大，长5～8 cm；④伞部：为输卵管的末端，开口于腹腔，游离端呈漏斗状，有许多须状组织，伞的长度不一，多为1～1.5 cm，有"拾卵"作用。输卵管为卵子与精子相遇的场所，也是向宫腔运送受精卵的管道。

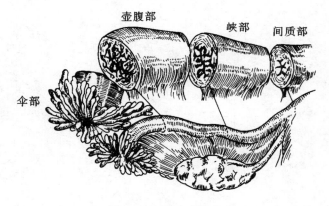

图12-6　输卵管各部

输卵管的管壁由三层构成：外层为浆膜层，为腹膜的一部分，即阔韧带上缘；中层为平滑肌层，由内环行、外纵行的两层平滑肌组成，其常有节奏地收缩，能引起输卵管由远端向近端的蠕动；内层为黏膜层，由单层高柱状上皮组成。上皮细胞分为纤毛细胞、无纤毛细胞、楔状细胞及未分化细胞四种。纤毛细胞的纤毛摆动有助于运送卵子；无纤毛细胞有分泌作用，又称分泌细胞；楔形细胞可能为无纤毛细胞的前身；未分化细胞亦称游走细胞，为上皮的储备细胞，其他上皮细胞可能由它产生或补充。输卵管肌肉的收缩和黏膜上皮细胞的形态、分泌及纤毛摆动均受性激素的影响，有周期性变化。

（四）卵巢

卵巢为一对扁椭圆形的性腺，具有生殖和内分泌功能，可产生和排出卵细胞，以及分泌性激素。青春期前，卵巢表面光滑；青春期开始排卵后，卵巢表面逐渐变得凹凸不平；

成年女性的卵巢大小约 4 cm×3 cm×1 cm,重 5～6 g,呈灰白色;绝经后的卵巢会萎缩,变小,变硬。

　卵巢表面无腹膜,由单层立方上皮覆盖,称为生发上皮;其内有一层纤维组织,称为卵巢白膜;再往内为卵巢组织,分为皮质与髓质。皮质在外层,其中有数以万计的原始卵泡(又称始基卵泡)及致密结缔组织;髓质在中心,无卵泡,含疏松结缔组织及丰富的血管、神经、淋巴管以及少量与卵巢悬韧带相连续、对卵巢运动有作用的平滑肌纤维(图 12 - 7)。

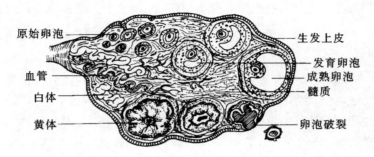

图 12 - 7　卵巢的结构

第十三章 女性生殖系统生理

第一节 月经及月经期的临床表现

一、月经

月经是指随卵巢的周期性变化出现的子宫内膜周期性脱落及出血。规律月经的出现是生殖功能成熟的重要标志。月经第一次来潮，称为月经初潮。月经初潮年龄多在13～14岁，但也可早至11岁，或迟至15岁。15岁以后月经尚未来潮者，应当引起重视。月经初潮的早晚主要受遗传因素影响，其他因素如营养、体重也起着重要作用。近年来，月经初潮的年龄有提前趋势。

二、月经血的特征

月经血一般呈暗红色，除血液外，还有子宫内膜碎片、宫颈黏液及脱落的阴道上皮细胞。月经血中含有前列腺素以及来自子宫内膜的大量纤维蛋白溶酶。由于纤维蛋白溶酶对纤维蛋白的溶解作用，所以月经血不凝固，只有在出血多的情况下会出现血凝块。

三、正常月经的表现

正常月经具有周期性。出血的第 1 天为月经周期的开始，两次月经第 1 天的间隔时间称为一个月经周期，一般 21～35 天为一个周期，平均 28 天。月经周期长短因人而异，但每个女性的月经周期有自己的规律性。每次月经的持续时间，称为经期，一般为 2～8 天，平均 4～6 天。经量为一次月经的总失血量，正常月经量为 20～60 mL，超过 80 mL 时为月经过多。一般月经期无特殊症状，但由于经期盆腔充血及前列腺素的作用，有些女性可有下腹及腰骶部下坠不适或子宫收缩痛，个别人可有膀胱刺激症状（如尿频）、轻度神经系统不稳定症状（如头痛、失眠、精神忧郁、易于激动）、胃肠功能紊乱（如食欲不振、恶心、呕吐、便秘或腹泻）等，但一般并不严重，不影响女性的正常工作和学习。

第二节　卵巢功能及其周期性变化

在女性一生的不同阶段，卵巢的功能和形态有较大变化。

一、卵巢的功能

卵巢是女性生殖内分泌腺，有两种主要功能：一是产生卵子并排卵，二是分泌女性激素。此两种功能分别称为卵巢的生殖功能和内分泌功能。

二、卵巢的周期性变化

从青春期开始到绝经前，卵巢在形态和功能上发生的周期性变化，称为卵巢周期。其主要变化如下。

（一）卵泡的发育及成熟

人类卵巢中卵泡的发育始于胚胎时期，新生儿出生时卵巢有 15 万～50 万个卵泡。儿童期卵巢的皮质含有大量密集成群的原始卵泡，卵巢的髓质已逐渐退化。原始卵泡含有一个卵母细胞，周围有一层梭形或扁平细胞围绕。到青春期以后，卵母细胞逐渐减少。生育期只有 400～500 个卵母细胞发育成熟，并经排卵过程排出，其余的卵泡发育到一定程度自行退化，这个退化过程称为卵泡闭锁。根据形态、大小、生长速度和组织学特征，可将卵泡的生长分为以下几个阶段。

1. 始基卵泡

始基卵泡是由一个处于减数分裂双线期的初级卵母细胞及在其周围的单层梭形颗粒细胞层围绕而成。

2. 窦前卵泡

窦前卵泡为初级卵泡与次级卵泡的分化阶段。生长中的初级卵母细胞包裹在基膜内，称为初级卵泡。充分生长的初级卵母细胞，围绕透明带与多层立方颗粒细胞层，包裹在基膜内，称为次级卵泡。此阶段出现卵泡生长发育所必备的三种特异性受体，即卵泡刺激素、雌二醇、睾酮受体，具备了对上述激素的反应性。卵泡基底膜附近的梭形细胞形成两层卵泡膜，即卵泡内膜与卵泡外膜，这时的卵泡称为生长卵泡。

3. 窦状卵泡

在雌激素和 FSH 的协同作用下，颗粒细胞间积聚的卵泡液增加，最后融合形成卵泡腔，卵泡增大，直径达 500 μm，称为窦状卵泡。

4. 成熟卵泡

在卵泡发育的最后阶段，大多数窦状卵泡发生退化，此时成熟卵泡体积显著增大，直径可达 18～23 mm，卵泡液急骤增加，卵泡腔增大，卵泡移行，向卵巢表面突出。其结构从外向内依次为：

（1）卵泡外膜：为致密的卵巢间质组织，与卵巢间质无明显界限。

（2）卵泡内膜：血管丰富，细胞呈多边形，较颗粒细胞大，这种细胞亦从卵巢皮质层间质细胞衍化而来。

（3）颗粒细胞：无血管存在，其营养来自外围的卵泡内膜，细胞呈立方形，在颗粒细胞层与卵泡内膜层间有一基底膜。

（4）卵泡腔：腔内充满大量清澈的卵泡液和雌激素。

（5）卵丘：突出于卵泡腔，卵细胞深藏其中，形成卵丘。

（6）放射冠：为直接围绕卵细胞的一层颗粒细胞，因呈放射状排列而得名。

（7）透明带：在放射冠与卵细胞之间还有一层很薄的透明膜，称为透明带。

一般认为，正常女性生育期每个周期中仅有数个卵泡发育成熟，其中只有一个卵泡发生排卵，其余同样成熟的卵泡都因不排卵而退化。

（二）排卵

卵细胞和它周围的卵丘颗粒细胞一起被排出的过程，称为排卵。排卵前卵泡进入排卵前状态，卵细胞与放射冠漂浮在卵泡液中。泡壁颗粒细胞层和卵泡膜及其外围的卵巢组织变得很薄。卵泡突出于卵巢表面，类似于一个水泡，最后破裂，出现排卵。排卵时，随卵细胞同时排出的有透明带、放射冠及小部分卵丘内的颗粒细胞。导致排卵的内分泌调节为排卵前血 LH 峰的出现，其机制为雌二醇高峰对垂体、下丘脑的正反馈调节作用，以及促性腺激素释放激素作用及孕酮的协同作用，在该峰刺激下，导致成熟卵泡最终排卵。成熟卵泡壁破裂相关的因素为血 LH/FSH 峰的出现，促使卵巢壁生成纤溶酶原激活物，激活纤溶酶、结缔组织胶原酶、蛋白溶解酶等，使卵泡壁溶解。LH/FSH 峰出现亦使前列腺素及组胺增多，这两种物质使卵泡壁血管扩张，通透性增强，易于破裂。在前列腺素及神经作用下，卵巢皮质及卵泡外膜层平滑肌纤维收缩，促使卵泡破裂及卵细胞释放。排卵多发生在下次月经来潮前 14 天左右，卵子可由两侧卵巢轮流排出，也可由一侧卵巢连续排出。卵子排出后，经输卵管伞部捡拾、输卵管壁蠕动以及输卵管黏膜纤毛活动等协同作用进入输卵管，并循管腔向子宫侧运行。

（三）黄体形成及退化

排卵后，卵泡液流出，卵泡腔内压下降，卵泡壁塌陷，形成许多皱襞，卵泡壁的卵泡颗粒细胞和内膜细胞向内侵入，周围有结缔组织的卵泡外膜包围，共同形成黄体。黄体化后，形成颗粒黄体细胞及卵泡膜黄体细胞，黄体细胞的直径由原来的 $12\sim14~\mu m$ 增大到 $35\sim50~\mu m$。排卵后 7～8 天（相当于月经周期第 22 天左右），黄体体积和功能达最高峰，直径为 1～2 cm，外观色黄。若排出的卵子受精，黄体则在胚胎滋养细胞分泌的人绒毛膜促性腺激素作用下增大，转变为妊娠黄体，至妊娠 3 个月末才退化。此后，胎盘形成并分泌甾体激素维持妊娠。若卵子未受精，黄体在排卵后 9～10 天开始退化，其机制迄今仍不详。退化时，黄体细胞逐渐萎缩变小，周围的结缔组织及成纤维细胞侵入黄体，逐渐由结缔组织所代替，组织纤维化，外观色白，称为白体。正常排卵周期黄体功能仅限于 14 天内，黄体衰退后月经来潮，卵巢中又有新的卵泡发育，开始新的周期。

（四）卵泡闭锁

在性成熟期，除妊娠及哺乳期外，卵巢经常不断地重复上述周期性变化，但在女性的一生中，仅有 400～500 个原始卵泡发育到排卵，其余绝大多数卵泡均在发育过程中退化，成为闭锁卵泡。闭锁卵泡的组织学特征为卵母细胞退化坏死，被吞噬细胞清除，颗粒细胞层分解，细胞脂肪变性，卵泡塌陷，最后发生纤维化。

三、卵巢分泌的甾体激素

卵巢合成及分泌的性激素主要为雌激素和孕激素，以及少量雄激素，均为甾体激素。

（一）甾体激素的基本化学结构

甾体激素属于类固醇激素。类固醇激素的基本化学结构是环戊烷多氢菲环。体内合成及分泌的甾体激素按碳原子数目分成 3 个组：孕激素含 21 个碳原子，为孕烷衍生物，如孕酮；雄激素含 19 个碳原子，为雄烷衍生物，如睾酮；雌激素含 18 个碳原子，为雌烷衍生物，如雌二醇、雌酮及雌三醇。

（二）甾体激素的生物合成过程

卵巢组织能将含 2 个碳原子的醋酸盐转化为胆固醇，也能直接摄取血液循环中的胆固醇作为合成性激素的基础结构。由胆固醇合成的孕烯醇酮被认为是所有甾体激素生物合成的前体物质。孕烯醇酮合成雄烯二酮有两条途径。雌激素主要为雌二醇与雌酮，雌三醇为其降解产物。雌激素的生物活性以雌二醇最强，雌酮次之，雌三醇最弱。雌激素、雄激素及孕激素之间关系密切，孕酮是雄烯二酮及睾酮的前身，雄烯二酮和睾酮又是雌酮和雌二醇的前身，三者基本结构虽极为相近，但作用却不同。现已了解，排卵前生长卵泡及成熟卵泡内的颗粒细胞亦能产生孕酮，但颗粒细胞由于缺乏 17α-羟化酶使合成停止于孕酮阶段。由于颗粒细胞层缺乏血管，产生孕酮不能直接进入血液循环，而与颗粒细胞相邻近的卵泡内膜细胞却含有这类酶，当合成的孕酮经过卵泡内膜时，在卵泡内膜细胞中经 17α-羟化酶等作用后，使合成过程继续进行，最后形成雌二醇。排卵后，卵泡内膜血管进入黄体内，孕酮能直接进入血液循环；同时，卵泡内膜细胞转化为卵泡膜黄体细胞，成为黄体的组成部分，因此，黄体亦能分泌雌激素。排卵前的颗粒细胞虽缺乏 17α-羟化酶，但所含的芳香化酶却非常丰富，能将外周卵泡内膜细胞所产生的雄烯二酮转化为雌酮，再进而转化为雌二醇。因此认为雌激素是由卵泡内膜细胞及颗粒细胞协同产生。

（三）甾体激素的代谢

甾体激素主要在肝脏代谢。雌二醇的代谢产物为雌酮及其硫酸盐、雌三醇、2-氢雌酮等，主要经肾脏排出；有一部分经胆汁排入肠内可再吸收入肝，即肝肠循环。孕激素主要代谢为孕二醇，经肾脏排出体外；睾酮代谢为雄酮、原胆丸醇酮，主要以葡萄糖醛酸盐的形式经肾脏排出体外。

（四）卵巢性激素分泌的周期性变化

正常女性卵巢激素的分泌随卵巢周期而变化。

1. 雌激素

在卵泡开始发育时,雌激素分泌量很少,随着卵泡渐趋成熟,雌激素分泌也逐渐增加,于排卵前形成一高峰,排卵后分泌稍减少,约在排卵后 7～8 天黄体成熟时,形成又一高峰,但第二高峰较平坦,峰的均值低于第一高峰。黄体萎缩时,雌激素水平急骤下降,在月经前达最低水平。

2. 孕激素

排卵后,孕激素分泌量开始增加,在排卵后 7～8 天黄体成熟时,其分泌量达最高峰,以后逐渐下降,到月经来潮时回到排卵前水平。

3. 雄激素

女性雄激素主要来自于肾上腺。卵巢也能分泌部分雄激素,包括睾酮、雄烯二酮和脱氢表雄酮。卵巢内泡膜层是合成分泌雄烯二酮的主要部位,卵巢间质细胞和门细胞主要合成与分泌睾酮。排卵前循环中的雄激素升高,一方面可促进非优势卵泡闭锁,另一方面可提高性欲。

(五)卵巢性激素的生理作用

1. 雌激素的生理作用

(1)对子宫肌的作用:雌激素可促使子宫发育,引起肌细胞的增生和肥大,使肌层变厚,血运增加,并使子宫收缩力增强以及增加子宫平滑肌对缩宫素的敏感性。

(2)对子宫内膜的作用:雌激素可使子宫内膜腺体和间质修复。

(3)对宫颈的作用:雌激素可使宫颈口松弛,宫颈黏液分泌增加,其质变稀薄,易拉成丝状。

(4)对输卵管的作用:雌激素可促进输卵管发育,增强输卵管节律性收缩的振幅。

(5)对阴道上皮的作用:雌激素可使阴道上皮细胞增生和角化,黏膜变厚,并增加细胞内糖原含量,使阴道维持酸性环境,增强局部的抵抗力。

(6)对外生殖器的作用:雌激素可使阴唇发育、丰满、色素加深。

(7)对第二性征的作用:雌激素可使乳腺腺管增生,乳头、乳晕着色,并促进其他第二性征的发育。

(8)对卵巢的作用:雌激素可协同 FSH 促进卵泡发育。

(9)对下丘脑、垂体的作用:雌激素可通过对下丘脑的正、负反馈调节,控制脑垂体促性腺激素的分泌。

(10)代谢作用:雌激素可促进钠与水的潴留,降低循环中胆固醇水平,维持和促进骨基质代谢。

2. 孕激素的生理作用

(1)对子宫肌的作用:孕激素可降低子宫平滑肌兴奋性及其对缩宫素的敏感性,抑制子宫收缩,有利于胚胎及胎儿的宫内生长发育。

(2)对子宫内膜的作用:孕激素可使增生期子宫内膜转化为分泌期内膜,为受精卵着床做好准备。

(3)对宫颈的作用:孕激素可使宫颈口闭合,黏液减少、变稠,拉丝度减少。

（4）对输卵管的作用：孕激素可抑制输卵管肌节律性收缩的振幅。

（5）对阴道上皮的作用：孕激素可使阴道上皮细胞脱落加快。

（6）对乳房的作用：孕激素可促进乳腺腺泡发育成熟。

（7）对下丘脑、垂体的作用：孕激素可通过对下丘脑的负反馈作用，影响脑垂体促性腺激素的分泌。

（8）对体温的作用：孕激素能兴奋下丘脑体温调节中枢，使体温升高。正常女性在排卵前基础体温低，排卵后基础体温可升高 $0.3\sim0.5$ ℃，这种基础体温的改变，可作为排卵的重要指标。

（9）代谢作用：孕激素能促进水与钠的排泄。

3. 孕激素与雌激素的协同和拮抗作用

根据上述孕激素与雌激素的生理功能，显示孕激素在雌激素作用的基础上，可进一步促使女性生殖器和乳房的发育，为妊娠准备条件，可见二者有协同作用；另一方面，雌激素和孕激素又有拮抗作用，表现在子宫收缩、输卵管蠕动、宫颈黏液变化、阴道上皮细胞角化和脱落，以及钠和水的潴留与排泄等。

4. 雄激素的生理作用

（1）对女性生殖系统的影响：自青春期开始，雄激素分泌增加，可促使阴蒂、阴唇、阴阜的发育，促进阴毛、腋毛的生长；但雄激素过多会对雌激素产生拮抗作用，如减缓子宫及其内膜的生长和增殖，抑制阴道上皮的增生和角化。长期使用雄激素，可出现男性化的表现。雄激素还与性欲有关。

（2）对机体代谢功能的影响：雄激素能促进蛋白合成，促进肌肉生长，并刺激骨髓中红细胞的增生；在性成熟期前，能促使长骨骨基质生长和钙的保留，性成熟后可导致骨骺的关闭，使生长停止。雄激素还可促进肾远曲小管对水、钠的重吸收和保留钙。

（六）甾体激素的作用机制

甾体激素的分子小，呈脂溶性，主要通过扩散方式进入细胞内，与胞质受体结合，形成激素-胞质受体复合物。在靶细胞胞质中存在的甾体激素受体是蛋白质，与相应激素结合特点是专一性强、亲和性大。当激素进入细胞内与胞质受体结合后，受体蛋白发生构型变化，从而使激素-胞质受体复合物获得进入核内的能力，由胞质转移至核内，与核内受体结合，形成激素-核受体复合物，从而激发 DNA 的转录过程，生成特异的 mRNA，诱导蛋白质合成，产生相应的生物效应。

四、卵巢分泌的多肽激素

卵巢除分泌甾体激素外，还可分泌一定量的多肽激素、细胞因子和生长因子。

（一）多肽激素

在卵泡液中可分离到三种多肽，根据它们对 FSH 产生的影响不同，分为抑制素、激活素和卵泡抑制素。

（二）细胞因子和生长因子

白细胞介素-1、肿瘤坏死因子-α、胰岛素样生长因子、血管内皮生长因子、表皮生长因子、成纤维细胞生长因子、转化生长因子、血小板衍生生长因子等通过自分泌或旁分泌方式,也参与了卵泡生长发育的调节。

第三节　子宫内膜及生殖器其他部位的周期性变化

卵巢的周期性变化使女性生殖器发生一系列周期性变化,尤以子宫内膜的周期性变化最显著。

一、子宫内膜的周期性变化

子宫内膜在形态学上分为基底层和功能层。基底层直接与子宫肌层相连,在月经后再生并修复子宫内膜创面,重新形成子宫内膜功能层。功能层是胚胎植入的部位,受卵巢激素变化的调节,具有周期性增殖、分泌和脱落性变化。以一个正常月经周期 28 天为例,其组织形态的周期性改变可分为 3 期。

1. 增殖期

增殖期指月经周期的第 5~14 天,与卵巢周期中的卵泡期相对应。在雌激素作用下,子宫内膜上皮与间质细胞呈增殖性变化,称为增殖期。该期子宫内膜厚度自 0.5 mm 增生至 3~5 mm。增殖期又可分为早、中、晚 3 期。

(1)增殖期早期:指月经周期的第 5~7 天。此期内膜较薄,仅 1~2 mm;腺上皮细胞呈立方形或低柱状;间质较致密,间质细胞呈星形;间质中的小动脉较直,其壁薄。

(2)增殖期中期:指月经周期的第 8~10 天。此期的特征是间质水肿明显;腺体数增多、增长,呈弯曲形;腺上皮细胞增生活跃,细胞呈柱状,且有分裂象。

(3)增殖期晚期:指月经周期的第 11~14 天。此期内膜增厚达 3~5 mm,表面高低不平,略呈波浪形;上皮细胞呈高柱状,腺上皮仍继续生长,核分裂象增多,腺体更长,形成弯曲状;间质细胞呈星状,并相互结合成网状;组织内水肿明显,小动脉略呈弯曲状,管腔增大。

2. 分泌期

黄体形成后,在孕激素作用下,使子宫内膜呈分泌反应,称为分泌期。分泌期为月经周期的第 15~28 天,与卵巢周期中的黄体期相对应。分泌期也可分为早、中、晚 3 期。

(1)分泌期早期:指月经周期的第 15~19 天。此期内膜腺体更长,屈曲更明显;腺上皮细胞的核下开始出现含糖原的小泡,间质水肿,螺旋小动脉继续增生、弯曲。

(2)分泌期中期:指月经周期的第 20~23 天。此期内膜较前更厚,并呈锯齿状;腺体内的分泌上皮细胞顶端胞膜破碎,细胞内的糖原溢入腺体,称为顶浆分泌。此期间质更加水肿、疏松,螺旋小动脉增生、卷曲。

(3)分泌期晚期:指月经周期的第 24~28 天。此期为月经来潮前期,相当于黄体退化阶段。子宫内膜厚达 10 mm,并呈海绵状;内膜腺体开口面向宫腔,有糖原等分泌物溢出,间质更疏松、水肿,表面上皮细胞下的间质分化为肥大的蜕膜样细胞。此期螺旋小动脉迅速增长,超出内膜厚度,也更弯曲,血管管腔也更加扩张。

3. 月经期

月经期指月经周期的第 1~4 天。此时，雌、孕激素水平下降，使内膜中前列腺素的合成活化。前列腺素能刺激子宫肌层收缩而引起内膜功能层的螺旋小动脉持续痉挛，内膜血流减少。此期受损、缺血的坏死组织面积逐渐扩大；组织变性、坏死，血管壁通透性增加，使血管破裂，导致内膜底部血肿形成，促使组织坏死剥脱；变性、坏死的内膜与血液相混而排出，形成月经血。

二、生殖器其他部位的周期性变化

（一）阴道黏膜的周期性变化

在月经周期中，随着雌、孕激素的消长，可以引起阴道黏膜周期性改变，这种改变在阴道上段更明显。排卵前，阴道上皮在雌激素的影响下，底层细胞增生，逐渐演变为中层与表层细胞，使阴道上皮增厚；表层细胞出现角化，其程度在排卵期最明显。细胞内富有糖原，糖原经寄生在阴道内的阴道杆菌分解而成乳酸，使阴道内保持一定酸度，可以防止致病菌的繁殖。排卵后，在孕激素的作用下，主要为表层细胞脱落，临床上常借助阴道脱落细胞的变化来了解体内雌激素水平和有无排卵。

（二）宫颈黏液的周期性变化

在卵巢激素的影响下，宫颈腺细胞分泌的黏液，其物理、化学性质及其分泌量均有明显的周期性改变。月经净后，体内雌激素水平降低，宫颈管分泌的黏液量很少。雌激素可刺激分泌细胞的分泌功能，随着雌激素水平不断提高，至排卵期黏液分泌量增加，黏液稀薄、透明，拉丝度可达 10 cm 以上。若将黏液做涂片检查，干燥后可见羊齿植物叶状结晶，这种结晶在月经周期的第 6~7 天开始出现，到排卵期最为清晰而典型。排卵后，受孕激素影响，黏液分泌量逐渐减少，质地变黏稠而混浊，拉丝度差，易断裂；涂片检查时结晶逐步模糊，至月经周期的第 22 天左右完全消失，而代之以排列成行的椭圆体。依据宫颈黏液的周期性变化，可反映当时的卵巢功能。

宫颈黏液中的氯化钠含量在排卵期为黏液干重的 $40\%\sim70\%$，而在月经前后，仅占黏液干重的 $2\%\sim20\%$。由于黏液是等渗的，氯化钠比例的增加势必导致水分亦相应增加，因此排卵期的宫颈黏液稀薄而量多。宫颈黏液中还含有糖蛋白，在电镜下可见糖蛋白的结构排列成网状；近排卵时，在雌激素影响下，网眼变大。根据上述变化，可见排卵期的宫颈黏液最适宜精子通过。

（三）输卵管的周期性变化

输卵管的周期性变化包括形态和功能两方面，均受到激素调控。在雌激素的作用下，输卵管黏膜上皮纤毛细胞生长，体积增大，雌激素还可促进输卵管发育及输卵管肌层的节律性收缩。孕激素则能增加输卵管的收缩速度，减少输卵管的收缩频率。孕激素与雌激素间有许多制约作用，孕激素可抑制输卵管黏膜上皮纤毛细胞的生长，降低分泌细胞分泌黏液的功能。雌、孕激素的协同作用，保证了受精卵在输卵管内的正常运行。

（四）乳房的周期性变化

雌激素可促进乳腺管增生，而孕激素则促进乳腺小叶及腺泡生长。一些女性在经前期有乳房肿胀和疼痛感,可能是由于乳腺管的扩张、充血以及乳房间质水肿所致。由于雌、孕激素撤退,月经来潮后上述症状大多亦消退。

第四节　月经周期的调节

月经周期的调节是一个非常复杂的过程,主要涉及下丘脑、垂体和卵巢。下丘脑分泌促性腺激素释放激素(GnRH),通过调节垂体促性腺激素的分泌,调控卵巢功能。卵巢分泌的性激素对下丘脑-垂体又有反馈调节作用。下丘脑、垂体与卵巢之间相互调节、相互影响,形成一个完整而协调的神经内分泌系统,称为下丘脑-垂体-卵巢轴(HPOA)。除下丘脑、垂体和卵巢之间的相互调节外,HPOA的神经内分泌活动还受到大脑高级中枢的调控。其他内分泌腺与月经周期的调节亦有关系。

一、下丘脑促性腺激素释放激素

1. 化学结构

GnRH为一种神经激素,为十肽结构。

2. 产生的部位及其运输

GnRH由下丘脑弓状核神经细胞分泌,通过垂体门脉系统输送到腺垂体。

3. 分泌特点及生理作用

GnRH的分泌呈脉冲式,脉冲间隔为60~90分钟,可调节垂体促性腺激素的合成和分泌。

4. 分泌调控

下丘脑是下丘脑-垂体-卵巢轴的启动中心。GnRH的分泌受血激素信号(特别是垂体促性腺激素和卵巢性激素)的反馈调节,也受神经递质的调节。激素的反馈调节分为正反馈和负反馈,正反馈起促进作用,负反馈起抑制作用;反馈调节分为长反馈、短反馈和超短反馈。长反馈指卵巢性激素对下丘脑-垂体的反馈作用;短反馈指垂体激素对下丘脑的负反馈;超短反馈指促性腺激素释放激素对其本身合成、分泌的抑制。另外,来自神经中枢的神经递质也影响下丘脑促性腺激素释放激素的分泌。

二、腺垂体对卵巢功能的调节

腺垂体可分泌促性腺激素和催乳激素。

(一)促性腺激素

促性腺激素包括卵泡刺激素(FSH)和黄体生成素(LH)。

1. 化学结构

FSH和LH为糖蛋白,均有α和β两个亚基肽链;二者的α亚基相同,β亚基结构不同;β亚基决定激素的特异抗原性和特异功能,但需与α亚基结合成完整分子才具有生物活性。

2. 产生部位

FSH和LH均由腺垂体促性腺激素细胞分泌。

3. 分泌特点及生理作用

腺垂体对 GnRH 的脉冲式刺激起反应,呈脉冲式分泌。FSH 是卵泡发育必需的激素,可直接促进窦前卵泡及窦状卵泡的生长发育,促进雌二醇的合成与分泌,调节优势卵泡选择和非优势卵泡闭锁,在卵泡期晚期与雌激素协同,诱导颗粒细胞生成 LH 受体,为排卵及黄素化做准备。LH 的生理作用是:①在卵泡期,刺激卵泡膜细胞合成雄激素,为雌二醇的合成提供底物;②排卵前,促使卵母细胞进一步成熟及排卵;③在黄体期,维持黄体功能,促进孕激素、雌激素的合成与分泌。

(二)催乳素

催乳素是由 198 个氨基酸组成的多肽激素,由腺垂体催乳细胞分泌,有促进乳汁合成的功能。其产生主要受下丘脑分泌多巴胺(催乳素释放抑制因子)的抑制性控制。促甲状腺激素释放激素也能刺激催乳素分泌。

三、卵巢性激素的反馈调节

卵巢性激素对下丘脑 GnRH 和垂体 FSH、LH 的合成与分泌具有反馈作用。在卵泡期,血中雌激素<200 pg/mL 时,雌激素会抑制下丘脑 GnRH 和垂体 FSH、LH 的分泌(负反馈)。随着卵泡的发育,雌激素水平逐渐升高,负反馈作用逐渐加强,FSH 浓度下降;当卵泡发育接近成熟时,卵泡分泌的雌激素达到高峰,循环中雌激素浓度≥200 pg/mL 时,刺激下丘脑 GnRH 和垂体 LH、FSH 大量释放(正反馈),形成排卵前 LH、FSH 峰;排卵后,卵巢形成黄体,分泌雌激素和孕激素,两者的联合作用使 FSH、LH 合成和分泌受抑制,进而抑制卵泡发育;黄体萎缩时,血中雌、孕激素水平下降,两者联合对 LH 和 FSH 的抑制作用逐渐解除,LH、FSH 水平回升,卵泡又开始发育,新的卵巢周期开始。上述过程周而复始。若未受孕,卵巢黄体萎缩,子宫内膜因失去雌、孕激素支持而坏死、脱落、出血,可见月经来潮既是一个生殖周期的结束,又是一个新生殖周期的开始。

第五节 其他内分泌腺功能对月经周期的影响

下丘脑-垂体-卵巢轴也受其他内分泌腺功能的影响,如甲状腺、肾上腺及胰腺的功能异常,均可导致月经不调,甚至闭经。

一、甲状腺

甲状腺可分泌甲状腺素(T_4)和三碘甲状腺原氨酸(T_3),不仅参与机体各种物质的新陈代谢,还对性腺的发育成熟、维持正常月经和生殖功能具有重要影响。青春期以前发生甲状腺功能减退者可有性发育障碍,使青春期延迟。青春期则出现月经不调,临床表现为月经过少、稀发,甚至闭经。患者多合并不孕,自然流产和畸胎发生率增加。甲状腺功能轻度亢进时,甲状腺素分泌与释放增加,子宫内膜发生过度增生,临床表现为月经过多、过频,甚至发生功能失调性子宫出血。当甲状腺功能亢进进一步加重时,甾体激素的分泌、释放及代谢等过程受到抑制,临床表现为月经稀发、月经血量减少,甚至闭经。

二、肾上腺

肾上腺有合成并分泌甾体激素的功能。它能分泌多种激素,分为盐皮质激素(以醛固酮为代表,其功能为维持体内钾、钠离子和水的代谢)、糖皮质激素(以皮质醇为代表,其功能为调节糖代谢,促进蛋白质分解和糖异生作用,并促进脂肪的代谢和重新分布,以及抗过敏、抗炎性反应、抗细菌毒素等非特异性作用)和性激素(少量雄激素及极微量雌、孕激素)。肾上腺皮质为女性雄激素的主要来源,少量雄激素是正常女性的阴毛、腋毛、肌肉及全身发育所必需的;但若雄激素分泌过多,由于雄激素能抑制下丘脑对促性腺激素释放激素的分泌,并有对抗雌激素的作用,可使卵巢功能受到抑制而出现闭经,甚至出现男性化表现。先天性肾上腺皮质增生时,由于肾上腺合成皮质激素的 21 -羟化酶缺乏,导致皮质激素合成不足,引起促肾上腺皮质激素代偿性增加,促使肾上腺皮质网状带雄激素分泌增多,临床上可导致女性假两性畸形或女性男性化表现。此外,肾上腺源性的雄激素过高也是引起多囊卵巢综合征的病因之一。

三、胰腺

胰岛分泌的胰岛素不仅参与糖代谢,对维持正常的卵巢功能也有重要影响。例如,胰岛素依赖性糖尿病患者伴有卵巢功能低下;在胰岛素拮抗的高胰岛素血症患者,过多的胰岛素将促进卵巢产生过多的雄激素,从而发生高雄激素血症,导致月经不调,甚至闭经。

第十四章 正常妊娠

妊娠是胚胎和胎儿在母体内发育成长的过程。卵子受精是妊娠的开始，胎儿及其附属物自母体内排出是妊娠的终止。由于受精的日期不易确定，因此临床上以末次月经的第一天作为妊娠的开始。妊娠全过程共 10 个妊娠月（一个妊娠月为 4 周），即 40 周、280 天。

第一节 妊娠生理

一、胚胎的形成

（一）受精

精子与卵子相结合的过程，称为受精。卵子从卵巢排出后，经输卵管伞端进入壶腹部，与从阴道经宫腔而达输卵管的精子相遇而结合，受精后的卵子称为受精卵或孕卵。

（二）受精卵的发育、输送与着床

受精卵进行分裂的同时，借助输卵管纤毛的摆动及平滑肌蠕动，逐渐向子宫腔移动，约在受精后第 3 天，分裂成由 16 个细胞组成的实心细胞团，称为桑葚胚；约在受精后第 4 天到达子宫腔，在子宫腔停留 3～4 天后发育成囊胚（胚泡），囊胚侵入子宫内膜并被埋于其中的过程，称为着床或植入。植入约从受精第 6～8 天起始，第 11～12 天完成。植入部位多在子宫体上部的前壁或后壁，着床经过定位、黏着和穿透三个阶段。着床必备的条件是：①透明带消失；②囊胚细胞滋养细胞分化出合体滋养细胞；③囊胚和子宫内膜同步发育且功能协调；④孕妇体内有足够量的孕酮。子宫有一个极短的敏感期，允许受精卵着床。

二、胚胎、胎儿发育

孕周从末次月经第一天开始计算，通常比排卵或受精时间提前 2 周，比着床提前 3

周;全过程约为 280 天,即 40 周。妊娠 10 周(受精后 8 周)内的人胚称为胚胎,是器官分化、形成的时期。自妊娠 11 周(受精第 9 周)起称为胎儿,是生长、成熟的时期。

描述胚胎、胎儿发育的特征,以 4 周为一个孕龄单位。妊娠各周胎儿发育的特征如下。

4 周末:可以辨认出胚盘与体蒂。

8 周末:胚胎已初具人形;头大,占整个胎体的一半;可分辨出眼、耳、鼻、口、手指及足趾。各内脏器官的原基已形成,B 超检查可见早期心脏形成及胎心搏动。

12 周末:胎儿身长约 9 cm,头臂长 6～7 cm,体重约 14 g。胎儿外生殖器已开始发育。

16 周末:胎儿身长约 16 cm,头臂长约 12 cm,体重约 110 g,从外生殖器可确定胎儿性别;头皮已长出毛发,胎儿已出现呼吸运动;骨骼系统进一步发育,部分孕妇能自觉胎动。

20 周末:胎儿身长约 25 cm,头臂长约 16 cm,体重约 320 g,皮肤暗红,出现胎脂,全身覆盖毳毛,开始出现吞咽、排尿动作;自该孕周开始,胎儿体重呈线性增长。胎儿运动明显增加。

24 周末:胎儿身长约 30 cm,体重约 630 g,内脏器官已发育齐全,皮下脂肪开始沉着,但皮肤仍呈皱缩状,出现眉毛和睫毛,细小支气管和肺泡已经发育;出生后可有呼吸,但生存力极差。

28 周末:胎儿身长约 35 cm,体重约 1000 g,皮下脂肪不多,皮肤粉红,表面覆盖胎脂,眼睛半张开,四肢活动好,有呼吸运动;出生后能啼哭,可呼吸,但易患特发性呼吸窘迫综合征。

32 周末:胎儿身长约 40 cm,体重 1700 g,皮肤深红,面部毳毛已脱落;出生后有一定生活能力,但仍需加强护理。

36 周末:胎儿身长约 45 cm,体重约 2500 g,皮下脂肪发育良好,毳毛明显减少,指(趾)甲已达指(趾)端;出生后能啼哭及吸吮,生活能力良好,基本能存活。

40 周末:胎儿发育成熟,身长约 50 cm,体重达 3000 g 以上。胎儿发育成熟,皮肤呈粉红色,皮下脂肪多,外观体形丰满,足底皮肤有纹理;女性大、小阴唇发育良好,男性睾丸已下降;出生后哭声响亮,吸吮力强,生活能力强。

三、胎儿附属物

胎儿附属物是指胎儿以外的组织,包括胎盘、胎膜、脐带和羊水。

(一)胎盘

1. 胎盘的结构

胎盘由胎儿部分的羊膜和叶状绒毛膜以及母体部分的底蜕膜构成。妊娠足月的胎盘呈盘状,多为圆形或椭圆形,重 450～650 g,约为足月胎儿体重的 1/6,直径为 16～20 cm,厚 1～3 cm,中间厚,边缘薄。胎盘分为母体面与胎儿面。母体面与子宫壁紧贴,呈暗红色,被许多浅沟分成 15～20 个小叶;胎儿面覆有羊膜,光滑,呈灰白色。脐带附着于胎儿面中央或稍偏,脐动、静脉从脐带附着点向四周呈放射状分布,分支伸入胎盘各小叶,直达边缘。

2. 胎盘的功能

(1)气体交换:胎儿通过胎盘与母体进行气体交换,利用胎血与母血中氧与二氧化碳分压差,以单纯扩散方式进行交换,吸收氧而排出二氧化碳。

(2)供给营养:胎儿生长发育所需的营养物质如葡萄糖、氨基酸、脂肪酸、水、电解质和水溶性维生素等,都由母体经胎盘供给。

(3)排泄废物:胎儿的代谢产物如尿素、尿酸、肌酐等均经胎盘渗入母血而排出。

(4)防御功能:母体血液内的免疫抗体能通过胎盘进入胎儿体内,使胎儿在出生后一段时间内具有一定的免疫能力。胎盘能阻止母血中某些有害物质进入胎儿血中,但这种屏障作用有限,体积微小的病毒及某些药物可通过胎盘进入胎体。有些病原体如结核杆菌、疟原虫、弓形虫、衣原体等可在胎盘形成病灶,破坏绒毛后进入胎儿血液中感染胎儿。

(5)合成功能:胎盘能合成多种激素和酶,蛋白类激素有人绒毛膜促性腺激素、人胎盘生乳素等,甾体类激素有雌激素、孕激素等,酶有缩宫素酶、耐热性碱性磷酸酶等,还能合成前列腺素、多种神经递质、多种细胞因子。

(二)胎膜

胎膜由绒毛膜和羊膜组成。胎膜外层为绒毛膜,在发育过程中因缺乏营养而逐渐退化萎缩,称为平滑绒毛膜,至妊娠晚期与羊膜轻轻贴附,能与羊膜分开。羊膜即早期胚胎的羊膜囊壁,为半透明、无血管、富有韧性的薄膜,附着于绒毛膜内面,与胎盘、脐带的羊膜相连,具有转运溶质和水,以维持羊水的平衡,具有产生血管活性肽、生长因子、细胞因子的功能。胎膜的重要作用是维持羊膜腔的完整性,对胎儿起保护作用。胎膜含大量花生四烯酸的磷脂,且含能催化磷脂生成游离花生四烯酸的溶酶体,在分娩发动上有一定作用。

(三)脐带

脐带为连接胎儿与胎盘的纽带,胎儿借助脐带悬浮于羊水中。外层为羊膜,内有两条管腔小、管壁厚的脐动脉及一条管腔大而管壁薄的脐静脉。血管周围充满保护作用的胶样结缔组织,称为华通胶。足月妊娠的脐带长 30~100 cm,平均长约 55 cm,直径 0.8~2.0 cm,是母体与胎儿循环的通道,一旦受压,血运受阻,可危及胎儿生命。

(四)羊水

羊膜腔内的液体,称为羊水。

1. 羊水的来源

妊娠早期的羊水主要来源于母体血清经胎膜进入羊膜腔的透析液。妊娠中期以后,胎儿尿液成为羊水的主要来源,使羊水的渗透压逐渐降低。妊娠晚期胎儿肺参与羊水的生成,每天 600~800 mL 液体从肺泡分泌至羊膜腔,羊膜、脐带、华通胶及胎儿皮肤渗出液也参与羊水的生成,但量少。

2. 羊水的吸收

羊水的吸收约 50% 由胎膜完成。胎儿会吞咽羊水,足月妊娠胎儿每天可吞咽羊水

500～700 mL。脐带每小时能吸收羊水 40～50 mL,孕 20 周前,胎儿角化前皮肤有吸收羊水的功能,但量很少。

3. 母体、胎儿、羊水三者间的液体平衡

羊水不是静止的,而是经常进行交换的。母儿间的液体交换主要通过胎盘,每小时约 3600 mL。母体与羊水的交换主要通过胎膜,每小时约 400 mL。羊水与胎儿间主要通过胎儿消化道、呼吸道、泌尿道进行交换。

4. 羊水的量、性状及成分

妊娠期羊水量逐渐增加,妊娠 38 周约 1000 mL,此后羊水量逐渐减少,妊娠足月时,羊水量约 800 mL。过期妊娠时,羊水量将明显减少,可减少至 300 mL 以下。妊娠早期羊水为无色澄清液体;妊娠足月羊水略混浊,内含胎脂、毳毛、上皮细胞、激素和酶等。足月妊娠时,羊水比重为 1.007～1.025,pH 值为 7.20,内含水分占 98%～99%。

5. 羊水的功能

羊膜腔内为恒温,适量的羊水对胎儿有缓冲作用,避免胎儿受到挤压,使胎儿在宫腔内有一定的活动度,防止胎体畸形及胎肢粘连,避免子宫肌壁或胎儿对脐带直接压迫所致的胎儿窘迫;临产宫缩时,羊水能使宫缩压力均匀分布,避免胎儿局部受压所致的胎儿窘迫。羊水的功能包括:①妊娠期减少母体对胎动的感觉;②通过对羊水的检查,可监测胎儿的成熟度及某些遗传性疾病;③分娩时能传导子宫收缩的压力,形成前羊水囊,促使子宫颈口扩张;④破膜后羊水可冲洗阴道,减少感染的机会。

四、妊娠期母体的生理变化

妊娠期,孕妇体内各系统会发生一系列生理变化,以适应胎儿生长发育的需要,并为分娩做准备。

(一)生殖系统的变化

1. 子宫

妊娠期子宫的重要功能是孕育胚胎、胎儿,同时在分娩过程中起重要作用。子宫是妊娠期及分娩后变化最大的器官。

(1)子宫大小:随妊娠进展,胎儿、胎盘及羊水的形成及发育,子宫体逐渐增大变软。非妊娠子宫与妊娠足月子宫比较:子宫大小由非妊娠时的 7 cm×5 cm×3 cm 增大至妊娠足月时的 35 cm×22 cm×25 cm,容量由 5 mL 增至约 5000 mL,重量由 50 g 增至约 1100 g。妊娠早期子宫略呈球形,且不对称,受精卵着床部位的子宫壁明显突出。妊娠 12 周后,增大的子宫逐渐超出盆腔,在耻骨联合上方可触及。妊娠晚期的子宫会轻度右旋,与乙状结肠占据在盆腔左侧有关。

子宫增大主要是由于肌细胞的肥大、延长,也有少量肌细胞数目的增加及结缔组织增生。肌细胞胞质内充满具有收缩活性的肌动蛋白和肌质蛋白,为临产后子宫收缩提供物质基础。子宫肌壁厚度非孕时约 1 cm,至妊娠中期逐渐增厚达 2.0～2.5 cm,至妊娠末期又逐渐变薄为 1.0～1.5 cm 或更薄。早期子宫的增大受内分泌激素的影响,以后的子宫增大因宫腔内压力增大所致。子宫底部在妊娠晚期增长速度最快,肌纤维最多,其次为子宫下段,宫颈部最少。

(2)子宫血流量:妊娠期子宫血管扩张、增粗,子宫血流量增加,以适应胎儿-胎盘循环的需要。孕早期子宫血流量为 50 mL/min,主要供应子宫肌层和蜕膜。妊娠足月时,子宫血流量为 450~650 mL/min,其中 80%~85% 供应胎盘。子宫螺旋血管走行于子宫肌纤维之间,子宫收缩时血管被紧压,子宫血流量明显减少。过强宫缩可致胎儿宫内缺氧。有效的子宫收缩是产后能使子宫胎盘剥离面迅速止血的主要机制。

(3)子宫内膜:受精卵着床后,在孕激素、雌激素作用下,子宫内膜腺体增大,腺上皮细胞内糖原增加,结缔组织细胞肥大,血管充血,此时的子宫内膜称为蜕膜。按蜕膜与孕卵及子宫壁的关系,将其分为底蜕膜、包蜕膜、真蜕膜三部分。孕卵着床处的蜕膜,位于孕卵与子宫肌层之间的为底蜕膜;覆盖在孕卵上的为包蜕膜;除底蜕膜与包蜕膜之外,覆盖子宫腔表面的蜕膜统称为真蜕膜。妊娠早期,孕卵在子宫腔一侧发育,包蜕膜与真蜕膜之间有空隙,至孕 12 周后,由于胎儿逐渐长大,空隙消失,包蜕膜和真蜕膜贴近而融合,形成胎膜的一部分,底蜕膜形成胎盘的一部分。

(4)子宫峡部:为位于宫体与宫颈之间最狭窄的组织结构;非孕时长约 1 cm,妊娠后随子宫增大逐渐伸展、拉长而变薄,扩展为宫腔的一部分;临产时可伸展至 7~10 cm,成为软产道的一部分,称为子宫下段。

(5)子宫颈:子宫颈局部肥大、充血、变软,呈紫蓝色;黏液分泌量增多,形成较稠的黏液栓,富含免疫球蛋白和细胞因子,可防止细菌侵入宫腔。

2. 卵巢

妊娠期卵巢排卵和新卵泡发育均停止,于妊娠 6~7 周前产生大量雌激素及孕激素,以维持继续妊娠。妊娠 10 周后,黄体功能由胎盘取代,黄体开始萎缩。

3. 输卵管

妊娠期输卵管伸长,但肌层并不增厚,黏膜层上皮细胞稍扁平,在基质中可见蜕膜细胞,有时黏膜呈蜕膜样改变。

4. 阴道

妊娠期阴道黏膜变软,水肿充血,呈紫蓝色,皱襞增多,伸展性增加;阴道分泌物增多,呈白色糊状;阴道上皮细胞含糖原增加,乳酸含量增多,使阴道 pH 降低,不利于致病菌生长,有利于防止感染。

5. 外阴

妊娠期外阴充血,皮肤增厚,大、小阴唇有色素沉着,大阴唇内血管增多及结缔组织松软,故伸展性增加,有利于分娩时胎儿的通过。妊娠时,由于增大的子宫压迫盆腔及下肢静脉致血液回流障碍,因此部分孕妇可有外阴或下肢静脉曲张,产后多可自行消失。

(二)乳房的变化

妊娠期间,胎盘分泌大量的雌、孕激素,可分别刺激乳腺管和乳腺泡发育,垂体生乳素及胎盘生乳素以及胰岛素、皮质醇等也参与乳腺的发育完善,为泌乳做准备。乳房于妊娠早期开始增大,充血明显。孕妇在孕早期会自觉乳房发胀,随着乳腺腺泡增生,导致乳腺增大,并出现结节;乳头增大变黑,易勃起;乳晕颜色加深,乳晕处有皮脂腺突起,称为蒙氏结节。孕末期,乳头可挤出少许淡黄色稀薄液体,称为初乳。妊娠期间,乳腺充分发育,为泌乳做好准备,但并无乳汁分泌,可能与大量雌、孕激素抑制乳汁生成有关。产后胎盘娩出,雌、孕激素水平迅速下降,新生儿吸吮乳头,乳汁开始分泌。

(三)循环系统的变化

1. 心脏

妊娠期随着子宫的增大,使得膈肌上抬,心脏向左、前、上方移位,心脏沿纵轴顺时针方向扭转,加之血流量增加及血流速度加快,心浊音界稍扩大,心尖搏动左移 1～2 cm。部分孕妇可闻及心尖区 1/6～2/6 级柔和的吹风样收缩期杂音,第一心音分裂及第三心音,产后逐渐消失。心电图因心脏左移而出现约 15° 的电轴左偏。心脏容量于妊娠末期约增加 10%,心率于妊娠晚期休息时每分钟增加 10～15 次。

2. 心排出量

随着外周血管阻力下降、心率增加以及血容量的增加,心排出量自妊娠 10 周逐渐增加,至 32～34 周达高峰,持续至分娩,左侧卧位测量心排出量较未孕时约增加 30%,每次心排出量平均约为 80 mL。心排出量增加为孕期循环系统最重要的改变,临产后在第二产程心排出量也显著增加。有基础心脏病的孕妇易在妊娠、分娩期发生心衰。

3. 血压

妊娠早期及中期血压偏低,妊娠 24～26 周后血压轻度升高。一般收缩压不发生改变,舒张压因外周血管扩张、血液稀释及胎盘形成动静脉短路而轻度降低,使脉压稍增大。随着妊娠月份的增加,回流入下腔静脉的血量增多,加之妊娠子宫的压迫,下肢、外阴和直肠的静脉压升高,可出现下肢及外阴静脉曲张或痔。孕妇长时间处于仰卧位时,妊娠子宫压迫下腔静脉,使回心血量和心排出量均减少而致血压下降,称为仰卧位低血压综合征。侧卧位能解除子宫对血管壁的压迫,改善血液回流,因此妊娠中、晚期应鼓励孕妇取侧卧位休息。

(四)血液的改变

1. 血容量

妊娠期循环血容量会增加,以适应子宫胎盘及各组织器官增加的血流量,对维持胎儿生长发育极为重要。血容量于妊娠 6～8 周开始增加,至 32～34 周达高峰,增加 40%～45%,平均增加 1450 mL,维持此水平至分娩。血浆增加多于红细胞增加,血浆增加约 1000 mL,红细胞增加约 450 mL,出现血液稀释,因此孕妇可呈现出生理性贫血。

2. 血液成分

(1)红细胞:妊娠期骨髓造血增加,网织红细胞轻度增多。由于血液稀释,红细胞计数约为 $3.6×10^{12}/L$(非孕女性约为 $4.2×10^{12}/L$),血红蛋白值约为 110 g/L(非孕女性约为 130 g/L),血细胞比容从未孕时的 0.38～0.47 降至 0.31～0.34。

(2)白细胞:妊娠期白细胞计数轻度增加,一般为 $(5～12)×10^{9}/L$,有时可达 $15×10^{9}/L$。临产及产褥期白细胞计数也显著增加,一般为 $(14～16)×10^{9}/L$,有时可达

$25×10^9/L$；主要为中性粒细胞增多,淋巴细胞增加不明显,单核细胞及嗜酸性粒细胞几乎无改变。

(3)凝血因子:妊娠期血液处于高凝状态,凝血因子Ⅱ、Ⅴ、Ⅶ、Ⅷ、Ⅸ、Ⅹ增加,仅凝血因子Ⅺ及Ⅷ降低;妊娠期血小板数轻度减少;妊娠晚期凝血酶原时间及活化部分凝血活酶时间轻度缩短,凝血时间无明显改变;血浆纤维蛋白含量比非孕女性约增加50%,于妊娠末期平均达4.5 g/L(非孕女性平均为3 g/L)。由于孕期血液处于高凝状态,产后胎盘剥离面血管内迅速形成血栓,是预防产后出血的另一重要机制。

(4)血浆蛋白:由于血液稀释,血浆蛋白自妊娠早期开始减低,至妊娠中期达60~65 g/L,主要是白蛋白减少,约为35 g/L,以后维持此水平,直至分娩。

(五)泌尿系统的变化

妊娠期肾血流量及肾小球滤过率比孕前增加,整个妊娠期维持在高水平,肾血流量增加约35%,肾小球滤过率增加约50%,由此导致代谢产物如尿素、肌酐等排泄增多,其血清浓度低于非孕期。肾血流量及肾小球滤过率均受体位影响,孕妇仰卧位时尿量增加,故夜尿量多于日尿量。妊娠期肾小球滤过率增加,而肾小管对葡萄糖重吸收能力未相应增加,约15%孕妇饭后出现妊娠期生理性糖尿,应注意与糖尿病的鉴别。孕期受孕激素影响,泌尿系统平滑肌张力降低,输尿管张力减低,蠕动减弱,尿液滞留,输尿管可轻度扩张。由于子宫右旋,右侧输尿管受压,可致肾盂积水。孕妇易患肾盂肾炎,以右侧肾盂肾炎更为常见。孕早期,膀胱受增大子宫的压迫,可出现尿频,子宫长出盆腔后症状往往可缓解。妊娠晚期,胎头入盆后,膀胱受压,膀胱、尿道压力增加,部分孕妇可出现尿频及尿失禁。

(六)呼吸系统的变化

妊娠期胸廓横径及前后径加宽,周径加大,膈肌上抬,孕妇耗氧量于妊娠中期增加10%~20%,肺的通气量约增加40%,有过度换气现象,使动脉血氧分压增高,二氧化碳分压降低,有利于供给孕妇及胎儿所需的氧。妊娠晚期因子宫增大,膈肌活动幅度减少,胸廓活动加大,以胸式呼吸为主,气体交换维持不变。呼吸次数妊娠期变化不大,每分钟不超过20次,但呼吸较深大。受雌激素影响,上呼吸道黏膜充血、水肿,局部抵抗力降低,易发生上呼吸道感染。

(七)消化系统的变化

妊娠期受雌激素影响,齿龈肥厚,容易充血、水肿、出血。少数孕妇牙龈出现血管灶性扩张,即妊娠龈瘤,分娩后自然消失。孕激素使胃肠道平滑肌张力降低,肌肉松弛。胃贲门括约肌松弛,胃内酸性内容物逆流至食管下部,产生胃烧灼感;胃排空时间延长,易出现上腹部饱满感。胆囊排空时间延长,胆汁稍黏稠,使胆汁淤积,容易诱发胆囊炎及胆石症。肠蠕动减弱,粪便在大肠停留时间延长,出现便秘,加之直肠静脉压增高,孕妇易发生痔疮或使原有痔疮加重。妊娠期增大的子宫可使胃、肠管向上及两侧移位,这些部位发生病变时,体征往往有变异,如阑尾炎可表现为右侧中腹部或上腹部疼痛。

(八)内分泌系统的变化

妊娠期腺垂体增大明显,嗜酸性细胞肥大、增多,形成"妊娠细胞"。在妊娠期,由于妊娠黄体及胎盘分泌大量的雌、孕激素对下丘脑及腺垂体的负反馈作用,使促性腺激素分泌减少,导致卵巢无卵泡发育成熟,不排卵。垂体催乳素水平随妊娠进展逐渐升高,至妊娠足月分娩前达高峰,为非孕期的 10 倍,有促进乳腺发育的作用,并为产后泌乳做准备。促黑素细胞刺激激素的分泌增多,使孕妇皮肤色素沉着。甲状腺、肾上腺均有不同程度的增大,功能也会增强。由于血液中游离的甲状腺素及皮质醇不增多,故孕妇没有甲状腺、肾上腺功能亢进的表现。妊娠早期孕妇血清甲状旁腺素水平降低。随妊娠进展,血容量和肾小球滤过率的增加以及钙向胎儿的运输,导致孕妇钙的浓度缓慢降低,造成甲状旁腺素在妊娠中晚期逐渐升高,有利于为胎儿提供钙。

(九)皮肤的变化

妊娠期黑色素增多,加之大量的雌、孕激素有黑色素细胞刺激效应,使黑色素增加,导致孕妇乳头、乳晕、腹白线、外阴等处有色素沉着。色素可沉着于颧颊部,并累及眶周、前额、上唇和鼻部,边缘较明显,呈蝶状褐色斑,称为妊娠黄褐斑,于产后可自行消退。妊娠期间,肾上腺皮质分泌的糖皮质激素增多,该激素可分解弹力纤维蛋白,使弹力纤维变性,加之子宫增大可使腹壁皮肤的皮下弹力纤维断裂,呈紫红或淡红色不规律平行且略凹陷的条纹,称为妊娠纹,见于初产妇。旧妊娠纹呈银色光亮,见于经产妇。

(十)新陈代谢的变化

1. 基础代谢率

基础代谢率在妊娠早期稍下降,于妊娠中期逐渐升高,至妊娠晚期可升高 15%～20%。妊娠期需要的总能量为 334 720 kJ(80 000 kcal),或约每日需要 1255.2 kJ(300 kcal)。

2. 体重

妊娠期孕妇体重的增加主要来自子宫及其内容物、乳房、增加的血容量、组织间液以及少量的母体脂肪和蛋白的贮存。孕期平均体重会增加 12.5 kg。

3. 碳水化合物代谢

妊娠期胰腺分泌胰岛素增多,产生的胰岛素酶、激素等可拮抗胰岛素,致其分泌相对不足。孕妇空腹血糖值略低,餐后有高血糖和高胰岛素血症,以利于对胎儿葡萄糖的供给。妊娠期糖代谢的特点和变化可致妊娠期糖尿病的发生。

4. 脂肪代谢

妊娠期能量消耗多,母体脂肪积存多,糖原储备减少。妊娠期肠道吸收脂肪能力增强,血脂较孕前增加约 50%。遇能量消耗过多时,体内动用大量脂肪,使血中酮体增加,易发生酮血症。

5. 蛋白质代谢

孕妇对蛋白质的需要量明显增加,呈正氮平衡。妊娠期体内需储备足够的蛋白质,除供给胎儿生长发育及子宫、乳房增大的需要外,还为分娩期消耗做准备。如果蛋白质储备不足,血浆蛋白减少,组织间液增加,则会出现水肿。

6. 矿物质代谢

妊娠期总钾、钠的储存增加,但由于血容量的增加,因此血清中钾、钠的浓度与非孕期相近。妊娠期血清磷无明显变化,血清镁浓度下降。胎儿生长发育需要大量钙,足月妊娠胎儿骨骼内储存的钙约 30 g,其中 80％为妊娠最后 3 个月内积累,因此,孕中、晚期应注意加强饮食中钙的摄入,必要时可补充钙剂。妊娠期时,孕妇需要 1000 mg 的铁,其中 300 mg 转运至胎盘、胎儿,200 mg 通过各种生理途径(主要为胃肠道)排泄。孕期铁的需求主要在妊娠晚期,需 6～7 mg/d,多数孕妇铁的储存量不能满足需要,需要在妊娠中、晚期开始补充铁剂,以满足胎儿生长和孕妇的需要。

(十一)骨骼、关节和韧带的变化

妊娠期骨质一般无改变,仅在妊娠次数过多、过密而又不注意补充维生素 D 及钙时,可引起骨质疏松。部分孕妇自觉腰骶部及肢体疼痛不适,可能与胎盘分泌的松弛素使骨盆韧带及椎骨间的关节、韧带松弛有关。部分孕妇耻骨联合松弛、分离导致明显疼痛、活动受限,产后往往消失。妊娠晚期孕妇重心向前移,为保持身体平衡,孕妇头部与肩部会向后仰,腰部会向前挺,形成典型的孕妇姿势。

第二节　妊娠诊断

为便于掌握妊娠不同时期的特点,临床将妊娠全过程(平均 40 周)分为 3 个时期:妊娠 12 周末以前称为早期妊娠;第 13～27 周末称为中期妊娠;第 28 周及其后称为晚期妊娠。

一、早期妊娠的诊断

(一)症状与体征

1. 停经

在停经生育年龄的已婚女性,平时月经周期规则,一旦月经过期,应考虑到妊娠。停经 10 天或 10 天以上,应高度怀疑妊娠。若停经 2 个月以上,妊娠的可能性更大。停经是妊娠最早的症状,但停经不一定就是妊娠,应予以鉴别。哺乳期女性月经虽未恢复,但仍可能再次妊娠。

2. 早孕反应

约半数女性于停经 6 周左右会出现畏寒、头晕、乏力、嗜睡、流涎、食欲不振、喜食酸物或厌恶油腻、恶心、晨起呕吐等症状,称为早孕反应,多于妊娠 12 周左右自行消失。

3. 尿频

妊娠早期可出现尿频,系增大的前倾子宫在盆腔内压迫膀胱所致;约在妊娠 12 周以后,当宫体进入腹腔不再压迫膀胱时,尿频症状自然消失。

4. 乳房的变化

妊娠早期乳房会逐渐增大,孕妇自觉有乳房轻度胀痛及乳头疼痛,初孕妇较明显。哺乳期女性一旦受孕,乳汁分泌会明显减少;检查时可见乳头及其周围皮肤(乳晕)着色加深,乳晕周围有蒙氏结节显现。

5. 妇科检查

妇科检查时可见阴道壁及宫颈充血,呈紫蓝色;双合诊检查可发现宫颈变软,子宫峡部极软,感觉宫颈与宫体似不相连,称为黑加征。随妊娠进展,宫体增大变软,呈球形,至妊娠 8 周时,宫体大小约为非孕宫体的 2 倍,妊娠 12 周时约为非孕宫体的 3 倍,可在耻骨联合上方触及。

(二)辅助检查

1. 妊娠试验

受精卵着床后不久,即可用免疫学方法检测出受检者血液中 HCG 升高,临床上多用早早孕试纸法检测受检者尿液,若为阳性,结合临床表现即可诊断为妊娠。

2. 超声检查

(1)B 型超声显像法:是检查早期妊娠快速而准确的方法。在增大的子宫轮廓中,见到来自羊膜囊的圆形光环,妊娠环内为液性暗区(羊水),最早在妊娠 5 周时可见到妊娠环。若在妊娠环内见到有节律的胎心搏动和胎动,即可确诊为早期妊娠、活胎。

(2)超声多普勒法:在增大的子宫区内,用超声多普勒仪能听到有节律、单一高调的胎心音,可确诊为早期妊娠且为活胎,最早出现在妊娠 7 周时;此外还可听到脐带血流音。

3. 宫颈黏液检查

宫颈黏液检查时可见宫颈黏液量少且质稠,涂片干燥后光镜下可见到排列成行的椭圆体,这种结晶见于黄体期,也可见于妊娠期。若黄体期宫颈黏液稀薄,涂片干燥后光镜下出现羊齿植物叶状结晶,基本可排除早期妊娠。

4. 基础体温

测定双相型体温的女性,若高温相持续 18 天不见下降,则早期妊娠的可能性大;高温相持续 3 周以上,早孕的可能性更大。基础体温曲线能反映黄体功能,但不能反映胚胎情况。

尽管女性自己有时也能做出早期妊娠的诊断,但当就诊时停经日数还少,常需根据病史、体征及辅助检查结果综合判断,才能确诊早孕。对临床表现不典型者,应注意与卵巢囊肿、囊性变的子宫肌瘤以及膀胱尿潴留相鉴别。需要注意的是,不应将妊娠试验阳性作为唯一的诊断依据,因有时也会出现假阳性。尽管免疫学方法(试纸法)的敏感度极高,但也应结合病史、体征以及 B 型超声结果,以免误诊。

二、中、晚期妊娠的诊断

中、晚期妊娠是胎儿生长和各器官发育成熟的重要时期,主要的妊娠诊断是判断胎儿的生长发育情况、宫内状况和发现胎儿畸形。

(一)病史与症状

孕妇有早期妊娠的经过,并逐渐感到腹部增大。初孕妇于妊娠 20 周可感到胎动,经产妇感觉略早于初产妇;胎动随妊娠进展逐渐增强,至妊娠 32～34 周达高峰,妊娠 38 周后逐渐减少。正常胎动为每小时 3～5 次。

（二）检查与体征

1. 子宫增大

子宫随妊娠进展逐渐增大。检查腹部时，根据手测宫底高度及尺测耻上子宫长度可以判断妊娠周数和估计胎儿大小。宫底高度因孕妇的脐耻间距离、胎儿发育情况、羊水量、单胎或多胎等而有差异。不同孕周的子宫底增长速度不同，妊娠 20～24 周时增长速度较快，每周平均增长 1.6 cm，至 36～40 周增长速度减慢，每周平均增长 0.25 cm。正常情况下，子宫高度在妊娠 36 周时最高，至妊娠足月时因胎先露入盆而略有下降。

2. 胎动

胎动指胎儿的躯体活动。胎动是胎儿情况良好的表现。孕妇于妊娠 18～20 周开始自觉胎动，妊娠周数越多，胎动越活跃，但至妊娠末期胎动会逐渐减少。腹壁薄且松弛的经产妇，甚至可在腹壁上看到胎动，检查腹部时亦可触到胎动。

3. 胎儿心音

于妊娠 18～20 周，用听诊器经孕妇腹壁能听到胎儿心音。胎儿心音呈双音，第一音和第二音很接近，似钟表的"滴答"声，速度较快，每分钟 110～160 次。于妊娠 24 周以前，胎儿心音多在脐下正中或稍偏左、右听到。于妊娠 24 周以后，胎儿心音多在胎背所在侧听得最清楚。听到胎儿心音即可确诊妊娠，且为活胎。听到胎儿心音需与子宫杂音、腹主动脉音、胎动音及脐带杂音相鉴别。

4. 胎体

妊娠周数越多，胎体触得越清楚。于妊娠 20 周以后，经腹壁可触到子宫内的胎体。于妊娠 24 周以后，触诊时已能区分胎头、胎背、胎臀和胎儿肢体。胎头圆而硬，有浮球感；胎背宽而平坦；胎臀宽而软，形状不规则；胎儿肢体小，且有不规则活动。

（三）辅助检查

超声检查不仅能显示胎儿数目、胎产式、胎先露、胎方位、有无胎心搏动，以及胎盘位置、羊水量，从而评估胎儿体重，而且能测量胎头双顶径、股骨长等多条径线，以便了解胎儿生长发育情况。在妊娠 18～24 周，可使用超声检查筛查胎儿结构有无畸形。

第三节　妊娠期用药

妊娠期是个特殊的生理期，药物可间接或直接地影响胎儿，大多数药物能够通过胎盘，直接作用于胎儿。若在妊娠期用药不当，可能会对胎儿造成不良影响，故妊娠期用药必须慎重。

一、妊娠期用药的基本原则

孕期用药，既要对孕妇本人无明显不良反应，又要对胚胎、胎儿无不良影响，即须兼顾孕妇和胎儿两个方面，正确选择安全有效的药物。孕妇患病的用药原则包括以下几个方面。

（1）必须有明确指征，避免不必要的用药；必须在医生指导下用药。

（2）能用一种药物就避免联合用药；能用疗效肯定的药物就避免用尚未确定对胎儿有无不良影响的新药。

（3）能用小剂量药物就避免用大剂量药物。

（4）严格掌握药物剂量和用药持续时间，注意及时停药；妊娠早期，若病情允许，尽量推迟到妊娠中、晚期再用药。

（5）若病情所需，在妊娠早期应用对胚胎、胎儿有害的致畸药物，应先终止妊娠，随后再用药。

二、妊娠期药物分级

美国食品和药物管理局（FDA）根据药物对动物和人类所具有不同程度的致畸危险，将妊娠期药物分为 5 级。

A 级：目前临床研究无法证实药物在妊娠早期和中、晚期对胎儿有危害作用，对胎儿伤害可能性最小，是无致畸性药物，如适量维生素。

B 级：对孕妇比较安全，对胎儿基本无损害，如青霉素、红霉素、地高辛、胰岛素等。

C 级：仅在动物实验发现造成胎仔畸形或死亡，但无人类研究证实，使用时必须权衡利弊，确认利大于弊时方能应用，如庆大霉素、异丙嗪、异烟肼、呋塞米等。

D 级：药物对人类胎儿有危害，除非孕妇有生命威胁或患严重疾病，又无替代药物，否则不考虑应用，如链霉素、四环素等。

X 级：对动物和人类均具有明显的致畸作用，在妊娠期或可能妊娠的女性禁用，如甲氨蝶呤、己烯雌酚等。

在妊娠前 12 周不宜用 C、D、X 级药物。

第十五章 计划生育

人口与计划生育问题是我国可持续发展的关键问题,是女性生殖健康的重要内容。实行计划生育应以避孕为主,保证使用者知情选择安全、有效和适宜的避孕措施;实施节育手术亦应保证受术者的安全。

第一节 避 孕

避孕是计划生育的重要组成部分,是采用科学方法使女性暂时不受孕。避孕主要控制生殖过程中 3 个关键环节:①抑制排卵;②阻止精子与卵子结合;③使子宫环境不利于精子获能、生存,或不适宜受精卵着床、发育。

一、宫内节育器

宫内节育器(IUD)是一种相对安全、有效、简便、经济的可逆节育方法,为我国育龄女性的主要避孕措施。宫内节育器的避孕机制复杂,至今尚未完全明了。大量研究表明,IUD 的抗生育作用主要是因局部组织对异物的组织反应而影响受精卵着床;活性 IUD 的避孕机制还与活性物质有关。

(一)种类

1. 惰性宫内节育器(第一代 IUD)

惰性宫内节育器由惰性原料如金属、硅胶、塑料或尼龙等制成。由于金属单环脱落率及带环妊娠率高,1993 年已停止生产使用。

2. 活性宫内节育器(第二代 IUD)

活性宫内节育器内含有活性物质如铜离子、激素、药物及磁性物质等,能提高避孕效果,减少副反应,分为含铜 IUD 和含药 IUD 两大类。

(1)含铜宫内节育器:是目前我国应用最广泛的 IUD,可在宫内持续释放具有生物活性、有较强抗生育能力的铜离子。其从形态上可分为 T 形、V 形、宫形等多种形态,避孕

238

有效率均在 90% 以上。

1)带铜 T 形宫内节育器(TCu - IUD):是我国目前临床首选的宫内节育器。带铜 T 形宫内节育器按宫腔形态设计制成,以塑料为支架,在纵杆或横臂套以铜管,带有尾丝,便于检查及取出,放置时间为 10～15 年。

2)带铜 V 形宫内节育器(VCu - IUD):是我国常用的宫内节育器之一。IUD 由不锈钢做 V 形支架,形状更接近宫腔形态,横臂及斜臂绕有铜丝,有尾丝,放置年限为 5～7 年。其带器妊娠率、脱落率较低,但出血发生率较高,故因病取出率较高。

3)母体乐(MLCu - 375):于 1995 年引入我国生产并使用,以聚乙烯为支架,呈伞状,两弧形臂上各有 5 个小齿,具有可塑性。铜表面积为 375 mm^2,可放置 5～8 年。

4)宫铜节育器:在我国四川省应用广泛。其形态更接近宫腔形状,不锈钢丝呈螺旋状内置铜丝,铜丝表面积为 300 mm^2,分大、中、小号,无尾丝,可放置 20 年左右。

5)含铜无支架 IUD:又称吉妮 IUD,已引入我国,为 6 个铜套串在一根尼龙线上,顶端有一个结,固定于子宫肌层,使 IUD 不易脱落,悬挂于宫腔内。铜表面积为 330 mm^2,有尾丝,可放置 10 年。

(2)药物缓释宫内节育器:将药物储存于节育器内,通过每日微量释放以提高避孕效果,降低副作用。目前我国临床主要应用含孕激素 IUD 和含吲哚美辛 IUD。

1)左炔诺孕酮 IUD:以聚乙烯作为 T 形支架,总量 52 mg 的左炔诺孕酮储存在纵管内,每日释放左炔诺孕酮 20 μg,可以引起子宫内膜腺体萎缩和间质蜕膜化,不利于受精卵着床,同时宫颈黏液变稠,可妨碍精子运行,一部分女性可使排卵抑制,有效率达 99% 以上;放置时间为 5 年。

2)含吲哚美辛 IUD:包括含铜 IUD 和活性 γ - IUD 等,每日通过释放一定量的吲哚美辛,减少放置 IUD 后引起的月经过多等副作用。

(二)宫内节育器放置术

(1)适应证:凡育龄女性,要求放置宫内节育器且无禁忌证者,均可放置。

(2)禁忌证:①月经过多、过频;②生殖道急性炎症;③生殖器官肿瘤;④子宫畸形;⑤宫颈内口过松、重度陈旧性宫颈裂伤或子宫脱垂;⑥宫腔<5.5 cm 或>9 cm 者(除外足月分娩后、大月份引产后或放置含铜无支架 IUD);⑦人工流产出血多,怀疑有妊娠组织残留或感染可能;⑧近 3 个月有月经失调、阴道不规则流血者;⑨铜过敏;⑩严重全身性疾患。

(3)放置时间:①月经干净后 3～7 天(在无性交的情况下)放置;②人工流产后立即放置(以宫腔<10 cm 为宜);③顺产后 42 天恶露已净,会阴伤口愈合,子宫恢复正常;④剖宫产后半年放置;⑤含孕激素 IUD 在月经第 3 天放置;⑥自然流产于转经后放置,药物流产 2 次正常月经后放置;⑦哺乳期放置应先排除早孕;⑧性交后 5 天内放置为紧急避孕方法之一。

(4)放置方法:双合诊后,外阴部常规消毒铺巾,双合诊复查子宫大小、位置及附件情况。阴道窥器暴露宫颈后,再次消毒,以宫颈钳夹持宫颈前唇,用子宫探针顺子宫屈向探测宫腔深度,一般不需扩张宫颈管,宫颈管较紧者应以宫颈扩张器按顺序扩至 6 号。用放置器将节育器推进入宫腔,其上缘必须抵达宫底部,带有尾丝的 IUD 应在距离宫口 2 cm 处剪断尾丝。观察无出血,即可取出宫颈钳和阴道窥器。

(5)术后注意事项及随访:①术后休息 3 天,1 周内忌从事重体力劳动,2 周内忌性交及盆浴,保持外阴清洁;②术后第一年,分别于 1 个月、3 个月、6 个月、12 个月随访,以后每年随访 1 次,直至停用,特殊情况时随时就诊;随访时了解 IUD 在宫腔内的情况,注意有无 IUD 移位、脱落,以保证 IUD 避孕的有效性。

(三)宫内节育器取出术

1. 适应证

(1)计划再生育或已无性生活,不再需要避孕者。

(2)放置期限已满,需要更换者。

(3)绝经过渡期停经 1 年内。

(4)拟改用其他避孕措施或绝育者。

(5)有并发症及副作用,经治疗无效。

(6)带器妊娠,包括宫内和宫外妊娠。

(7)节育器移位(下移、嵌顿)。

2. 禁忌证

(1)并发生殖道炎症时,应先给予抗感染治疗,治愈后再取出 IUD。

(2)全身情况不良或在疾病的急性期,应待病情好转后再取出。

3. 取器时间

(1)一般以月经后 3~7 天为宜。

(2)带器宫内妊娠者行人工流产术的同时取器。

(3)带器异位妊娠术前行诊断性刮宫时,或在术后出院前取出 IUD。

(4)子宫不规则出血者随时可取。

4. 取器方法

常规消毒后,有尾丝者,用血管钳夹住尾丝轻轻牵引取出。无尾丝者,需按照宫腔操作程序操作,用取环钩或取环钳将 IUD 取出。取器困难者,可在 B 型超声引导下进行操作,必要时在宫腔镜下取出。

5. 注意事项

(1)取器前应做 B 型超声检查或 X 线检查,确定节育器是否在宫腔内,同时了解 IUD 类型。

(2)使用取环钩取 IUD 时,应十分小心,不能盲目钩取,更应避免向宫壁钩取,以免损伤子宫壁。

(3)取出 IUD 后应落实其他避孕措施。

(四)宫内节育器的副作用及并发症

不规则阴道流血是放置 IUD 的常见副作用,常发生于放置 IUD 后一年内,尤其是最初 3 个月内,表现为经量过多、经期延长或周期中点滴出血,可服用吲哚美辛、氨基己酸治疗。少数患者放置 IUD 可出现下腹及腰骶坠胀疼痛。

放置宫内节育器的并发症有节育器异位、子宫穿孔、放置时出血及疼痛、感染、节育器嵌顿或断裂,以及节育器脱落等。

二、药物避孕

激素药物避孕是指女性使用甾体激素进行避孕,是一种简便、高效的避孕方法。甾体避孕药的激素成分是雌激素和孕激素,通过抑制排卵、改变宫颈黏液性状、改变内膜形态与功能及改变输卵管功能等机制发挥避孕的作用。

(一)甾体激素避孕药的种类

1. 口服避孕药

(1)复方短效口服避孕药:复方短效口服避孕药是雌、孕激素组成的复合制剂。其使用方法:复方炔诺酮片、复方甲地孕酮片,于月经第 5 天开始服第 1 片,连服 22 天,停药 7 天后服第 2 周期;复方去氧孕烯片、屈螺酮炔雌醇片、炔雌醇环丙孕酮片,于月经第 1 天服药,连服 21 天,停药 7 天后再服第 2 周期药物。若有漏服,应及早补服(即使同时服用 2 片药),若漏服 2 片,补服后同时加用其他避孕措施,漏服 3 片应停药,待出血后,开始服下一周期药物。漏服药物应警惕有妊娠可能。

(2)复方长效口服避孕药:由长效雌激素和人工合成孕激素配伍制成,服药 1 次可避孕 1 个月,但因其副作用多,目前已少用。

2. 长效避孕针

长效避孕针适用于对口服避孕药有明显胃肠道反应者。雌、孕激素复合制剂肌内注射 1 次,可避孕 1 个月,首次于月经周期第 5 天和第 12 天各肌内注射 1 支,以后在每次月经周期第 10~12 天肌内注射 1 支。

(1)探亲避孕药:使用剂量大,目前已少用。

(2)缓释避孕药:有皮下埋植剂、缓释阴道避孕环、避孕贴片。

(二)甾体激素避孕药的禁忌证

甾体激素避孕药的禁忌证包括:①严重心血管疾病、血栓性疾病;②急、慢性肝炎或肾炎;③恶性肿瘤癌前病变;④内分泌疾病,如糖尿病、甲状腺功能亢进症;⑤哺乳期女性;⑥年龄>35 岁的吸烟女性,不宜长期服用;⑦精神病患者;⑧严重偏头痛反复发作者。

(三)甾体激素避孕药的副作用及处理

(1)类早孕反应:一般不需处理,严重者应更换制剂或停药,改用其他避孕措施。

(2)不规则阴道流血:流血轻者不需处理;流血偏多者,在服避孕药的同时每晚加服雌激素,或更换避孕药。

(3)闭经:原有月经不规则的女性使用避孕药应谨慎,停药后月经不来潮,在排除妊娠后,停药 7 天后可继续服药;若连续停经 3 个月,需停药。

三、其他避孕法

(一)紧急避孕

无保护性交后或避孕失败后几小时或几天内,女性为防止非意愿性妊娠的发生而采用的补救避孕法,称为紧急避孕。紧急避孕包括放置宫内节育器和口服紧急避孕药。

1. 适应证

(1)在性交中未使用任何避孕方法。

(2)避孕失败,包括避孕套破裂、滑脱,体外排精未能做到,安全期计算错误,漏服避孕药,宫内节育环脱落。

(3)遭遇性暴力。

2. 禁忌证

紧急避孕的禁忌证为已确定怀孕的女性。若女性要求紧急避孕,但不能绝对排除妊娠时,经解释并知情同意后可以给药,但应说明可能无效。

3. 方法

(1)宫内节育器(IUD):带铜宫内节育器可以用作紧急避孕方法,特别适合那些希望长期避孕而且符合放环适应证的女性。一般应在无保护性交后5天(120小时)之内放入带铜 IUD,其有效率可达95%以上。

(2)紧急避孕药:有激素类复方制剂或非激素两类,适合于那些仅需临时避孕的女性。一般应在无保护性交后3天(72小时)之内口服紧急避孕药,其有效率可达98%。

1)激素类:具体如下。①雌、孕激素复方制剂:我国现有复方左炔诺酮片,含炔雌醇 $30~\mu g$,左炔诺孕酮 $150~\mu g$,在无保护性交 72 小时内即服 4 片,然后相距 12 小时再服 4 片。②单纯孕激素制剂:左炔诺孕酮片,含左炔诺孕酮 0.75 mg,无保护性交 72 小时内立即服 1 片,12 小时重复服 1 片。

2)非激素类:米非司酮片为抗孕激素制剂,在无保护性交 120 小时之内服用米非司酮 10 mg 或 25 mg,1 片即可,有效率可达85%以上。

(二)外用避孕

1. 阴茎套

阴茎套也称避孕套,为男性避孕工具。阴茎套可作为屏障,阻止精子进入阴道,从而达到避孕的目的,需注意每次性交时应全程使用,还具有防止性传播疾病的作用。

2. 阴道套

阴道套也称女用避孕套,既能避孕,又能防止性传播疾病。

3. 外用杀精剂

外用杀精剂是在性交前置入女性阴道,具有灭活精子作用的一类化学避孕制剂。

(三)安全期避孕

安全期避孕又称自然避孕,是根据女性月经周期推测排卵日期,在判断周期中易受孕期进行禁欲而达到避孕目的的一种避孕方法。需要注意的是,因女性排卵过程可受情绪、健康等因素影响而提前或推后,故本法避孕失败率达20%。

(四)其他避孕

其他避孕方法如黄体生成激素释放激素类似物避孕、免疫避孕法等,目前还正在研究中。

第二节 输卵管绝育术

输卵管绝育术通过切断、结扎、电凝、钳夹、环套输卵管或用药物粘堵输卵管管腔,使精子与卵子不能相遇而达到绝育目的。这是一种安全、永久性节育措施。此手术操作可经腹、经腹腔镜或经阴道穹进入盆腔,也可直接经宫腔进行。

一、经腹输卵管结扎术

1. 适应证

(1)自愿接受绝育手术且无禁忌证者。

(2)患有严重全身疾病,不宜生育,可行治疗性绝育术。

2. 禁忌证

(1)各种疾病急性期。

(2)全身情况不良,不能胜任手术者,如心力衰竭、血液病等。

(3)腹部皮肤有感染灶,或患急、慢性盆腔炎者。

(4)患有严重的神经症者。

(5)24 小时内两次体温达到 37.5 ℃ 或以上。

3. 术前准备

(1)解除受术者思想顾虑,做好解释和咨询。

(2)手术时间选择:非孕女性绝育时间最好选择在月经干净后 3～4 天;人工流产或分娩后宜在 48 小时内施术;哺乳期或闭经女性则应排除早孕后再行绝育术。

(3)详细询问病史,进行全身体格检查及妇科检查,检验血常规、出凝血时间、肝功能及白带常规。

(4)按妇科腹部手术前常规准备。

4. 麻醉

手术麻醉方式可采用局部浸润麻醉或硬膜外麻醉。

5. 手术步骤

(1)排空膀胱,取仰卧位,留置尿管,手术野按常规消毒、铺巾。

(2)切口:在下腹正中耻骨联合上两横指(3～4 cm)处做 2 cm 长纵切口。产后在宫底下 2 cm 做纵切口。

(3)提取输卵管:术者将左手食指伸入受术者腹腔,沿宫底后方滑向一侧宫角处,到达卵巢或输卵管后,术者用右手持卵圆钳将输卵管夹住,轻轻提至切口外;亦可用指板法或吊钩法提取输卵管。

(4)辨认输卵管:用鼠齿钳夹持输卵管,再以两把无齿镊交替使用,依次夹取输卵管,直至暴露出伞端,证实为输卵管无误,并检查卵巢。

(5)结扎输卵管:我国目前多采用抽心包埋法结扎输卵管。在输卵管峡部背侧浆膜下注入 0.5% 利多卡因 1 mL,使浆膜膨胀,用尖刀切开膨胀的浆膜层,再用弯蚊钳轻轻游离出该段输卵管,在相距 1 cm 处以 4 号丝线各做一道结扎,剪除其间的输卵管,最后用 1 号丝线连续缝合浆膜层,将近端包埋于输卵管系膜内,远端留于系膜外。同法处理对侧输卵管。

6. 术后并发症

经腹输卵管结扎术一般不易发生术后并发症,若发生了并发症,多系操作粗暴、未按常规进行所致。

(1)出血、血肿:多因过度牵拉、钳夹而损伤输卵管或其系膜造成,或因创面血管结扎不紧,引起腹腔内积血或血肿。

(2)感染:体内原有感染灶未行处理,如牙龈、鼻咽、盆腔器官等,致术后创面发生内源性感染;手术器械、敷料消毒不严格或手术操作无菌观念不强,亦可导致感染的发生。

(3)脏器损伤:膀胱、肠管损伤,多因解剖关系辨认不清或操作粗暴所致。

(4)绝育失败:输卵管再通,绝育失败,因施术时技术误差引起。其结果是发生宫内妊娠或输卵管妊娠。

二、经腹腔镜输卵管绝育术

1. 禁忌证

经腹腔镜输卵管绝育术的禁忌证主要为腹腔粘连、心肺功能不全、膈疝等,其余同经腹输卵管结扎术。

2. 术前准备

经腹腔镜输卵管绝育术的术前准备同经腹输卵管结扎术,受术者应取头低臀高仰卧位。

3. 手术步骤

手术麻醉采用局麻、硬膜外麻醉或全身麻醉,在脐孔下缘做 1 cm 弧形切口,将气腹针插入腹腔,充气(二氧化碳)2~3 L,然后换置腹腔镜。在腹腔镜直视下,将弹簧夹钳夹或硅胶环环套于输卵管峡部,以阻断输卵管通道,也可采用双极电凝烧灼输卵管峡部 1~2 cm。机械性绝育术与电凝术相比,因毁损组织少,可提供更高的输卵管复通成功率。

4. 术后处理

术后静卧数小时后可下床活动,观察有无体温升高、腹痛、腹腔内出血或脏器损伤征象。

第三节　避孕失败的补救措施

因避孕失败所致的意外妊娠,可在妊娠早期人为采取措施终止妊娠,作为避孕失败的补救措施,但不能直接用此作为常规避孕方法。

一、人工流产术

手术流产是指在妊娠早期用手术方法终止妊娠。

（一）负压吸引术

利用负压吸引原理,将妊娠物从宫腔吸出,称为负压吸引术。

1. 适应证

(1)妊娠 10 周内,因避孕失败而要求终止妊娠者。

(2)因各种疾病不宜继续妊娠者。

2. 禁忌证

(1)各种疾病的急性期或严重的全身性疾患,需待疾病治疗好转后再行手术。

(2)生殖器官急性炎症。

(3)妊娠剧吐、酸中毒尚未纠正。

(4)术前两次体温≥37.5 ℃。

3. 术前准备

(1)详细询问病史,进行全身体格检查及妇科检查。

(2)血或尿 HCG 测定,超声检查确诊。

(3)阴道分泌物常规检查、血常规、凝血功能、心电图检查。

(4)术前测体温、脉搏、血压。

(5)解除患者思想顾虑,嘱其排空膀胱。

4. 手术操作

(1)消毒:常规消毒外阴、阴道,铺盖消毒洞巾;做双合诊复查子宫位置、大小及附件情况;用阴道窥器暴露宫颈,消毒宫颈。

(2)探测宫腔:用宫颈钳夹持宫颈前唇后,用子宫探针探测子宫屈向和深度。

(3)扩张宫颈:用宫颈扩张器逐步扩张宫颈管,一般自 5 号开始,扩张至大于准备用的吸管半号或 1 号。扩张时用力要稳、准、轻,切忌强行操作。

(4)吸管吸引:此前连接好吸引管,并已进行负压吸引试验无误;按孕周选择吸管粗细及负压大小,孕 7 周以下用 5～6 号吸管,孕 7～9 周用 6～7 号吸管,孕 9 周以上用 7～8 号吸管。一般按顺时针方向吸引宫腔 1～2 周,即可将妊娠物吸引干净。当感觉宫腔缩小、宫壁粗糙、吸头紧贴宫壁、上下移动受阻时,表示已吸净,可折叠橡皮管或关闭吸引器,取出吸管。

(5)检查宫腔是否吸净:用小号刮匙轻刮宫腔一周,尤其是宫底及两侧宫角部,检查是否吸刮干净。全部吸出物用纱布过滤,检查有无绒毛及胚胎或胎儿组织,有无水泡状物。肉眼观察发现异常者,即送病理检查。

（二）人工流产钳刮术

人工流产钳刮术适用于妊娠 11～14 周时,因胎儿较大,需做钳刮及吸宫终止妊娠者。为保证钳刮术顺利进行,应先做扩张宫颈准备,术前 3～4 小时将前列腺素制剂塞入阴道,使宫颈松软,然后用卵圆钳钳夹胎盘及胎儿。

(三)人工流产术的并发症及处理

1. 子宫穿孔

穿孔可由各种手术器械引起。当器械进入宫腔探不到宫底,或器械进入深度超过原来所测深度时,提示子宫穿孔,有时可将腹腔内组织(如大网膜或肠管)吸出或钳出。如妊娠物已清除,穿孔小,受术者症状轻,无内出血症状者,可注射子宫收缩剂保守治疗,并给予抗生素预防感染,同时密切观察患者情况;如妊娠物未吸净,应由有经验的医师避开穿孔部位,或在腹腔镜下完成手术,也可用宫缩剂后,改在 10 天内再行钳刮术;如穿孔裂口较大,难以排出内脏损伤,应行剖腹或腹腔镜探查。

2. 人流综合征

人流综合征指受术者在人工流产术中或手术结束时出现的迷走神经兴奋症状,如心动过缓、心律紊乱、血压下降、出汗、头晕、胸闷,甚至发生昏厥和抽搐等。其发生主要与局部刺激过强,精神紧张,不能耐受宫颈扩张、牵拉和过高的负压有关。因此,术前应对患者予以精神安慰,操作力求轻柔,扩张宫颈不可施用暴力,吸宫时掌握适当负压,吸净后勿反复吸刮宫壁。术前宫颈管内放置利多卡因可预防其发生。患者一旦出现心率减慢,应静脉注射阿托品 0.5～1 mg。

3. 吸宫不全

吸宫不全为人工流产术后常见并发症,主要是部分胎盘残留,也可能有部分胎儿残留。吸宫不全在宫体过度屈曲或技术不熟练时容易发生。若术后流血超过 10 天,血量过多,或流血停止后又有多量流血,应考虑为吸宫不全,B 型超声检查有助于诊断。若无明显感染征象,应行刮宫术,刮出物送病理检查,术后用抗生素预防感染。

4. 术中出血

术中出血多发生于妊娠月份较大的钳刮术,主要因组织不能迅速排出,影响子宫收缩所致。当出现术中出血时,可在扩张宫颈后,给予宫腔注射缩宫素以促使子宫收缩,同时尽快钳取或吸取胎盘及胎体,吸管过细或胶管过软时应及时更换。

5. 术后感染

术后感染开始时为急性子宫内膜炎,治疗不及时可扩散至子宫肌层、附件、腹膜,甚至发展为败血症;多因吸宫不全或流产后过早性交引起,也可能因器械、敷料消毒不严或操作时缺乏无菌观念所致。术后感染应卧床休息,给予支持疗法,及时应用抗生素。宫腔内残留妊娠物者,应按感染性流产处理。

二、药物流产

药物流产是用药物而非手术终止早孕的一种避孕失败的补救措施。目前最常用的药物是米非司酮和米索前列醇。米非司酮是一种类固醇类的抗孕激素制剂,具有抗孕激素和抗糖皮质激素作用;米索前列醇是前列腺素类药物,具有兴奋子宫和软化宫颈作用。两者配伍应用,终止早孕完全流产率达 90％以上。

1. 适应证

(1)妊娠≤49 天,本人自愿,年龄<40 岁的健康女性。

（2）血或尿 HCG 阳性，B 型超声确诊为宫内妊娠。

（3）属人工流产术高危因素者，如瘢痕子宫、哺乳期、宫颈发育不良或严重骨盆畸形。

（4）有多次人工流产手术史，对手术流产有恐惧心理和顾虑者。

2. 禁忌证

（1）有使用米非司酮的禁忌证，如肾上腺及其他内分泌疾病、妊娠期皮肤瘙痒史、血液病、血管栓塞等。

（2）具有使用前列腺素药物的禁忌证，如心血管疾病、青光眼、哮喘、癫痫、结肠炎等。

（3）带器妊娠或异位妊娠。

（4）其他：如过敏体质，妊娠剧吐，长期服用抗结核、抗癫痫、抗抑郁、抗前列腺素药物。

3. 用药方法

米非司酮可分顿服法和分服法两种用药方法。顿服法：于用药第 1 天顿服 200 mg。分服法：150 mg 米非司酮，分次口服，服药第 1 天早晨服 50 mg，8～12 小时后再服 25 mg；用药第 2 天早、晚各服米非司酮 25 mg；第 3 天上午 7 时再服 25 mg；每次服药前后至少空腹 1 小时。顿服法于服药的第 3 天上午口服米索前列醇 0.6 mg，前后空腹 1 小时；分服法于第 3 天服药后 1 小时服米索前列醇 0.6 mg。

用药后应严密随访，若药物流产失败，宜及时行手术终止妊娠，以免遗留受损的妊娠继续发展；有时因引起不全流产，出血量多者，需急诊刮宫。

第四节　避孕措施选择

一、新婚夫妇避孕方法

1. 原则

新婚夫妇应选择方便、不影响生育的避孕方法。

2. 选用方法

男方可选用避孕套，偶有避孕套脱落或破裂，应立即使用紧急避孕法。女方可选用外用避孕药，一般暂不宜选用宫内节育器，亦不宜选用安全期、体外排精及长效避孕药等方法。

二、哺乳期女性避孕方法

1. 原则

哺乳期女性的避孕方法选用原则为不影响乳汁质量及婴儿健康。

2. 选用方法

避孕方法首选男用避孕套，不宜选用甾体激素避孕药，也可选用宫内节育器。

三、生育后期避孕方法

1. 原则

生育后期的避孕原则为长效、安全、可靠，减少非意愿妊娠流产手术。

2. 选用方法

生育后期的避孕可选用宫内节育器、皮下埋植剂、复方口服避孕药、避孕针、阴茎套等，根据个人情况选择。有两个或多个子女的夫妇，避孕方法最好采取绝育措施。

四、绝经过渡期女性的避孕方法

1. 原则

围绝经期女性仍可能排卵，必须坚持避孕。

2. 选用方法

围绝经期女性可选用宫内节育器、避孕套或外用避孕栓，不宜选用复方口服避孕药或避孕针，以及安全期避孕。

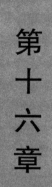

第十六章 妇科体格检查及妇产科常用辅助检查

第一节　妇科体格检查

体格检查应在采集病史后进行,检查范围包括全身检查、腹部检查和盆腔检查。本节着重介绍盆腔检查方法。盆腔检查为妇科所特有,又称妇科检查,包括外阴、阴道、宫颈及双侧附件等。除急诊外,盆腔检查应按下列顺序进行。

一、检查方法及步骤

(一)外阴部检查

观察外阴发育、阴毛多少和分布情况,以及外阴有无畸形、水肿、皮炎、溃疡、赘生物或肿块,外阴皮肤和黏膜色泽及质地变化,有无增厚、变薄或萎缩;暴露阴道前庭、尿道口和阴道口,查看前庭大腺有无肿胀,尿道口有无红肿,处女膜是否完整,有无会阴裂伤、阴道前后壁膨出及子宫脱垂等。

(二)阴道窥器检查

将阴道窥器两叶合拢,倾斜45°,沿阴道侧后壁缓慢插入阴道内,然后向上后方推进,边推进边将两叶转平,并逐渐张开两叶,直至完全暴露宫颈、阴道壁及阴道穹部;观察宫颈大小、颜色、外口形状,有无出血、糜烂、撕裂、外翻、腺囊肿、息肉、肿块,宫颈管内有无出血或分泌物;宫颈刮片和宫颈管分泌物涂片和培养的标本均应于此时采集;观察阴道前后壁和侧壁黏膜颜色、皱襞多少,是否有阴道隔或双阴道等先天畸形,有无溃疡、赘生物或囊肿等;注意阴道内分泌物的数量、性质、色泽以及有无臭味。白带异常者,应做涂片或培养。

(三)双合诊

检查者用一手的两指或一指放入被检查者阴道内,另一手在腹部配合检查,称为双合诊。双合诊是盆腔检查中最重要的项目,其目的在于扪清阴道、宫颈、宫体、输卵管、卵巢、子宫韧带和宫旁结缔组织,以及盆腔内其他器官和组织是否异常。

检查方法:检查者一手戴无菌手套,食、中两指涂润滑剂后轻轻通过阴道口,沿后壁放入阴道,检查阴道通畅度和深度,有无先天畸形、瘢痕、结节或肿块;再扪触宫颈大小、形状、硬度及宫颈外口情况,有无接触性出血、举摆痛;随后将阴道内两指放在宫颈后方、腹壁,向上向前抬举宫颈,腹部手指向下向后按压,两手共同配合,即可了解子宫的位置、大小、形态、硬度、活动度及有无压痛;随后将阴道内两指由宫颈后方移至一侧阴道穹部,尽可能往上向盆腔深部扪触;与此同时,另一手从同侧下腹壁髂嵴水平开始,由上往下按压腹壁,与阴道内手指相互对合,以触摸该侧子宫附件处有无肿块、增厚或压痛。一般正常卵巢偶可扪及,正常输卵管不能扪及。

(四)三合诊

经腹部、阴道、直肠联合检查,称为三合诊。双合诊结束后,检查者将一手食指放入阴道、中指放入直肠以替代双合诊时阴道内的两指,其余具体检查步骤与双合诊时相同。通过三合诊能更清楚地了解极度后屈的子宫大小、子宫后壁、直肠子宫陷凹、宫骶韧带及双侧盆腔后部的病变,以及扪诊阴道直肠隔、骶骨前方或直肠内有无病变。三合诊在生殖器官肿瘤、结核、子宫内膜异位症的检查时尤为重要。

(五)直肠-腹部诊

检查者将一手食指伸入被检查者直肠内,另一手在其腹部配合检查,称为直肠-腹部诊。直肠-腹部诊一般适用于未婚无性生活、阴道闭锁或因其他原因不宜行双合诊的患者。

二、记录方法

盆腔检查结束后,应将检查结果按解剖部位先后顺序进行记录。

(1)外阴:发育情况及描述异常发现。

(2)阴道:是否通畅,黏膜情况,分泌物量、色、性状及有无气味。

(3)宫颈:大小、硬度,有无糜烂样改变,撕裂、息肉、腺囊肿,有无接触性出血、举痛及摇摆痛。

(4)宫体:位置、大小、硬度、活动度,表面是否平整,有无突起,有无压痛。

(5)附件:有无包块、增厚或压痛。若扪及包块,应记录其位置、大小、硬度,表面光滑与否,活动度,有无压痛,以及其与子宫和盆壁的关系。左、右两侧情况分别记录。

第二节 妇产科常用辅助检查

一、卵巢功能检查

(一)基础体温测定

基础体温是机体处于最基本情况下的体温,在月经周期中呈周期性变化。在月经后及卵泡期,基础体温较低,排卵后体温上升 0.3~0.5 ℃,一直持续到经前 1~2 天或月经第一天,体温又降至原来水平。因此,正常月经周期将每天测得的基础体温画成连线,则呈双相曲线(图 16-1)。若无排卵,基础体温无上升改变,则呈单相曲线。正常排卵女性,体温升高后应持续 12～14 天。

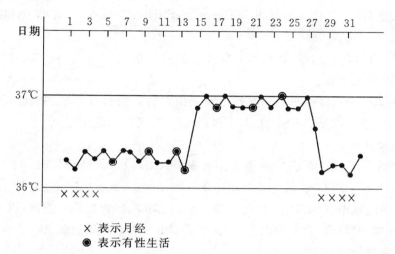

图 16-1　双相基础体温

1. 测量方法

每晚睡前将体温表水银柱甩至 36 ℃以下。第二天清晨醒后,勿活动、说话,取体温表放于舌下,测口腔温度(5 分钟)。每天测体温的时间最好固定不变,将结果逐日记录于基础体温单上,连成曲线,如月经期、性生活、失眠、感冒等也随时记在体温单上,一般需连续测量至少 3 个月经周期以上。

2. 临床应用

(1)指导受孕:基础体温上升前后 2～3 天是排卵期范围,易受孕,称为易孕期,可依此法指导受孕。

(2)协助诊断妊娠:基础体温于排卵后持续升高,基础体温上升持续 18 天即可协助诊断早孕,若超过 20 天,其早孕诊断准确率达 100%。

(3)协助诊断月经失调:基础体温可反映排卵功能。无排卵型功能性子宫出血的基础体温为单相。对于排卵性月经失调,若黄体期短于 11 天,属黄体过早萎缩;若持续时间虽正常,但体温上升幅度小于 0.3 ℃,可能是黄体发育不良,孕酮分泌不足;若基础体温虽为双相,但下降缓慢,可能是黄体萎缩过程延长,导致子宫内膜不规则脱落。此外,还可用基础体温提示闭经的原因,如基础体温为双相,则病变部位在子宫;如基础体温为单相,则病变部位可能在卵巢或垂体、下丘脑。

(二)女性内分泌激素检查

女性内分泌激素检查包括促卵泡激素(FSH)及黄体生成素(LH)、垂体泌乳素(PRL)、雌激素、孕激素、雄激素等。

1. 垂体促性腺激素测定

垂体促性腺激素包括促卵泡激素(FSH)及黄体生成素(LH),临床测定主要用于:

(1)协助判断闭经原因。FSH 及 LH 水平低于正常,提示闭经原因在腺垂体或下丘脑;行垂体兴奋试验,测得 LH 值明显升高,表明病变在下丘脑;若不增高,则病变在垂体。FSH 及 LH 水平高于正常,提示病变在卵巢。

(2)测定 LH/FSH 值>3,表明 LH 呈高值,FSH 处于低水平,有助于诊断多囊卵巢综合征。

(3)测定 LH 峰值可以估计排卵时间及了解排卵情况,有助于不孕症的治疗以及研究避孕药物的作用机制。

(4)区别真性和假性性早熟。真性性早熟由促性腺激素分泌增加引起,FSH 及 LH 呈周期性变化;假性性早熟 FSH 及 LH 水平较低,且无周期性变化。

2. 垂体泌乳激素测定

闭经、不孕及月经失调者应测垂体泌乳素(PRL),以除外高催乳激素血症。垂体肿瘤患者伴 PRL 异常增高时,应考虑有垂体催乳激素瘤。PRL 水平升高还见于性早熟、原发性甲状腺功能减退、卵巢早衰、黄体功能欠佳、长期哺乳、神经精神刺激,以及某些药物作用,如氯丙嗪、避孕药、大量雌激素、利血平等;PRL 水平升降低多见于垂体功能减退、单纯性催乳激素分泌缺乏症。

3. 雌激素测定

(1)判断闭经原因:雌激素水平符合正常的周期变化,应考虑为子宫性闭经;雌激素水平偏低,闭经可能因原发或继发性卵巢功能低下或受药物影响而抑制卵巢功能;也可见于下丘脑及垂体功能失调、高催乳激素血症等。

(2)诊断无排卵:雌激素无周期性变化,提示无排卵。

(3)检测卵泡发育:应用药物诱导排卵时,测定血中雌二醇,作为监测卵泡发育、成熟的指标之一,用以指导治疗及确定取卵时间。

4. 孕激素测定

血孕酮>15.6 nmol/L(5 ng/mL),提示有排卵;黄体期孕酮水平低于生理值,提示黄体功能不足;月经来潮 4～5 天孕酮仍高于生理水平,提示黄体萎缩不全。孕 12 周内,孕酮水平低,早期流产风险高。妊娠期胎盘功能减退时,血中孕酮水平下降。

5. 雄激素测定

女性体内雄激素来自卵巢及肾上腺皮质。卵巢可产生少量雄激素。临床上雄激素水平增高主要见于卵巢男性化肿瘤、多囊卵巢综合征、肾上腺皮质增生、应用睾酮或具有雄激素作用的内分泌药物如达那唑等。测定雄激素也可用于两性畸形的鉴别;女性多毛症测血清睾酮水平正常时,多考虑为毛囊对雄激素敏感所致。

二、阴道分泌物检查

阴道分泌物检查是妇科常见的一种检查,通过阴道 pH 值、阴道清洁度、阴道微生物检查等 5 项检查来判断女性是否有阴道分泌物异常,是一项有关女性生理卫生的身体检查。

1. 标本采集方法

采集标本前 24 小时内禁止性生活、阴道灌洗及用药。插入窥器后,暴露阴道和宫颈,观察阴道分泌物的性状,用拭子自阴道穹后部采集阴道分泌物。

2．一般性状检查

正常阴道分泌物是白色的,有时透明,有时黏稠,无异味。近排卵期时,阴道分泌物清澈透明、稀薄似蛋清、量多;排卵期2～3天后,阴道分泌物混浊黏稠、量减少;经前及孕期,阴道分泌物均有所增多。

异常的阴道分泌物可见于以下几种情况。

(1)脓性阴道分泌物:色黄或黄绿,黏稠,多有臭味,为细菌感染所致;宫颈恶性肿瘤、阴道恶性肿瘤或阴道内异物残留亦可导致脓性阴道分泌物。

(2)血性阴道分泌物:阴道分泌物中混有血液,应考虑有宫颈恶性肿瘤、子宫内膜癌、宫颈息肉或黏膜下肌瘤等;安放宫内节育亦可引起血性阴道分泌物。

(3)无色透明黏性阴道分泌物:外观与正常白带相似,但数量增多,应考虑卵巢功能失调、阴道腺病或宫颈高分化腺癌等疾病的可能。

(4)白色或灰黄色泡沫状阴道分泌物:为滴虫阴道炎的特征,可能会伴有外阴瘙痒。

(5)凝乳状或豆腐渣样阴道分泌物:为念珠菌阴道炎的特征,常伴有严重外阴瘙痒或灼痛。

(6)灰色均质鱼腥味阴道分泌物:常见于细菌性阴道病。

(7)水样阴道分泌物:持续流出淘米水样分泌物,如果还伴有奇臭,一般为晚期宫颈恶性肿瘤、阴道恶性肿瘤或黏膜下肌瘤伴感染。若阵发性排出黄色或红色水样阴道分泌物,应注意输卵管癌的可能。

3．胺试验

细菌性阴道病时,阴道加德纳菌、厌氧菌过度生长,阴道分泌物可发出鱼腥味。在涂片上滴加10％氢氧化钾溶液1～2滴,混匀,若闻到氨味或鱼腥样气味,即为胺试验阳性。

4．pH值检测

取阴道分泌物,用精密pH试纸测试对比。正常阴道为酸性环境,pH≤4.5,多在3.8～4.4。

5．阴道分泌物湿片显微镜检查及意义

(1)清洁度检查:一般根据上皮细胞、白细胞(或脓细胞)、杆菌、球菌的多少来分阴道分泌物涂片清洁度。清洁度Ⅰ～Ⅱ度,无病原微生物;清洁度Ⅲ～Ⅳ度,为异常,常见于阴道炎(表16-1)。

表16-1　阴道分泌物涂片清洁度判断表

清洁度	杆菌	球菌	上皮细胞	白细胞或脓细胞
Ⅰ度	多量	几乎无	满视野	0～5/HP
Ⅱ度	减少	可见少量	1/2视野	5～15/HP
Ⅲ度	更少	多量	少量	15～30/HP
Ⅳ度	几乎无	大量	几乎无	＞30/HP

（2）阴道毛滴虫检查：镜下见到滴虫，为滴虫阴道炎。

（3）阴道假丝酵母菌检查：镜检发现念珠菌芽生孢子和假菌丝，为念珠菌阴道炎。

（4）线索细胞检查：线索细胞是诊断细菌性阴道病的重要指标，当线索细胞占全部上皮细胞超过 20%时，提示线索细胞阳性。

三、防癌筛查

（一）生殖道脱落细胞学检查

1. 取材方法

先将宫颈表面分泌物擦净，将"细胞刷"置于宫颈管内，达宫颈外口上方 10 mm 左右，在宫颈管内旋转 360°后取出，旋转"细胞刷"，将附着于小刷子上的标本洗脱于保存液中。

2. TBS 分类法及其描述性诊断内容

国际癌症协会于 1991 年对宫颈/阴道细胞学的诊断报告正式采用 TBS 分类法，于 2001 年再次修订。TBS 描述性诊断报告主要包括以下内容：

（1）未见上皮内病变细胞和恶性细胞。

（2）上皮细胞异常，具体如下。

1）鳞状上皮细胞异常。①不典型鳞状细胞（ASC）：包括无明确诊断意义的不典型鳞状细胞（ASCUS）和不能排除高级别鳞状上皮内病变不典型鳞状细胞（HIS，ASC－H）；②低度鳞状上皮内病变（LSILs）：与 CIN Ⅰ 术语符合；③高度鳞状上皮内病变（HSILs）：包括 CIN Ⅱ、CIN Ⅲ 和原位癌；④鳞状细胞癌：包括角化型鳞癌、非角化型鳞癌、小细胞型鳞癌。

2）腺上皮细胞改变。①不典型腺上皮细胞（AGC）：包括宫颈管细胞 AGC 和子宫内膜细胞 AGC；②腺原位癌（AIS）；③腺癌。

3）其他恶性肿瘤，如原发于宫颈和子宫体的不常见肿瘤及转移癌。

宫颈细胞学检查是子宫颈上皮内瘤变（CIN）及早期子宫颈癌筛查的基本方法，也是诊断的必需步骤，相对于高危人乳头瘤病毒（HPV）检测，细胞学检查特异性高，但敏感性低，建议在性生活开始 3 年后，或 21 岁以后开始进行宫颈细胞学检查，并结合宫颈脱落细胞 HPV DNA 检测进行定期复查。

（二）宫颈脱落细胞 HPV DNA 检测

（1）人乳头瘤病毒感染能够引起子宫颈上皮内瘤变及子宫颈癌的发生，高危型 HPV 的持续感染是促使子宫颈癌发生的最主要因素。HPV 感染的早期发现、准确分型和病毒定量对于子宫颈癌防治具有重要意义，将 HPV 感染检测作为子宫颈癌及癌前病变的常规筛查手段已逐渐被推广使用。

（2）与细胞学检查联合或单独使用，进行子宫颈癌的初筛。

（3）根据 HPV 感染基因型预测受检者患子宫颈癌的风险。

（4）对未明确诊断意义的不典型鳞状上皮细胞或腺上皮细胞，应用 HPV 检测进行有效分流。

四、肿瘤标记物检查

肿瘤标志物是肿瘤细胞异常表达所产生的蛋白抗原或生物活性物质,可在肿瘤患者的组织、血液或体液以及排泄物中检测到,有助于肿瘤的诊断、鉴别诊断及监测。

(一)肿瘤相关抗原及癌胚抗原

1. 癌抗原 125

癌抗原 125 血清检测阈值为 35 kU/L,在多数卵巢浆液性囊腺癌表达阳性,一般阳性准确率可达 80% 以上。癌抗原-125 在临床上广泛应用于鉴别诊断盆腔肿块,监测治疗后病情进展及判断预后等。

2. NB70/K

NB70/K 正常血清检测阈值为 50 AU/mL。NB70/K 是用人卵巢癌相关抗原制备出的单克隆抗体,对卵巢上皮性肿瘤敏感性达 70%。50% 的早期卵巢癌患者血中可检测出 NB70/K 阳性。

3. 糖链抗原 19-9

糖链抗原 19-9 血清正常值为 37 Uarb/mL,对卵巢上皮性肿瘤也有约 50% 的阳性表达,卵巢黏液性囊腺癌阳性表达率可达 76%,而浆液性肿瘤则为 27%,子宫内膜癌及宫颈管腺癌也可呈阳性。

4. 甲胎蛋白

甲胎蛋白(AFP)是由胚胎干细胞及卵黄囊产生的一种糖蛋白,血清正常值<10 μg/L。在卵巢生殖细胞肿瘤中,部分类型肿瘤 AFP 水平明显升高。AFP 对卵巢恶性生殖细胞肿瘤,尤其是内胚窦瘤的诊断及监视有较高价值。

5. 癌胚抗原

癌胚抗原(CEA)血浆正常阈值因测定方法不同而有所差异,当 CEA>5 μg/L 时,可视为异常。CEA 在多种妇科恶性肿瘤如宫颈癌、子宫内膜癌、卵巢上皮性癌、阴道癌及外阴癌等均可表达阳性。

6. 鳞状细胞癌抗原

鳞状细胞癌抗原(SCCA)的正常阈值为 2 ng/L。SCCA 对绝大多数鳞状上皮细胞癌均有较高的特异性。SCCA 对肿瘤患者有判断预后、监测病情发展的作用。

(二)人乳头瘤病毒

人乳头瘤病毒(HPV)属嗜上皮性病毒,现已确定的 HPV 型别有 110 种。目前,国内外已公认 HPV 感染是导致宫颈癌的主要病因。依据 HPV 型别与宫颈癌发生的危险性高低,可将 HPV 分为高危型和低危型两种。

五、输卵管通畅检查

(一)输卵管通液术

输卵管通液术是测定输卵管是否通畅的一种方法,并具有一定的治疗作用。

1. 适应证

(1)原发或继发不孕症,男方精液正常,疑有输卵管阻塞者。

(2)检验和评价输卵管绝育术、输卵管再通术或输卵管成形术的效果。

(3)对输卵管黏膜轻度粘连有疏通作用;输卵管再通术后经宫腔注入药液,可防止吻合处粘连,以保证手术效果。

2. 禁忌证

(1)内、外生殖器急性炎症,慢性盆腔炎急性或亚急性发作者。

(2)月经期或有不规则阴道流血者。

(3)严重全身性疾病,如心、肺功能异常,不能耐受手术者。

3. 操作步骤

(1)月经干净3~7天,术前3天禁性生活。

(2)器械:阴道窥器、宫颈钳、长弯钳、宫颈导管、20 mL 注射器、简单压力表、Y 型接管及橡皮管,另备生理盐水或抗生素溶液(庆大霉素 8 万 U、地塞米松 5 mg、透明质酸钠 1500 U、注射用水 20 mL)。

(3)步骤:具体如下。

1)嘱患者排尿后,取膀胱截石位,外阴、阴道常规消毒,铺无菌巾,双合诊了解子宫位置、大小;放阴道窥器暴露宫颈,再次消毒阴道及宫颈,以宫颈钳钳夹宫颈前唇,沿宫腔方向置入宫颈导管,并使其与宫颈外口紧密相贴。

2)将宫颈导管与压力表、注射器用 Y 型接管相连。压力表应高于接管水平,以免注射液进入压力表。排出空气后,沿宫腔方向将其置入宫颈管内,缓慢推注,压力不超过 160 mmHg,观察推注时阻力大小、经宫腔注入的液体是否有回流、患者下腹部是否疼痛等。

(4)结果评定:具体如下。

1)输卵管通畅:顺利推注液体 20 mL,压力维持在 60~80 mmHg 以下,患者也无不适感,提示输卵管通畅。

2)输卵管阻塞:注入 5 mL 时即感阻力,患者下腹部胀痛,压力表压力持续上升而无下降,停止推注后液体又回流至注射器内,提示输卵管阻塞。

3)输卵管通而不畅:停注液体有阻力,经加压注射又能推进,患者感轻微腹痛,考虑轻度粘连已被分离。

4. 注意事项

(1)所用通液药物以接近体温为宜,以免因液体过冷刺激输卵管而发生痉挛。

(2)推注时务必使宫颈导管贴紧宫颈外口,以免液体外漏。

(3)术后 2 周内禁性交及盆浴,酌情应用抗生素。

(二)子宫输卵管造影

子宫输卵管造影(HSG)是通过导管向宫腔及输卵管注入造影剂,行 X 线透视及摄片,根据造影剂在输卵管及盆腔内的显影情况了解输卵管是否通畅、阻塞部位及宫腔形态,能对输卵管阻塞做出较正确的诊断,损伤小,有一定治疗作用。

1. 适应证

子宫输卵管造影的适应证包括：①了解输卵管是否通畅及其形态、阻塞部位，同时可了解宫腔形态，以及有无畸形、异物；②不明原因的复发性流产，了解宫口是否松弛，宫颈有无畸形；③内生殖器结核非活动期。

2. 禁忌证

子宫输卵管造影的禁忌证同输卵管通液术。

3. 方法步骤

造影剂分为油溶性与水溶性两种，目前常用水溶性造影剂泛影葡胺，术前需做碘过敏试验。推注造影剂方法、步骤同输卵管通液术，徐徐注入造影剂时，在 X 线透视下观察造影剂流经输卵管及宫腔情况并摄片。

4. 注意事项

子宫输卵管造影的注意事项同输卵管通液术。

六、穿刺检查

妇科病变多集中在盆腔及下腹部，故可通过腹腔穿刺明确盆、腹腔积液性质，或查找肿瘤细胞。腹腔穿刺又分为经腹壁与经阴道穹后部两种途径。

（一）经腹壁穿刺

经腹壁穿刺指通过腹壁穿刺进入腹腔，对被吸出物进行化验或病理检查，以协助诊断。

1. 适应证

明确腹腔积液的性质，鉴别贴近腹壁的肿物性质。腹水过多者，可通过腹腔穿刺放出腹腔液，必要时可向腹腔内注药，行腹腔内化疗。

2. 操作方法

（1）患者取半卧位或侧卧位，取其脐与髂前上棘连线中外 1/3 交界处为穿刺点，常规消毒、铺无菌巾，用 1% 利多卡因 2 mL 在穿刺点及其周围做局部浸润麻醉。

（2）持穿刺针从选定的穿刺点垂直刺入，通过腹膜时有抵抗消失感，拔去针芯，即有液体溢出，连接注射器，按需要抽取足够数量的液体，并送化验或病理检查。

（3）穿刺术毕拔出穿刺针，局部敷以无菌纱布。

3. 注意事项

（1）移动性浊音阴性、腹腔积液较少、腹腔经多次手术或疑有广泛粘连者，均不宜行腹腔穿刺。

（2）腹腔积液量较多时，放液过程中应注意患者血压、脉搏、呼吸，控制放液速度不可太快。

（3）穿刺液应首先观察其性状，再做常规生化及细胞学检查。疑有炎性腹水者，应做细菌培养及药敏试验。

（二）经阴道穹后部穿刺

直肠子宫陷凹是体腔最低的位置，盆、腹腔液体最易积聚于此，亦为盆腔病变最易累及的部位。通过阴道穹后部穿刺,吸取标本,可协助明确诊断。

1. 适应证

经阴道穹后部穿刺可明确直肠子宫陷凹的积液性质或贴近阴道穹后部的肿块性质。

2. 方法

(1)患者排尿后取膀胱截石位,外阴、阴道常规消毒,铺无菌巾,进行盆腔检查,了解子宫、附件情况,注意阴道穹后部是否膨隆。

(2)放阴道窥器,暴露宫颈及阴道穹后部,再次消毒阴道及宫颈,以宫颈钳钳夹宫颈后唇,向前提拉,充分暴露阴道穹后部。

(3)用穿刺针或 10 mL 注射器,于阴道穹后部中央或稍偏病侧平行宫颈管快速进针,刺入 2～3 cm,有落空感后抽吸,如无液体,边抽吸边缓慢退针。

(4)抽吸完毕,拔针,若穿刺点渗血,可用无菌纱布填塞,以压迫止血。

3. 注意事项

(1)若抽出为鲜血,放置 6 分钟以上仍为不凝血,为腹腔内出血,多见于异位妊娠、黄体破裂或脾破裂等起的血腹症;若抽出为不凝固的陈旧血或有小血块,可能为陈旧性异位妊娠;若抽吸的液体淡红、微混、稀薄,甚至为脓液,多为盆腔炎性渗出液。

(2)穿刺时,针头进入直肠子宫陷凹不可过深,以免因超过液平面而吸不出积液。穿刺时注意进针方向,避免损伤子宫或直肠。当怀疑肠管与子宫后壁粘连时,应禁止使用阴道穹后部穿刺术。

七、超声检查

超声检查对人体损伤小,可重复,操作简便,诊断准确,现已广泛应用于妇产科领域。

(一)检查方法

1. 经腹部 B 型超声检查

经腹部 B 型超声检查前,嘱患者适度充盈膀胱。本检查适用于无性生活的女性或阴道流血过多者,不适宜经阴道检查者。

2. 经阴道 B 型超声检查

对肥胖患者或盆腔深部器官的观察,阴道超声效果更佳,但对于超出盆腔的肿物,图像不清。无性生活者不宜选用经阴道 B 型超声检查。

(二)临床应用

1. 检查盆腔肿块

(1)来自子宫的肿块:子宫肌瘤、子宫腺肌病、子宫腺肌瘤等。

(2)盆、腹腔包块的定位或(和)定性:卵巢肿瘤表现为卵巢增大,其内为单房或多房的液性无回声区。异位妊娠时宫腔内无妊娠囊,而附件处可探及形状不规则的混合包块。异位妊娠流产或破裂时,直肠子宫陷凹内或腹腔内有液性暗区。

2. 妊娠诊断

(1)正常妊娠:可通过 B 型超声诊断多胎妊娠,有无胎儿畸形,可测定胎盘位置,胎盘成熟度及羊水量。

（2）异常妊娠：诊断葡萄胎、胎儿畸形、胚胎停育或胎死宫内，亦可诊断前置胎盘、胎盘早剥等。

3. 其他

（1）探测宫内节育器，可发现节育器位置下移、节育器嵌顿、穿孔。

（2）监测卵泡发育：一般从月经周期第 10 天开始监测卵泡大小，正常卵泡每天增长 1.6 mm，排卵前卵泡约达 20 mm。

八、阴道镜检查

阴道镜检查通过阴道镜将充分暴露的阴道、宫颈放大 10～40 倍，直接观察这些部位的血管及上皮结构，借以观察肉眼看不到的宫颈阴道部较微小的病变，发现与癌变有关的异型上皮，并在可疑部分行定位活检，可提高确诊率。

1. 检查方法

（1）检查前 24 小时避免阴道冲洗、双合诊和性生活，并排除急性阴道炎症。

（2）移动阴道镜物镜至距宫颈口 10 cm（镜头距宫颈 15～20 cm）处，对准宫颈或病变部位，打开光源，调整阴道镜物镜焦距，使图像清晰，先在眈下用 10 倍低倍镜粗略观察被检部位，以宫颈为例，可粗略观察宫颈外形、颜色及血管等。

（3）醋酸白试验：用 3％醋酸棉球涂擦宫颈阴道部，数秒后，宫颈柱状上皮肿胀、发白，鳞-柱状上皮交界处更清晰，需长时间观察时，每 3～5 分钟应重复涂擦 3％醋酸一次；精密观察血管时，应加绿色滤光镜片，并放大 20 倍；最后涂以复方碘液，在碘试验阴性区或可疑病变部位取活检，并送病理检查。

2. 结果判断

（1）正常宫颈阴道部鳞状上皮：光滑，呈粉红色，涂 3％醋酸后上皮不变色，碘试验阳性。

（2）宫颈阴道部柱状上皮：宫颈管内的柱状上皮下移，取代宫颈阴道部的鳞状上皮，临床称为宫颈糜烂，肉眼可见表面呈绒毛状、色红；涂 3％醋酸后迅速肿胀，呈葡萄状，碘试验阴性。

（3）转化区：即鳞状上皮与柱状上皮交错的区域，含新生的鳞状上皮及尚未被鳞状上皮取代的柱状上皮；阴道镜下可见树枝状毛细血管，由化生上皮环绕柱状上皮形成的葡萄岛，开口于化生上皮之中的腺体开口及被化生上皮遮盖的潴留囊肿（宫颈腺囊肿）；涂 3％醋酸后，化生上皮与圈内的柱状上皮形成明显对比；涂碘后，碘着色深浅不一；病理学检查为鳞状上皮化生。

（4）不正常的阴道镜图像：碘试验均为阴性，包括：

1）醋酸白色上皮：涂醋酸后色白，边界清楚，无血管；病理学检查可能为化生上皮、不典型增生。

2）白斑：白色斑片，表面粗糙，稍隆起，且无血管，不涂 3％醋酸也可见；病理学检查为角化亢进或角化不全，有时为 HPV 感染；在白斑深层或周围可能有恶性病变，应常规取活检。

3）点状结构：旧称白斑基底，涂 3‰醋酸后发白，边界清楚，表面光滑，且有极细的红点（点状毛细血管）；病理学检查可能有不典型增生。

4）镶嵌：不规则的血管将涂 3‰醋酸后增生的白色上皮分割成边界清楚、形态不规则的小块状，犹如红色细线镶嵌的花纹；若表面呈不规则突出，将血管推向四周，提示细胞增生过速，应注意癌变；病理学检查常为不典型增生。

5）异型血管：指血管口径、大小、形态、分支、走向及排列极不规则，如螺旋形、逗点形、发夹形、树叶形、线球形、杨梅形等；病理学检查多为程度不等的癌变。

（5）早期宫颈癌在强光照射下表面结构不清，呈云雾、脑回、猪油状，表面稍高或稍凹陷；局部血管异常增生，管腔扩大，失去正常血管分支，相互距离变宽，走向紊乱，形态特殊，可呈蝌蚪形、棍棒形、发夹形、螺旋形或绣球等改变；涂 3‰醋酸后表面呈玻璃样水肿或熟肉状，常有异形上皮；碘试验阴性或着色极浅。

九、宫腔镜检查

宫腔镜检查采用膨宫介质扩张宫腔，通过纤维导光束和透镜将冷光源经子宫镜导入宫腔内，直视下观察子宫颈管、子宫内口、子宫内膜及输卵管开口，对宫腔内的生理及病理情况进行检查和诊断，也可在直视下行宫腔内的手术治疗。

1. 适应证

（1）探查异常子宫出血的原因。

（2）寻找不孕症的宫腔内原因。

（3）寻找复发性流产的子宫内原因。

（4）检查可疑宫腔粘连或畸形。

（5）超声检查有异常宫腔回声及占位病变、子宫造影异常。

（6）用于嵌顿、残留节育器的定位。

2. 禁忌证

（1）绝对禁忌证：生殖道急性或亚急性感染，心、肝、肾功能衰竭急性期及其他不能耐受手术者，近期（3 个月内）有子宫穿孔或子宫手术史。

（2）相对禁忌证：宫颈瘢痕，不能充分扩张者；宫颈裂伤或松弛，灌流液大量外漏者。

3. 检查前准备

宫腔镜检查的时间以月经干净一周内为宜，检查前应详细询问病史，并行全身检查、盆腔检查及宫颈脱落细胞学、阴道分泌物检查。

4. 操作步骤

（1）嘱患者排空膀胱后，取膀胱截石位，外阴、阴道常规消毒，双合诊复查子宫大小、位置及附件情况。

（2）准备 5‰葡萄糖液作为膨宫液，调节光源。

（3）放置阴道窥器，探明子宫屈度及宫腔深度，用宫颈扩张器扩张至 6.5 号。将子宫镜与冷光源及膨宫装置相连，排空管腔气体后，将子宫镜送入宫腔，待膨宫满意后，按顺序观察宫底、输卵管开口、子宫前后壁、侧壁、宫颈内口及宫颈管，并徐徐退出镜管。

（4）检查后处理：卧床观察一小时，酌情给予抗生素预防感染，术后两周内禁性生活。

5. 并发症

宫腔镜检查的并发症主要包括子宫穿孔、过度水化综合征、心脑综合征、术后宫腔粘连。

6. 注意事项

（1）掌握宫腔镜检查的适应证及禁忌证，对可疑结核、癌瘤、哺乳期及绝经后女性，操作时应格外谨慎。

（2）心脑综合征者扩张宫颈和膨胀宫腔可引起迷走神经兴奋，出现恶心、呕吐、面色苍白、头晕和心率减慢等症状，应嘱患者立即取平卧位，休息后多能缓解，必要时吸氧、静脉输液及皮下注射阿托品。

十、腹腔镜检查

腹腔镜检查术是在密闭的盆、腹腔内进行检查的内镜手术，将接有冷光源照明的腹腔镜经腹壁插入腹腔，连接摄像系统，将盆、腹腔内脏器显示于监视屏幕上，通过视频检查和诊断疾病。

1. 适应证

（1）生殖器发育异常。

（2）明确盆、腹腔肿块性质。

（3）子宫内膜异位症、异位妊娠、不明原因下腹痛。

（4）子宫穿孔及不孕等。

2. 禁忌证

腹腔镜检查的禁忌证为严重心功能不全、凝血功能障碍、大的腹壁疝、结核性腹膜炎、腹腔内大出血。

3. 检查前准备

检查前，应详细采集病史，查体，行宫颈防癌涂片及阴道分泌物检查，做心电图及胸部 X 线检查，以除外心、肺疾患；术前晚灌肠、备皮，注意清洁脐窝部。

4. 操作步骤

（1）患者取膀胱截石位，在进行检查时，需使患者臀部抬高 15°，人工气腹需要于脐轮下缘切开皮肤 1 cm，由切口处以 45°插入气腹针，回抽无血后接一针管，若生理盐水顺利流入，说明穿刺成功，针头在腹腔内；接 CO_2 充气机，进气速度不超过 1 L/min，总量以 2～3 L 为宜，腹腔内压力不超过 12～15 mmHg。

（2）套管针穿刺：腹腔镜需自套管插入腹腔，切口 1.5 cm；提起脐下腹壁，将套管针先斜后垂直慢慢插入腹腔，进入腹腔时有突破感，拔出套管芯，听到腹腔内气体冲出声后插入腹腔镜，接通光源，调整患者体位，呈头低臀高 15°位，并继续缓慢充气。

（3）目镜观察子宫及各韧带、卵巢及输卵管、直肠子宫陷凹。观察时，助手可移动举宫器，改变子宫位置，配合检查，必要时可取可疑病灶组织送病理检查。

（4）取出腹腔镜：检查无内出血及脏器损伤，方可取出腹腔镜，排出腹腔内气体后，拔除套管，缝合腹部切口，覆以无菌纱布，用胶布固定。

5．并发症及其处理

（1）皮下气肿：多由套管针脱出腹壁穿刺孔所致，皮下气肿多在24小时内消失，若发生气体栓塞，应按急症处理。

（2）脏器损伤：主要是膀胱及肠管损伤，严格掌握适应证及仔细操作常可避免。一旦发生损伤，可视情况采取腹腔镜下修补或开腹手术。

（3）出血：小血管出血可采用压迫、电凝、缝扎等方法止血；若发生大血管出血，应在输血的同时立即行开腹手术。

（4）感染：术后应常规给予抗生素，以预防感染。

（5）切口疝：术后应全层缝合腹壁切口，以预防切口疝的发生。

参考文献

[1]肖承悰，刘雁峰.中医妇科临床技能实训[M].北京：人民卫生出版社，2013.

[2]谢幸，苟文丽.妇产科学[M].北京：人民卫生出版社，2013.

[3]马宝璋，谈勇.中医妇科学[M].北京：中国中医药出版社，2012.

[4]罗颂平，刘雁峰.中医妇科学[M].北京：人民卫生出版社，2016.

[5]罗颂平.中医妇科学[M].北京：高等教育出版社，2011.

[6]刘宏奇.中医妇科学[M].北京：科学出版社，2011.

附录 方剂索引

四画

天王补心丹(《摄生秘剖》) 人参 玄参 当归身 天冬 麦冬 丹参 茯苓 五味子 远志 桔梗 酸枣仁 生地黄 朱砂 柏子仁

天仙藤散(《校注妇人良方》) 天仙藤 香附 陈皮 甘草 乌药 生姜 紫苏叶 木瓜

开郁种玉汤(《傅青主女科》) 白芍 香附 当归 白术 牡丹皮 茯苓 天花粉

木通散(《妇科玉尺》) 枳壳 槟榔 木通 滑石 冬葵子 甘草

五味消毒饮(《医宗金鉴》) 蒲公英 金银花 野菊花 紫花地丁 紫背天葵

止带方(《世补斋不谢方》) 猪苓 茯苓 车前子 泽泻 茵陈 赤芍 牡丹皮 黄柏 栀子 牛膝

少腹逐瘀汤(《医林改错》) 小茴香 干姜 延胡索 没药 当归 川芎 官桂 赤芍 蒲黄 五灵脂

内补丸(《女科切要》) 鹿茸 肉苁蓉 菟丝子 潼蒺藜 肉桂 制附子 黄芪 桑螵蛸 白蒺藜 紫菀茸

丹栀逍遥散(《成方便读》) 牡丹皮 栀子 当归 白芍 柴胡 白术 茯苓 薄荷叶 煨姜 炙甘草

乌药汤(《兰室秘藏》) 乌药 香附 木香 当归 甘草

六味地黄丸(《小儿药证直诀》) 熟地黄 山药 山茱萸 茯苓 牡丹皮 泽泻

五画

艾附暖宫丸(《沈氏尊生书》) 艾叶 香附 当归 吴茱萸 续断 肉桂 黄芪 白芍 生地黄

左归丸(《景岳全书》) 熟地黄 山药 山茱萸 枸杞子 川牛膝 菟丝子 鹿角胶 龟甲胶

右归丸(《景岳全书》) 熟地黄 山药 山茱萸 枸杞子 鹿角胶 菟丝子 杜仲 当归 肉桂 制附子

龙胆泻肝汤(《医方集解》) 龙胆草 黄芩 栀子 泽泻 通草 车前子 生地黄 当归 柴胡 甘草

归肾丸(《景岳全书》) 熟地黄 山药 山萸肉 茯苓 当归 枸杞子 杜仲 菟丝子 川芎 白芍 桃仁 红花

归脾汤(《校注妇人良方》) 白术 茯神 黄芪 龙眼肉 酸枣仁 木香 当归 远志 甘草 生姜 大枣

四妙勇安汤(《验方新编》) 银花 玄参 当归 甘草

四神丸(《校注妇人良方》) 补骨脂 吴茱萸 肉豆蔻 五味子 生姜 大枣

生化汤(《傅青主女科》) 当归 川芎 桃仁 黑姜 炙甘草

生脉散(《内外伤辨惑论》) 人参 五味子 麦冬

生铁落饮(《医学心悟》) 天冬 麦冬 贝母 胆南星 橘红 远志 连翘 茯苓 茯神 玄参 钩藤 丹参 辰砂 石菖蒲 生铁落

失笑散（《和剂局方》） 蒲黄 五灵脂

仙方活命饮（《校注妇人良方》） 白芷 贝母 防风 赤芍 当归尾 皂角刺 穿山甲 天花粉 乳香 没药 金银花 陈皮 甘草节

白术散（《全生指迷方》） 白术 茯苓 大腹皮 生姜皮 陈皮

白虎汤（《伤寒论》） 石膏 知母 粳米 甘草

半夏白术天麻汤（《医学心悟》） 半夏 白术 天麻 茯苓 橘红 甘草 生姜 大枣 蔓荆子

圣愈汤（《兰室秘藏》） 人参 黄芪 当归 川芎 熟地黄 生地黄

加味五苓散（《医宗金鉴》） 黑栀子 赤茯苓 当归 黄芩 白芍 甘草梢 生地黄 泽泻 车前子 木通 滑石

加味四物汤（《医宗金鉴》） 熟地黄 川芎 白芍 当归 蒲黄 瞿麦 桃仁 牛膝 滑石 甘草梢 木香 木通

加味温胆汤（《医宗金鉴》） 黄芩 黄连 竹茹 枳实 陈皮 半夏 茯苓 麦冬 芦根 甘草 生姜

加减一阴煎（《景岳全书》） 生地黄 熟地黄 白芍 麦冬 知母 地骨皮 炙甘草 丹参 黄精 女贞子

加减一贯煎（《景岳全书》） 生地黄 白芍 麦冬 熟地黄 甘草 知母 地骨皮

加减苁蓉菟丝子丸（《中医妇科治疗学》） 熟地黄 肉苁蓉 覆盆子 当归 枸杞子 桑寄生 菟丝子 焦艾叶

六画

芎归二陈汤（《丹溪心法》） 陈皮 半夏 茯苓 甘草 生姜 川芎 当归

夺命散（《妇人大全良方》） 没药 血竭

至宝丹（《太平惠民和剂局方》） 朱砂 麝香 安息香 金银箔 生乌犀角（水牛角代） 牛黄 琥珀 雄黄 生玳瑁屑 龙脑

当归芍药散（《金匮要略》） 当归 芍药 川芎 茯苓 白术 泽泻

当归地黄饮（《景岳全书》） 当归 熟地黄 山萸肉 山药 杜仲 怀牛膝 甘草

当归补血汤（《兰室秘藏》） 当归 黄芪

血府逐瘀汤（《医林改错》） 桃仁 红花 当归 生地黄 川芎 赤芍 牛膝 桔梗 柴胡 枳壳 甘草

安宫牛黄丸（《温病条辨》） 牛黄 郁金 黄连 朱砂 麝香 珍珠 山栀子 雄黄 黄芩 金箔衣 梅片

导赤散（《小儿药证直诀》） 生地黄 甘草梢 木通 淡竹叶

七画

寿胎丸（《医学衷中参西录》） 菟丝子 桑寄生 续断 阿胶

苍附导痰丸（《叶天士女科诊治秘方》） 茯苓 半夏 陈皮 甘草 苍术 香附 胆南星 枳壳 生姜 神曲

杞菊地黄丸（《医级》） 熟地黄 山茱萸 山药 茯苓 牡丹皮 泽泻 枸杞子 菊花

两地汤（《傅青主女科》） 生地黄 地骨皮 玄参 白芍 麦冬 阿胶

身痛逐瘀汤（《医林改错》） 秦艽 川芎 桃仁 红花 甘草 羌活 没药 当归 五灵脂 香附 牛膝 地龙

肠宁汤（《傅青主女科》） 当归 熟地黄 阿胶 人参 山药 续断 麦冬 肉桂 甘草

免怀散（《济阴纲目》） 红花 赤芍 当归尾 川牛膝

完带汤《傅青主女科》 人参 白术 白芍 淮山药 苍术 陈皮 柴胡 黑荆芥 车前子 甘草

补中益气汤（《脾胃论》） 人参 黄芪 甘草 当归 陈皮 柴胡 升麻 白术

补肾化痰汤（《中医临床妇科学》） 当归 白芍 怀山药 山萸肉 熟地黄 牡丹皮 茯苓 续断 菟丝子 郁金 贝母 陈皮 苍术

补肾安胎饮（《中医妇科治疗学》） 菟丝子 续断 杜仲 桑寄生 狗脊 补骨脂 人参 白术 阿胶 艾叶

补肾活血汤（《伤科大成》） 熟地黄 杜仲 枸杞子 补骨脂 菟丝子 当归尾 没药 山萸肉 红花 独活 肉苁蓉

补肾祛瘀方（李祥云经验方） 淫羊藿 仙茅 熟地黄 山药 香附 三棱 莪术 鸡血藤 丹参

八画

苓桂术甘汤（《伤寒论》） 茯苓 白术 桂枝 甘草

抵当汤（《金匮要略》） 水蛭 虻虫 桃仁 大黄

肾气丸（《金匮要略》） 干地黄 山药 山萸肉 泽泻 茯苓 桂枝 附子 牡丹皮

易黄汤（《傅青主女科》） 山药 芡实 黄柏 车前子 白果

固冲汤（《医学衷中参西录》） 白术 黄芪 煅龙骨 煅牡蛎 山茱萸 白芍 海螵蛸 茜草根 棕榈炭 五倍子

固阴煎（《景岳全书》） 人参 熟地黄 山药 山茱萸 远志 炙甘草 五味子 菟丝子

知柏地黄丸（《医宗金鉴》） 知母 黄柏 牡丹皮 熟地黄 山萸肉 淮山药 泽泻 茯苓

定经汤（《傅青主女科》） 当归 熟地黄 白芍 柴胡 菟丝子 淮山药 茯苓 荆芥

参附汤（《校注妇人良方》） 人参 附子

参苓白术散（《和剂局方》） 人参 白术 扁豆 茯苓 甘草 山药 莲子肉 桔梗 薏苡仁 砂仁

九画

荆穗四物汤（《医宗金鉴》） 荆芥穗 白芍 熟地黄 当归 川芎

茯苓导水汤（《医宗金鉴》） 茯苓 槟榔 猪苓 砂仁 木香 陈皮 泽泻 白术 木瓜 大腹皮 桑白皮 苏叶

香砂六君子汤（《名医方论》） 人参 白术 茯苓 甘草 半夏 陈皮 木香 砂仁 生姜 大枣

香棱丸(《济生方》)　木香　丁香　京三棱　枳壳　青皮　川楝子　小茴香　莪术

顺经汤(《傅青主女科》)　当归　熟地黄　沙参　白芍　茯苓　黑荆芥　牡丹皮

保产无忧散(《傅青主女科》)　当归　川芎　白芍　炙黄芪　荆芥　川贝母　枳壳　羌活　甘草　菟丝子　厚朴　蕲艾　生姜

保阴煎(《景岳全书》)　生地黄　熟地黄　白芍　山药　黄芩　黄柏　续断　甘草

独活寄生汤(《备急千金要方》)　独活　桑寄生　秦艽　防风　细辛　当归　川芎　干地黄　杜仲　牛膝　人参　茯苓　甘草　桂心　芍药

胎元饮(《景岳全书》)　人参　白术　炙甘草　当归　白芍　熟地黄　杜仲　陈皮

养荣壮肾汤(《叶氏女科证治》)　当归　川芎　独活　肉桂　川续断　杜仲　桑寄生　防风　生姜

养精种玉汤(《傅青主女科》)　当归　白芍　熟地黄　山萸肉

举元煎(《景岳全书》)　人参　黄芪　白术　炙甘草　升麻

济生肾气丸(《济生方》)　熟地黄　山药　山萸肉　牡丹皮　茯苓　泽泻　桂枝　附子　车前子　牛膝

十画

真武汤(《伤寒论》)　附子　生姜　茯苓　白术　白芍

桂枝茯苓丸(《金匮要略》)　桂枝　茯苓　牡丹皮　芍药　桃仁

桃红四物汤(《医宗金鉴》)　熟地黄　川芎　白芍　当归　桃仁　红花

逐瘀止血汤(《傅青主女科》)　大黄　赤芍　桃仁　牡丹皮　当归尾　枳壳　生地黄　龟甲

逐瘀止崩汤(《安徽中医验方选集》)　当归　川芎　三七　没药　五灵脂　牡丹皮炭　炒丹参　炒艾叶　阿胶(蒲黄炒)　龙骨　牡蛎　乌贼骨

柴胡加龙骨牡蛎汤(《伤寒论》)　柴胡　龙骨　黄芩　生姜　铅丹　人参　桂枝　茯苓　半夏　大黄　牡蛎　大枣

柴胡疏肝散(《景岳全书》)　柴胡　枳壳　香附　陈皮　芍药　川芎　炙甘草

逍遥散(《和剂局方》)　柴胡　白术　茯苓　当归　白芍　甘草　薄荷　煨姜

健固汤(《傅青主女科》)　党参　白术　茯苓　薏苡仁　巴戟天

胶艾汤(《金匮要略》)　阿胶　艾叶　当归　川芎　白芍　干地黄　甘草

益气导溺汤(《中医妇科治疗学》)　党参　白术　扁豆　茯苓　桂枝　炙升麻　桔梗　通草　乌药

调肝汤(《傅青主女科》)　当归　白芍　山药　阿胶　山茱萸　巴戟天　甘草

调经散(《太平惠民和剂局方》)　当归　肉桂　没药　琥珀　赤芍　白芍　细辛　麝香

通乳丹(《傅青主女科》)　人参　黄芪　当归　麦冬　木通　桔梗　猪蹄

通窍活血汤(《医林改错》)　赤芍　川芎　桃仁　红花　老葱　麝香　生姜　大枣

通瘀煎(《景岳全书》)　当归尾　山楂　香附　红花　乌药　青皮　木香　泽泻

十一画

理冲汤(《医学衷中参西录》) 生黄芪 党参 白术 山药 天花粉 知母 三棱 生鸡内金 莪术

黄芪汤(《济阴纲目》) 黄芪 白术 防风 熟地黄 煅牡蛎 茯苓 麦冬 甘草 大枣

黄芪桂枝五物汤(《金匮要略》) 黄芪 芍药 桂枝 生姜 大枣

萆薢渗湿汤(《疡科心得集》) 萆薢 薏苡仁 黄柏 赤茯苓 牡丹皮 泽泻 通草 滑石

银甲丸(《王渭川妇科经验选》) 金银花 连翘 升麻 红藤 蒲公英 生鳖甲 紫花地丁 生蒲黄 椿根皮 大青叶 茵陈 琥珀末 桔梗

银翘散(《温病条辨》) 银花 连翘 牛蒡子 薄荷 芦根 淡竹叶 桔梗 甘草

羚角钩藤汤(《重订通俗伤寒论》) 羚羊角 桑叶 川贝母 生地黄 钩藤 菊花 茯神 白芍 生甘草 鲜竹茹

清肝止淋汤(《傅青主女科》) 生地黄 当归 白芍 黄柏 黑豆 牡丹皮 制香附 牛膝 阿胶 红枣

清肝引经汤(《中医妇科学》四版教材) 当归 白芍 生地黄 牡丹皮 栀子 黄芩 川楝子 茜草 牛膝 白茅根 甘草

清经散(《傅青主女科》) 牡丹皮 地骨皮 白芍 熟地黄 青蒿 黄柏 茯苓

清热固经汤(《简明中医妇科学》) 黄芩 焦栀子 生地黄 地骨皮 地榆 生藕节 阿胶 陈棕炭 龟甲 牡蛎 生甘草

清热调血汤(《古今医鉴》) 牡丹皮 黄连 生地黄 当归 白芍 川芎 红花 桃仁 延胡索 莪术 香附

清营汤(《温病条辨》) 玄参 生地黄 麦冬 竹叶心 丹参 金银花 连翘 黄连

清暑益气汤(《温热经纬》) 西洋参 石斛 麦冬 黄连 竹叶 荷梗 知母 甘草 粳米 西瓜翠衣

十二画

紫雪丹(《温病条辨》) 石膏 磁石 滑石 羚羊角 沉香 玄参 木香 升麻 丁香 麝香 辰砂 炙甘草 朴硝 犀角(水牛角代)

痛泻要方(《丹溪心法》) 白术 芍药 防风 陈皮

温土育麟汤(《傅青主女科》) 巴戟天 覆盆子 白术 人参 山药 神曲

温经汤(《妇人大全良方》) 人参 当归 川芎 芍药 肉桂 莪术 牡丹皮 甘草 牛膝

温经汤(《金匮要略》) 当归 川芎 芍药 吴茱萸 桂枝 牡丹皮 法半夏 麦冬 人参 生姜 阿胶 甘草

温胞饮(《傅青主女科》) 巴戟天 补骨脂 菟丝子 肉桂 附子 杜仲 白术 山药 芡实 人参

滋血汤(《证治准绳》)　当归　白芍　熟地黄　川芎　人参　山药　黄芪　茯苓

十三画

催生饮(《济阴纲目》)　当归　川芎　大腹皮　枳壳　白芷

十四画

蔡松汀难产方(经验方)　黄芪(蜜炙)　当归　茯神　党参　龟甲(醋炙)　川芎　白芍(酒炒)　枸杞子

毓麟珠(《景岳全书》)　人参　白术　茯苓　白芍　当归　川芎　熟地黄　炙甘草　菟丝子　杜仲　鹿角霜　川椒

膈下逐瘀汤(《医林改错》)　当归　赤芍　川芎　桃仁　红花　枳壳　延胡索　五灵脂　牡丹皮　制香附　甘草

漏芦散(《济阴纲目》)　漏芦　蛇蜕　瓜蒌

十五画

增液汤(《温病条辨》)　玄参　生地黄　麦冬

镇肝熄风汤(《医学衷中参西录》)　怀牛膝　生赭石　生龙骨　生牡蛎　生龟甲　生杭芍　玄参　天冬　川楝子　生麦芽　茵陈　甘草

鲤鱼汤(《千金要方》)　鲤鱼　白术　白芍　当归　茯苓　生姜　橘红